Elogios por ir más allá de las mentiras el COVID-19

"Es un gran honor y privilegio para mí rendir este homenaje a uno de los científicos más inteligentes, talentosos y bien intencionados que ha estado al frente y en el centro de la lucha contra el COVID. Conocí al Dr. Bryan Ardis en persona cuando aparecimos juntos en televisión y desde entonces también hemos estado en el escenario en múltiples conferencias médicas. Llegué a admirarlo mucho. A pesar de tanta oposición, tuvo el coraje y el compromiso de investigar, documentar y decir la verdad sobre COVID, las vacunas de ARNm y varios medicamentos peligrosos y muy tóxicos, y de brindar soluciones reales y esperanza que iban en contra de la narrativa. Su trabajo ya ha salvado muchas vidas en todo el mundo, y este libro hará lo mismo".

—*Dr. Paul Alexander, PhD*, ex asesor de COVID de la OMS y la OPS Washington, D.C. 2019, 2020, ex asesor principal de pandemias de la administración del presidente Trump en el Departamento de Salud y Servicios Humanos

"Como médico en la práctica privada durante 30 años, me sorprendió la profundidad de la investigación del Dr. Ardis, que llegó a la verdad sobre el COVID-19 y las vacunas que la mayoría de los médicos pasaban por alto. Sus descubrimientos fueron tan alucinantes que a muchos médicos les resultó difícil aceptarlos. Sin embargo, se ha demostrado repetidamente que tenía razón. Como resultado, sus ideas han salvado las vidas de miles de personas en todo el mundo. Se dice que la verdad te hará libre. ¡ESTE LIBRO CONTIENE LA VERDAD QUE TE HARÁ LIBRE!"

—*Christiane Northrup, M.D.*, ex profesora clínica adjunta de obstetricia y ginecología en la Facultad de Medicina de la Universidad de Vermont, autora tres veces best-seller del New York Times

"Estaba trabajando como médico de urgencias al comienzo de la pandemia de COVID-19. Había descubierto un tratamiento eficaz para el

COVID y el Dr. Ardis me invitó a participar en su programa para hablar sobre ello. Rápidamente nos hicimos buenos amigos y tuvimos muchas conversaciones profundas sobre el COVID. Me impresionó mucho la profundidad de su propia investigación y su deseo de salvar tantas vidas como fuera posible. Definitivamente es un investigador de la salud 'extraordinario'. Me siento honrado de que el Dr. Ardis sea mi colega y mi amigo y alguien a quien conozco como pionero en soluciones de salud reales".

—*Richard Bartlett, M.D.*, director médico de emergencias del hospital, ex asesor médico del exgobernador Rick Perry en el Grupo de Trabajo sobre Disparidad de Salud de Texas, ganador del Premio Meritorio de Servicios Humanos y de Salud de Texas

"En los 40 años que llevo como médico, nunca he visto una investigación tan profunda como la que ha llevado al Dr. Bryan Ardis a estas conclusiones impactantes. Ha reunido cuidadosamente datos importantes como ninguna otra persona lo ha hecho, investigando el COVID-19 y sus medicamentos asociados. Su libro es una lectura obligada para aprender sobre lo que ha sucedido en los últimos años y cómo protegerse a sí mismo y a su familia en los próximos años".

—*Dra. Sherri Tenpenny, D.O., AOBNMM, ABIHM*, médica, autora, conferencista y empresaria

"Bryan Ardis es un hombre brillante y valiente con un corazón de león que quiere llevar la verdad a la humanidad. Ha acertado en muchas cosas desde que comenzó COVID-19 una y otra vez. Le daría una medalla de oro, un premio Nobel y una medalla de honor del Congreso si pudiera porque ha ayudado a salvar muchas vidas en todo el mundo".

—*Ben Marble*, doctor en medicina, nominado al premio Nobel y director ejecutivo de MyFreeDoctor.com, El primer médico que atiende a personas de forma gratuita en los 50 estados

"Conocí al Dr. Bryan Ardis en la gira ReAwaken America en noviembre de 2021. Desde entonces hemos estado en muchos escenarios como oradores y nos hemos hecho buenos amigos. Me encantó que no hablara de miedo a la gente, sino que hablara de esperanza. Bryan lo vio todo desde una perspectiva de 40.000 pies, pero pudo profundizar al instante y encontrar la aguja en el pajar. Este libro sanará tu alma y nunca volverás a ver el COVID-19 de la misma manera después de leerlo. Este libro es un regalo".

—*Judy Mikovits, PhD,* Bioquímica y Biología Molecular,
Autora de la serie La peste, best-seller del New York Times

"El Dr. Bryan Ardis ha escrito un libro fascinante que habla de su recorrido para comprender el virus COVID y su desaparición para la humanidad. Mi propia experiencia de 45 años como toxicólogo industrial muestra en sus páginas hechos, investigaciones, evaluaciones y aplicaciones reales del método científico para determinar la verdad a los ojos de Dios". Las habilidades científicas, el coraje puro y la compasión del Dr. Ardis rezuman de este libro mientras expone la verdad sobre el COVID. No podrá dejar de leer este libro".

—*Hildegarde Staninger, PhD,* directora ejecutiva de la Agencia Internacional de Inteligencia Ambiental (IEIA), autora de Global Brain Chip y Mesogens: Nanomáquinas para el control definitivo de los recuerdos falsos

"Conocí a Bryan y a su esposa, Jayne, en una reunión social, y luego lo escuché hablar en varias conferencias y exposiciones. No solo habló, sino que también me dio acceso a unos 200 artículos revisados por pares. Leí muchos de ellos y esa investigación me hizo confiar en lo que decía sin dudarlo. Sabía que Bryan había descubierto la verdad sobre toda la historia del COVID. Si realmente estás interesado en avanzar en tu propia salud y sanación personal ahora, ¡DEBES LEER ESTE LIBRO!"

—*Dannion Brinkley,* autora del bestseller internacional y del New York Times Salvados por la luz, que se convirtió en una película para televisión con el mismo nombre. También es autor de En paz en la luz.

"El Dr. Bryan Ardis es un ser humano extraordinario y lleno de conocimientos. Su trabajo es de primera categoría. Se toma el tiempo de investigar exhaustivamente y educa al público sin miedo de una manera comprensible y agradable para que la gente se sienta identificada. Eso es lo que a mi difunta hermana, Diamond, y a mí nos encanta del Dr. Ardis. La verdad es lo que ha faltado en toda esta debacle del COVID, y creo que este libro revelará lo que todos hemos estado buscando: hechos, soluciones naturales asequibles y la verdad."

—*Silk*,de Diamante y Seda

"El Dr. Bryan Ardis busca apasionadamente la verdad y los hechos sin dudarlo. Por eso, los medios de comunicación tradicionales a menudo proclaman que está equivocado. Sin embargo, se demuestra una y otra vez que tiene razón, especialmente en lo que respecta a el COVID-19, las pruebas PCR, el medicamento Remdesivir y las vacunas contra el COVID-19. En un mundo en el que el pensamiento crítico está desesperadamente ausente, el libro del Dr. Ardis es desesperadamente necesario."

—*Clay Clark*, Fundador de la gira ReAwaken America Tour, presentador del podcast ThrivetimeShow.com, autor de más de 30 libros

"He ejercido la ortopedia y la cirugía de columna durante 38 años. Durante la pandemia de COVID, utilicé mi formación para investigar lo que estaba sucediendo y, en el transcurso de esa experiencia, conocí al Dr. Bryan Ardis. El Dr. Ardis fue capaz de tomar información altamente técnica y traducirla a un lenguaje accesible para la población no médica. No tengo ninguna duda de que él solo salvó muchas vidas con sus discursos y videos sobre los peligros del Remdesivir. Este libro es un compendio de sus investigaciones posteriores sobre soluciones que las personas sin formación científica pueden utilizar para salvarse a sí mismas y a sus familias de la continua guerra médica que se libra contra todos nosotros."

—*Lee Merritt, M.D.*, Cirujano ortopédico y de columna vertebral, Expresidente de la Asociación Estadounidense de Médicos y Cirujanos

"De vez en cuando, aparece alguien extraordinario que quiere tener un gran impacto positivo en la humanidad y puede hacerlo. Una de esas personas es el Dr. Bryan Ardis. Realizó una investigación exhaustiva sobre el COVID, las vacunas, los medicamentos y las alternativas naturales y sacó a la luz muchas verdades y mentiras para que la gente pudiera finalmente mejorar. Es uno de mis principales médicos de referencia para cualquier tipo de problema de salud. Bryan enfrentó una oposición increíble, pero nunca se echó atrás sin miedo. Luego, su documentación demostró que tenía razón. ¡Este libro es muy importante para que lo lea toda persona del mundo!"

—*Scott McKay*, Luchador callejero patriótico

"El Dr. Ardis y yo nos hicimos buenos amigos después de conocernos hace varios años y pasamos mucho tiempo juntos. Lo que fue una bendición para mí fue que él pudo ayudarme a mí, a mi esposa, a mis hijos pequeños y a mis padres al compartir información que nos salvó la vida cuando más la necesitaba. Su prolífica investigación, su capacidad para unir los puntos y su don para comunicarse a través del habla y la educación han salvado más vidas que cualquier otro médico que conozco. Él es un soldado en el frente y ustedes tienen la suerte de tener esta oportunidad de aprender de su genio".

—*Jonathan Otto*, Periodista de investigación y cineasta

"Conozco muy bien al Dr. Bryan Ardis, y su ética, moral e integridad intelectual son irreprochables. Mira las cosas desde diferentes perspectivas, encuentra la verdad y luego la respalda con documentación que la prueba. Estoy muy impresionado con la cantidad de artículos publicados y revisados por pares que ha utilizado para respaldar su trabajo. Es un pensador independiente y, como resultado, ¡acertó!"
—*James A. Thorp, M.D.*, Certificado por la junta de obstetricia y ginecología y certificado de subespecialidad

"El Dr. Bryan Ardis es un verdadero investigador, guerrero y defensor de la verdad. Respetamos sinceramente lo que hace. Se metió en esta batalla por la verdad debido a una pérdida personal en su familia y no por una ganancia económica. Como resultado, quiere difundir esta información y ayudar a la mayor cantidad de personas posible. Al principio, la gente consideró que su trabajo era una teoría de la conspiración, pero después de una investigación exhaustiva, múltiples artículos revisados por pares y documentación, más tarde se demostró que era cierto. Te animamos a leer este libro si quieres saber la verdad".

—*Ty and Charlene Bollinger,* Fundadores de La verdad sobre el cáncer y La verdad sobre las vacunas

"He ejercido la medicina durante 25 años. Conocí al Dr. Ardis en los primeros años del COVID-19, cuando todo el mundo buscaba respuestas. Estaba hablando en una gran conferencia. En ese momento, sentí que el mundo médico se había separado un poco por sus puntos de vista. Era un investigador extraordinario que bajó por la madriguera del conejo hasta los niveles más profundos una y otra vez para llegar a los hechos y la verdad reales y comunicarlos de una manera sencilla. Como resultado, pudo construir un puente que unió a muchos tipos de médicos. Este libro le abrirá los ojos a nuevas ideas en las que nunca antes había pensado".

—*Angie Farella, M.D.,* Fundadora de Freedom Doctor Alliance

"Bryan Ardis ha sido un pionero en la investigación del COVID-19 prácticamente desde el principio. Es realmente brillante. Lo he visto hablar y cambiar las mentes incluso de los más escépticos. Su investigación ha sido asombrosa y ha allanado el camino para nuevos tratamientos que han salvado vidas en todo el mundo. Como médico durante 25 años, sé con absoluta certeza que realmente quiere ayudar a la mayor cantidad de personas posible desde el corazón".

—*Deborah D. Viglione, M.D.,* Medicina Interna, Medicina Regenerativa Antienvejecimiento

"El Dr. Ardis me invitó a su programa a raíz de mi artículo titulado Rapid Virus Recovery. Realmente lo conocí cuando me pidió que participara como cardiólogo en otros proyectos, incluido el de los U.S. Freedom Flyers, que defendía los derechos de los pilotos. Realmente me impresionó con su corazón puro y por poner siempre el bienestar de las personas en primer lugar. Probablemente sea una de las personas más brillantes que conozco y su investigación ha sido bastante sólida a la hora de respaldar sus ideas".

—*Thomas E. Levy, M.D., J.D.*, Cardiólogo

MOVIENDO MÁS ALLÁ

EL

MENTIRAS DEL COVID-19

Restaurando la salud y la esperanza para la humanidad

DR. BRYAN ARDIS

Harvest Creek
PUBLISHING & DESIGN

Se ha hecho todo lo posible para garantizar que toda la información contenida en este libro sea precisa en el momento de su publicación. Si tiene preguntas o comentarios sobre este libro o necesita información sobre ofertas especiales o compras al por mayor, comuníquese con Harvest Creek Publishing & Design a info@harvestcreek.net.

Primera edición
ISBN: 978-1-961641-32-7

El Dr. Bryan Ardis ofrece una amplia variedad de temas para conferencias. Para obtener más información, visite https://thedrardisshow.com

Portada y diseño del libro por Harvest Creek Publishing & Design
Fotografía del autor por Mitch Moore

DEDICACIÓN

A la amorosa memoria de mi difunto suegro, Weldon Frederick, quien perdió la vida debido a un protocolo hospitalario mal aconsejado a principios de 2020, y a mi suegra, Joe Ann.

A mi bella esposa, Jayne, y a cada uno de mis cinco hijos, Bryce, Brayden, Savanah, Sierra y Blaze. A las tres hijas de mi esposa, Jennifer, Joanne, Jessie, y a sus cónyuges, Cameron, Eric y Mark, y a nuestros maravillosos nietos.

A todos los profesionales médicos que perdieron la vida defendiendo a la humanidad y exponiendo verdades durante la pandemia.

A todos los profesionales médicos, enfermeras y profesionales de la salud alternativa que trabajaron incansablemente con compasión y amor para ayudar a sus pacientes a sobrevivir y recuperarse.

A todos los científicos y periodistas que investigaron y cubrieron verdades y expusieron mentiras relacionadas con la pandemia.

A todos aquellos en el mundo que se encuentran continuando su vida sin los seres queridos que perdieron.

A TODAS las personas en la Tierra que continúan sufriendo o tienen seres queridos que aún sufren hasta el día de hoy por cualquier síntoma llamado COVID prolongado o lesión por la vacuna COVID-19.

EXPRESIONES DE GRATITUD

JAYNE ARDIS—A mi esposa y al amor de mi vida. No hay palabras que puedan resumir la gratitud que siento por ti en todos los aspectos de mi vida. Si no hubiera sido por la trágica pérdida de tu padre a principios de 2020, nunca me habría presentado ante el público para advertir e inspirar a nadie. Te aseguraste de que comiera todos los días; te aseguraste de que me fuera a dormir en algún momento cada noche; organizaste todos mis viajes y a veces te encargaste de mi calendario y mi teléfono para asegurarte de que este libro estuviera terminado. Gracias por apoyarme siempre. ¡Te amo!

VICKI WOOLL, M.D.—Este libro nunca hubiera comenzado si no hubiera sido por esta increíble doctora en medicina de Idaho. Vicki gentilmente nos ofreció su casa en la montaña, y realmente me dio la paz y la tranquilidad que necesitaba para pensar con claridad y escribir. Pude hacer muchas cosas allí. ¡Gracias por tu generosidad, Vicki!

LINDI STOLER—A mi estratega y coach de libros, Lindi. No podría haber escrito este libro sin ti. Quiero expresarte mi enorme agradecimiento por ocuparte de cada detalle de este complejo proyecto. Lo llevaste desde la etapa de la idea hasta la línea de meta. Diseñaste la estrategia de cada paso del proceso de escritura y publicación para mí y reuniste a un gran equipo de personas para que hicieran su parte. Fuiste la capitana del barco que ayudó a hacer de este libro algo extraordinario.

TERESA GRANBERRY—Un agradecimiento especial a Teresa y a todo el equipo de Harvest Creek Publishing por sus incansables y profesionales ediciones, maquetación, corrección de pruebas y representación de la portada del libro. La portada es hermosa y el diseño de cada página del libro es un reconocimiento a su profesionalismo y experiencia en el mundo editorial. Me encanta cada página de este libro. Gracias por ayudarme a que mi manuscrito luzca como una "obra maestra literaria" de principio a fin.

ITICA MILANES—Quiero agradecer personalmente a la ex presentadora de noticias de televisión Itica Milanes por sumarse a la tarea de realizar una lectura, corrección y edición para los medios. Trabajó muchas horas, incluso el día de su cumpleaños, para asegurarse de que no hubiera nada en el libro que no debiera estar allí, y se aseguró de que estuviera "listo para la cámara", por así decirlo. ¡Su pasión por hacer que este libro sea lo más influyente posible desde el punto de vista de los medios ha sido una gran bendición para mí!

MITCH MOORE—No tengo palabras para expresar mi gratitud hacia Mitch. ¿Viste la increíble fotografía que hizo para este libro? Es el trabajo de un diseñador gráfico, fotógrafo y piloto de drones increíble. Muchos han dicho: "¡Todo el mundo necesita un Mitch!". Tengo la suerte de que trabaje para mí y conmigo para asegurarse de que lo que investigo y presento a los demás esté siempre presentado y entregado con un sentido de clase y profesionalismo. Eres un regalo del cielo.

MICHELLE MARTINI, JENNIFER FRIEND y CHRISTINA TIERNEY—debo expresar un enorme agradecimiento a estas tres mujeres maravillosas. Cuando me dispuse a escribir este libro, tuve que dar un paso atrás y confiar en muchas otras personas para que se encargaran de los diversos aspectos de mi negocio y de los medios de comunicación. Este libro habría sido mucho más difícil de completar sin su ayuda. ¡Gracias a todas por todo lo que hicieron detrás de escena para apoyarme en este proyecto!

A LOS MUCHOS CIENTÍFICOS, INVESTIGADORES Y PROFESIONALES MÉDICOS A LOS QUE SE HACE REFERENCIA EN ESTE LIBRO—debo decirles lo agradecido que estoy con cada uno de ustedes por sus habilidades de pensamiento crítico, sus estudios de investigación, su valentía, su confianza en mí, sus amables palabras sobre mi trabajo y los esfuerzos humanitarios que cada uno de ustedes brindó durante la pandemia. Todos ustedes son héroes para mí y lo serán para muchos de los que lean este libro.

CONTENIDO

Elogios por ir más allá de las mentiras sobre el COVID-19 i

DEDICACIÓN 11

EXPRESIONES DE GRATITUD 13

CONTENIDO 17

PREFACIO 19

CAPÍTULO 1 25

¿Un murciélago realmente tosió y enfermó al mundo entero?

CAPÍTULO 2 36

Un síntoma benigno termina con la muerte

CAPÍTULO 3 54

¿Es Remdesivir o... corre? ¡La muerte está cerca!

CAPÍTULO 4 77

¡Enfermedad cardíaca en sólo siete días!

CAPÍTULO 5 86

El mensaje de texto que se escuchó en todo el mundo

CAPÍTULO 6 99

Venenos de serpientes, caracoles cónicos y estrellas de mar

CAPÍTULO 7 127

La Universidad de Arizona

CAPÍTULO 8 142

Houston, ¡Tenemos un problema de coagulación!

CAPÍTULO 9   155

¡Una vacuna antiviral que no contiene virus!

CAPÍTULO 10   179

Mi zarza ardiente era una galleta de la suerte

CAPÍTULO 11   191

Pregúntele a su médico si Venom es adecuado para usted

CAPÍTULO 12   215

Todo está en el nombre: limpieza de proteínas extranjeras

CAPÍTULO 13   237

Justo en la "Nic-otina" del Tiempo

CAPÍTULO 14   272

La COVID prolongada refleja los efectos secundarios a largo plazo del veneno de serpiente

CAPÍTULO 15   297

Regalos para la curación

ÍNDICE   339

PREFACIO

EL DR. BRYAN ARDIS me llamó la atención por primera vez cuando participaba en un grupo de chat internacional lleno de médicos, científicos, premios Nobel y los mejores investigadores de todo el mundo. Acababa de publicar el sugerente documental *Watch the Water* y lo estaban destrozando por ello. Yo no había revisado su propuesta, así que todavía no estaba de acuerdo. Pero la forma en que los profesionales e intelectuales hablaban de él me disgustaba. El hombre que se convertiría en mi hermano estaba siendo calumniado por ser un defensor de la medicina de Dios y compartir investigaciones verificables. Era parte de la cultura de la cancelación que infectaba el movimiento de libertad sanitaria, y yo no quería ser parte de eso.

Unos días después, recibí una llamada telefónica de una organizadora de conferencias, preguntándome si todavía iba a hablar en su conferencia. Curiosamente, le pregunté por qué, y ella respondió que muchos médicos famosos estaban "retirándose" porque no querían compartir el escenario con el Dr. Bryan Ardis. ¡Tonterías! Por supuesto que estaría allí. Sin embargo, como Dios quiso, surgieron ciertas circunstancias que me impidieron estar presente en el último momento, todo parte de Su perfección divina. En ese momento, nunca había revisado el trabajo del Dr. Ardis porque estaba completamente dedicado a mi propia investigación, ayudando a personas de varios países afectados por estas vacunas. Sin embargo, mi objetivo era refutar su investigación sobre los venenos de serpiente y la glicoproteína de la espiga mediante el estudio de sus mecanismos publicados.

El Dr. Ardis y yo tenemos otro hermano en común, Jonathan Otto, un estimado narrador de historias y aclamado cineasta. Otto fue implacable en cuanto a que yo revisara el trabajo del Dr. Ardis, y estoy agradecido por eso. En 48 horas, estaba claro más allá de cualquier duda razonable que el Dr. Ardis tenía razón. Llamé a Otto y le pedí la información de contacto de Bryan. En cuestión de días, Bryan y yo estuvimos hablando por teléfono durante horas discutiendo su investigación y mis confirmaciones. ¡Él tenía razón; no hubo discusión!

Hoy, tengo el placer de hablar con el Dr. Ardis regularmente, ya que nuestra asociación ha dado lugar a la creación de la radio Looking 4 Healing y su iniciativa visionaria Healing for the A.G.E.S. Además, nuestro equipo incluye al Dr. Ed Group y a la Dra. Jana Schmidt, quienes son maestros en la fabricación de medicamentos y sanadores reconocidos internacionalmente.

Una oscuridad innegable y malévola ha descendido sobre nosotros, consumiendo tanto el mundo que adoramos como a las personas que nos son cercanas. ¿Qué podemos hacer sino responder a esta gran adversidad con amor, lógica y luz? El Dr. Bryan Ardis es especial para mí porque representa estas características tan bien. A través del gran trabajo que comparte, siento esperanza.

Un sanador encarna los valores esenciales de la compasión, la ayuda, la fe y la humildad. Los rasgos de integridad, coraje y curiosidad insaciable que exhibe el Dr. Bryan Ardis validan su papel como sanador genuino en este momento crítico. Mi deseo es que utilices su apasionada escritura para tu propio bien y el bien de tus seres queridos, con la misma intención que el autor: devolver la luz y la esperanza a nuestro mundo.

> A través del gran trabajo que comparte, siento esperanza.

Mahalo y Aloha wau ia 'oe,

Dr. Henry Ealy,

Doctor en Medicina Naturopática, Padre, Estudiante de toda la vida y Maestro de corazón

EL DOCUMENTAL DE BRYAN ARDIS, *Watch the Water*, contenía una investigación interesante que captó mi atención al instante. Sus profundas investigaciones sobre temas como el veneno de serpiente y Remdesivir resonaron profundamente en mí, destacando nuestra dedicación compartida a explorar problemas críticos de salud. Y poco después de que se emitiera el documental, nuestros caminos profesionales se cruzaron.

Me presentó una propuesta intrigante: unirme a su nuevo equipo de investigación. Era más que una colaboración profesional; era una oportunidad de contribuir a una misión en la que realmente creía. Junto con el Dr. Ardis, tenemos más de 55 años de experiencia en práctica clínica, investigación y formulación de productos.

Cuando unimos fuerzas para formar un equipo de investigación con la misión de beneficiar a la humanidad, nuestra colaboración rápidamente se convirtió en una estrecha amistad. ¿Nuestro objetivo? Diseñar enfoques sencillos y directos para curar el cuerpo, la mente y el alma.

La dedicación de Bryan es inspiradora. Su sinceridad inquebrantable, su diligencia y su brillantez han impulsado su incansable búsqueda para aprender más sobre el COVID y ayudar a quienes lo necesitan desesperadamente. Su compromiso radica en ayudar a quienes se ven afectados por enfermedades o daños relacionados con las vacunas, así como a quienes buscan optimizar su salud para un futuro mejor.

Existe un compromiso compartido de empoderar a las personas hacia vidas más saludables.

Nuestra colaboración ha sido un camino de respeto mutuo y curiosidad compartida. Hemos pasado incontables horas discutiendo nuestros hallazgos, cuestionando las perspectivas de cada uno y refinando nuestras teorías. Cuanto más colaboramos, más nos damos cuenta de nuestro compromiso compartido de empoderar a las personas para que lleven una vida más saludable.

Este libro es más que una recopilación de investigaciones: es una herramienta crucial con el potencial de revolucionar nuestra forma de pensar sobre la salud, haciendo que el conocimiento médico complejo sea accesible y práctico. No está leyendo otra guía de salud; está obteniendo acceso a conocimientos poderosos que podrían cambiar su forma de vida. El trabajo de Bryan es un faro para todos aquellos que buscan comprender más sobre sus cuerpos y recuperar su salud en un mundo cada vez más complejo.

Disfrute del viaje,

Dr. Edward F. Group III, DC, NP

A PESAR DE CONOCER al Dr. Bryan Ardis, de haber leído sus artículos y de haber visitado brevemente su sitio web, recién durante la gira ReAwaken America tuve la oportunidad de escucharlo hablar en persona. Cautivó a todos los presentes, no solo con sus conocimientos, sino también con la forma en que presentaba la información. Con precisión y humor, transmitía información seria de una manera clara y concisa. Su personalidad y su ligereza hicieron que fuera más fácil digerir la pesadez de la información que se presentaba.

Quizás te preguntes si el Dr. Ardis es extrovertido y divertido en persona. ¡Seguro que sí! Tuvimos el privilegio de conocernos y conversar con nosotros en la sala verde, donde se reunieron los oradores durante la gira. Nuestro primer vínculo se formó a partir de nuestra admiración compartida por el Dr. Patch Adams. A partir de allí, nos sumergimos en importantes problemas de salud y preocupaciones que actualmente afectan a la humanidad. Nuestra conexión personal y confianza mutua se desarrollaron rápidamente a medida que nos cruzamos regularmente durante la gira ReAwaken y nos comunicamos con frecuencia. Conocer a su increíble y hermosa esposa, Jayne, solidificó mi admiración por el "Equipo Ardis".

> Su personalidad y su ligereza hacen que sea más fácil digerir la pesadez de la información presentada.

No se puede negar que su descubrimiento de información crucial para la salud de la humanidad está inspirado divinamente. Él ejemplifica una devoción excepcional a la investigación exhaustiva y la comunicación eficaz de los hechos, lo que nos motiva a todos. Nos sorprendió la revelación de que se estaban utilizando venenos para envenenar al pueblo estadounidense, y nos sorprendió aún más con evidencia abrumadora.

El Dr. Ardis se puso en contacto con el Dr. Group, el Dr. Ealy y yo con una idea innovadora inspirada por Dios para colaborar en la investigación, la enseñanza y la ayuda a las personas de una manera única y sin precedentes. Y cada uno de nosotros respondió con la misma respuesta: "¡Estamos todos dentro!" Los cuatro hemos experimentado un nivel increíble de sinergia. La formación de este equipo centrado en la verdad y la salud, así como las amistades genuinas, todavía me dejan asombrado.

Él nos dirige brillantemente juntos con enfoque y el objetivo es siempre el mismo: presentar información crucial para proteger y promover la curación, logrado principalmente a través de la Conferencia A.G.E.S. El Dr. Ardis vio en cada uno de nosotros un profundo deseo de:

1) Enseñar,
2) Iluminar la verdad,
3) Ayudar a los demás y
4) Rescatar a las personas de las enfermedades.

Comprendió que cada uno de nosotros tiene habilidades distintas, pero que estamos unidos en nuestros objetivos y valores.

La conexión del Dr. Bryan con Dios proporciona una guía divina. Su impermeabilidad a las ofensas le permite tener una valentía inquebrantable, y su corazón compasivo le permite ayudar enormemente a los demás. Estoy eternamente agradecido por su constante perspicacia, liderazgo, sabiduría y amistad.

Dr. Jana Schmidt ND, MH, PhD, CNHP,
Naturópata, maestro herbolario, apicultor, especialista en fertilidad natural y ministro ordenado.

CAPÍTULO I

¿Un murciélago realmente tosió y enfermó al mundo entero?

Cuando alguien te miente es porque no te respeta lo suficiente como para ser honesto y piensa que eres demasiado estúpido para saber la diferencia.

THE PSYCHMIND.COM

INICIOS DE 2020

PARA COMENZAR ESTE LIBRO, hagamos un viaje por el camino de los recuerdos. Me gustaría pedirles a todos que se tomen un momento para recordar cómo parecía la vida normal antes de que comenzaran los años de COVID-19. ¿Ibas a trabajar a una oficina y tenías reuniones con otras personas? ¿Salías socialmente con amigos y familiares a restaurantes, bares, fiestas, eventos deportivos, conciertos y muchos otros lugares sin pensar en enfermarte?

¿Y qué hay de los eventos importantes como graduaciones, bodas, reuniones y vacaciones increíbles? ¿Fueron algunos de tus mejores recuerdos de la vida? Podría llenar esta página entera con lo normal que parecía la vida para todos nosotros antes de que comenzara el COVID.

Ahora, ¿puedes recordar cómo se volvió la vida anormal después de que comenzó el COVID? ¿Tuviste que trabajar desde casa o de repente perdiste tu trabajo e ingresos? ¿Se detuvieron los eventos sociales porque muchos lugares cerraron o te impusieron exigencias estrictas? ¿Los planes para esos momentos especiales únicos en la vida como graduaciones, bodas, reuniones y esas vacaciones que esperaste todo el año tuvieron que cambiarse o posponerse de repente? ¿Te obligaron a usar una mascarilla ahora o a mantenerte a dos metros de distancia en los lugares a los que ibas? Todos nuestros recuerdos personales de lo que soportamos probablemente podrían decir mucho.

Pero, ¿qué pasa con el panorama general del COVID? Volvamos a principios de 2020 y profundicemos un poco más en lo que sucedió. ¿Cuáles fueron algunos de los primeros rumores o noticias que recuerdas haber escuchado sobre esta "nueva amenaza viral" que surgía de China? ¿Recuerdas la primera vez que escuchaste la palabra "Wuhan" y te preguntaste dónde estaba? Tal vez pensaste como yo: *Gracias a Dios, nunca he visitado Wuhan, China; esa pobre gente de allí.*

Los medios de comunicación tradicionales infundieron muchas emociones o pensamientos en nuestras mentes en los primeros días de la pandemia. ¿Estabas asustado o alarmado? Tal vez, como yo, pensaste que no era nada de qué preocuparse. Vivíamos a salvo en Estados Unidos, obviamente estaba demasiado lejos para que un virus de Asia nos alcanzara.

¿Cuándo supiste por primera vez que este nuevo virus que amenazaba al mundo entero se originó en un murciélago o en un mercado de mariscos en algún pueblo al azar de China? Recuerdo que pensé: *"Gracias a Dios, nunca he estado en China y nunca he estado en Wuhan para comprar en ese mercado de mariscos. Me siento aliviada de que nunca me hayan defecado ni mordido murciélagos, así que no hay razón para que me preocupe".*

¿Se te pasó por la cabeza que este nuevo virus afectaría tu vida o, peor aún, que llegaría a tu familia o seres queridos? Nunca esperé que afectara mi vida en absoluto. Al igual que las falsas alarmas de gripe aviar y gripe porcina a principios de la década de 2000, pensé que esta nueva "gripe de murciélago" emergente se desvanecería en la oscuridad, al igual que los nuevos casos de gripe que la precedieron. Pero ese no fue el caso.

Entonces, nos queda preguntarnos, *¿cuál es la historia real de COVID y qué sucedió realmente?* ¿Has aprendido alguna lección de la pandemia y has cambiado tu vida debido a ella? ¿Todavía crees en la narrativa de que alguien lo filtró de un laboratorio o que se originó en el ano de un murciélago? Mi vida, como la tuya, ha sufrido una transformación completa desde principios de 2020 y nunca volverá a ser la misma.

La pandemia de COVID-19 ha afectado a toda la población humana emocional, física y espiritualmente, para bien o para mal. Así que, revisemos juntos esos primeros meses de 2020 para determinar cómo y por qué.

Los medios de comunicación y los gobiernos de todo el mundo parecían obsesionados con este nuevo virus. La gente no podía dejar de hablar de él, con cobertura en estaciones de radio, televisión, periódicos, conferencias de prensa y redes sociales. El miedo se extendió como un reguero de pólvora. Había una gran aprensión por algo que nunca habíamos visto antes. Durante mi tiempo en la Escuela de Quiropráctica, la misma narrativa circulaba en los medios globales. Las nuevas pandemias de gripe aviar y gripe porcina pronto infectarían a todo el mundo, pero nunca lo hicieron. Ni. Ni. De. Cerca. Dado el historial de los medios de comunicación de desinformación sobre las "pandemias emergentes", presté poca atención a su cobertura de esta nueva a principios de 2020. La historia a menudo se repite, y pensé con seguridad que esta, esta vez, también sería un punto en el radar.

De hecho, lo que me hizo aún más difícil creerlo fue el intercambio de información sobre sus orígenes. Supongamos que nadie sabe dónde se originó algo o incluso qué es. ¿Cómo podrían predecir con seguridad el resultado futuro en cuanto a la capacidad del virus para infectar, en particular a escala mundial? No sé si usted piensa lo mismo, pero he escuchado muchas declaraciones en los medios y en otros lugares que hicieron que fuera difícil tomarlo en serio. No sabía qué creer con todas las historias contradictorias sobre el origen del virus.

LAS MUCHAS TEORÍAS SOBRE LAS MASCARILLAS

¿Recuerdas haber escuchado la frase "dos semanas para aplanar la curva" en los medios? Años después, ¿resultó ser cierta? Luego, el Dr.

Anthony Fauci habló de que las mascarillas *no funcionarían*, luego dijo *que funcionarían* y luego dijo que *podrían funcionar*.

Durante meses, afirmó que usar una mascarilla no funcionaría ni ayudaría a proteger a alguien del virus transmitido por el aire. Pero luego cambió de tono nuevamente y comenzó a decir con confianza que usar una mascarilla aumentaría absolutamente la protección. Poco después de eso, comenzamos a escuchar que usar múltiples mascarillas, una sobre otra, sería una protección aún mejor.

Los relatos constantemente cambiantes no hicieron nada para inspirar mi confianza en los expertos de las agencias gubernamentales o las personalidades de los medios de comunicación. De hecho, fue todo lo contrario. Dudé de todo lo que dijeron sobre este supuesto "brote". A medida que la pandemia continuó propagándose por todo el mundo sin señales de desaceleración, tuve muchas preguntas que requerían respuestas.

No tenía ninguna fe en los expertos. ¿Tú sí? Si no confiabas en todo lo que decían, ¿qué partes creías? Quizás cuestionaste la validez de los efectos protectores de la mascarilla, pero aun así sentías que un virus peligroso se estaba propagando como un reguero de pólvora por todo el mundo y que iba a por ti y tu familia. Tal vez no creíste en la narrativa de que "el virus se está propagando", pero pensaste que tal vez algo más estaba enfermando a la gente. Y sin importar de qué se tratara, usar mascarillas te ayudaría a evitar lo que estuviera en el aire.

Es posible que hayas sido uno de los muchos que creían que las mascarillas protegerían contra lo que estuviera pasando, por lo que incluso usaste una sola en tu auto con las ventanas cerradas. Después de todo, una mascarilla te protegería de ti mismo. ¿Estabas realmente tan convencido del poder de la mascarilla para protegerte a ti y a tus seres queridos?

Y luego estaba la narrativa de que el nuevo virus solo viajó seis pies en el aire y luego cayó a la tierra. ¿Te paraste a seis pies de distancia de familiares, nietos y extraños en las filas de estacionamiento de Home Depot y otros lugares? Había una ansiedad increíble cuando la gente No se adhirieron a la regla de los seis pies porque podrían tener algún arma oculta que podrían lanzarte si te acercabas demasiado.

El Dr. Fauci nos dijo que estaba considerando reducir la regla de distanciamiento social de seis a tres pies, específicamente en los campus universitarios. Mi entrevista en Newsmax TV ocurrió el mismo día que Fauci hizo esta declaración. Fue la primera vez que había escuchado algo tan absurdo.

¿Un virus cambia su comportamiento en un campus universitario en comparación con su comportamiento en una iglesia o una tienda de comestibles? En serio, piense en esa declaración del Dr. Fauci. ¿Cómo podría saber que las personas estaban seguras a tres pies de distancia en un campus universitario, pero en cualquier otro lugar de la Tierra, el mismo virus podría viajar hasta seis pies entre las personas?

Cuando escuché esto, mi primer pensamiento fue: *¿Es la gravedad más fuerte en todos los campus universitarios que en todas las demás partes de la Tierra?* ¿Qué hace que un virus solo se propague a tres pies en el aire en un campus universitario, pero a seis pies en cualquier otro lugar? Fue la misma reacción que tuve en los restaurantes durante la pandemia de COVID, cuando me dijeron a mí y a otros clientes que no podíamos entrar al restaurante sin mascarilla. Todos los que estaban en el restaurante tenían que llevar mascarilla mientras estaban de pie, esperando o caminando en la entrada. Pero cuando entré, descubrí que todos los que estaban sentados y comiendo en sus mesas ya no tenían que llevar mascarilla.

Mejor aún, le dijeron a mi hijo que no tenía que llevar mascarilla dentro del restaurante, pero el resto de nosotros sí. Mi primera pregunta a la anfitriona fue: "Entonces, ¿el COVID no es una amenaza para los niños, solo para los adultos? Entonces, ¿por qué todos los niños en las escuelas tienen que llevar mascarilla?" Nadie tenía una respuesta.

Mi siguiente pregunta fue: "¿Por qué el virus COVID-19 no es peligroso para las personas sentadas en las mesas del restaurante que comen comida?". Expresé mis preocupaciones porque estaban reprendiendo a las personas en la sala de espera, incluyéndome a mí, y dándoles la opción de usar mascarillas o ser expulsados. Uno podía mirar alrededor del mismo espacio cerrado y ver a otras personas, a veces a solo tres metros de mí, sentadas en una mesa, riendo, hablando y comiendo sin mascarillas ni la obligación de usarlas. ¿Por qué mi familia y yo necesitábamos usar mascarillas en el mismo espacio abierto, sentados en el mismo tipo de sillas, mientras que otros en la sala podían sentarse sin mascarillas? ¡No tenía sentido!

Durante nuestra visita en 2020 a un popular lugar turístico en Carolina del Norte, el personal nos informó que todas las instalaciones y restaurantes cerrarían a las 9:00 p. m. La Oficina del Gobernador de Carolina del Norte había promulgado una regla que establecía que todos los negocios debían cerrar a las 9:00 p. m. todos los días, y todos debían estar en sus hogares a esa hora, o se impondrían multas por incumplimiento. Cuando pregunté por qué el estado implementó tal regla, el miembro del personal explicó que era una medida adicional para prevenir la transmisión de COVID-19.

No pude evitar preguntarme, ¿qué hace el virus COVID a esa hora todas las noches, que no hace durante el día? ¿Se ha enterado el gobernador de que el virus es más infeccioso y mortal después de esa hora específica? ¿Están todos los negocios y las personas de Carolina del Norte a salvo del virus hasta que salga a las 9:00 p. m. todas las noches? ¡Esa es la teoría más ridícula e ilógica que he escuchado! ¿Quién creería que los virus son más infecciosos después de las 9:00 p. m.?

Bueno, resultó que mucha gente lo creía, millones de ellos. No solo no debería haber tenido sentido para nadie en la Tierra, sino que además no se basa en nada racional, científico o fáctico. Como la mayoría de las afirmaciones publicadas durante la pandemia, nos engañaron. ¡Nuestro gobierno nos mintió intencionalmente! Y la pregunta es, ¿por qué? ¿Por qué nuestro propio gobierno nos mintió y nos engañó en tantos niveles? ¿Y podemos volver a confiar en ellos ALGUNA VEZ?

LA NATURALEZA DE LOS VIRUS RESPIRATORIOS

Al principio de la pandemia, la gente decía que se debía a una fuga de un laboratorio en China o a un murciélago que defecaba en una cueva al azar en China. También existía la teoría de que se debía a alguien que se había infectado en un mercado de mariscos. O mejor aún, que todo empezó con un pangolín. ¡Vamos! Decían que era un "virus respiratorio que surgió de Wuhan, China". Permítanme explicar el concepto de virus respiratorio: para infectar el sistema respiratorio, un virus respiratorio debe ser inhalado en los pulmones humanos.

Entonces, con esta realidad en mente, piensen en esto: **¿cómo podría un ser humano introducir un virus respiratorio en sus pulmones en primer lugar?** En particular, teniendo en cuenta que nos habían indicado que usáramos mascarillas para evitar la inhalación del nuevo virus respiratorio y proteger a todos en la Tierra. Las mascarillas nos ayudarían a no exhalarlo al aire para infectar a otra persona cercana, alguien que podría inhalarlo en sus pulmones. ¿Están siguiendo esto hasta ahora?

Según las autoridades sanitarias de todo el mundo, el virus COVID-19 se estaba propagando como un reguero de pólvora por el aire. Luego, todos respiramos el aire infectado y cada uno de nosotros lo transmitió a los demás. A los que no estaban vacunados se les etiquetó de "superpropagadores". Por favor, comprenda este principio básico: desde el inicio de la narrativa del COVID-19, **se ha informado que este virus se propaga al 100% a través del aire.**

Por lo tanto, se nos dijo a todos que nos mantuviéramos a seis pies de distancia unos de otros para no respirar e infectar a otros. También se nos dijo que debíamos usar una mascarilla, como mínimo, porque la mascarilla nos protegería de la posibilidad de ser infectados por otras personas. O nos protegería de la posibilidad de toser o respirar el patógeno mortal a otras personas. ¡Retenga ese pensamiento por un momento!

¿Tuvo pensamientos similares a los míos cuando escuchó por primera vez estas historias de origen? Siga mi lógica aquí porque soy una persona extremadamente lógica. Y cuando alguien dice algo o imprime algo que tiene poco sentido, ¡inmediatamente digo tonterías!

En el otoño de 2019, surgió la noticia de que un pequeño grupo de personas en Wuhan, China, contrajo un nuevo virus respiratorio, lo que les provocó una neumonía grave. Tanto los funcionarios de salud chinos como los funcionarios de salud mundial estaban investigando estos casos. Se declaró con seguridad que se trataba de un patógeno o virus respiratorio. **Esta narrativa significa que los pacientes de los hospitales de Wuhan tuvieron que haber inhalado un virus *a sus pulmones* desde algún lugar, lo que los enfermó a todos.**

Piense en eso. Según los informes, las personas en Wuhan que contrajeron este nuevo virus respiratorio probablemente lo inhalaron a sus pulmones y ahora sufrían una neumonía grave. Luego escuchamos que podría haberse filtrado de un laboratorio que estudia virus. *Vale, eso podría tener sentido.* Si las personas están manipulando virus respiratorios en los laboratorios, entonces es plausible que un trabajador pudiera haberlo inhalado accidentalmente. Luego, salían del trabajo y lo exhalaban o lo tosían sobre otras personas en público o en casa, infectando así a quienes lo inhalaban.

Sin embargo, en el momento en que supe que los pangolines eran el animal de origen, me detuve y pensé: *¿qué diablos es un pangolín?* Aunque había estudiado zoología en BYU como estudiante de grado, ¡nunca había oído hablar de un pangolín antes! Tan pronto como lo busqué, supe que la historia del origen del pangolín era falsa.

¿Cómo lo supe? Bueno, ¿cuántas personas conoces que hayan estado alguna vez a menos de dos metros de un pangolín? Además, ¿cuántos de ustedes que estuvieron tan cerca de un pangolín se enfermaron porque el pangolín tosió sobre ustedes? Y luego, ustedes tosieron sobre otra persona y la enfermaron. Todo comenzó debido a un pangolín que tosió un virus respiratorio de sus pulmones a los tuyos. Nadie en la Tierra ha sido tosido por un pangolín, ¡así que descarten esa afirmación!

La mayoría de la población mundial nunca ha tenido contacto con un pangolín en la vida real, y aún menos han experimentado que uno de ellos le tosa encima. Por lo tanto, si los virus respiratorios se propagan por todo el mundo a través de la tos y las gotitas de aire que los animales o los humanos estornudan, respiran o tosen, entonces el sentido común dictaría que el animal que originó la propagación de dicha enfermedad debe haber tosido, estornudado o inhalado gotitas en los pulmones de la persona. Piense en estas situaciones inimaginables:

- ¿Alguien ha experimentado alguna vez que una criatura marina le tosa encima mientras visitaba un mercado de mariscos o una tienda de comestibles?
- ¿Alguna vez un pez le tosió encima y luego se enfermó?
- ¿Alguna vez su pez dorado, pez beta o pez payaso le tosió encima y luego desarrolló neumonía?
- De hecho, ¿los peces tosen?
- ¿Los peces de los ríos, arroyos y océanos respiran virus respiratorios bajo el agua?
- ¿Puede pensar en una sola vez en la que haya oído hablar de que eso le haya sucedido a alguien?

He aquí otro escenario: pensemos en alguien que compró calamares en un mercado de mariscos para hacer calamares. Mientras preparaba el calamar, éste tosió sobre él y esa persona se contagió de un "virus respiratorio del calamar". Ahora parece absurdo, y tal vez esa afirmación le hizo reír tanto como a mí. A principios de 2020 me parecía totalmente ilógico. ¿Dónde estaba el pensamiento racional en lo que decían las noticias, los expertos de los programas de entrevistas y las redes sociales? Entonces, la narrativa pasó de un pangolín a un murciélago.

¡Qué afirmación! Recuerdo mi primer pensamiento: *¿los murciélagos tosen?* Y si es así, ¿todas las víctimas hospitalizadas de Wuhan se enfermaron a causa de un murciélago que tosía? Pensé, bueno, *si los murciélagos tosen* (y estoy seguro de que podían), *¿es plausible y tiene sentido que todos los pacientes de los hospitales de Wuhan hicieran un viaje juntos a una cueva y tal vez se encontraran a menos de dos metros de un murciélago que tosía?*

Todos ellos tuvieron que haber inhalado la tos del murciélago aproximadamente al mismo tiempo o en días diferentes de la semana para terminar todos en el hospital al mismo tiempo. Todos ellos inhalaron el virus respiratorio y luego se alejaron del murciélago que tosía e infectaron a humanos de todo el mundo al toser. Según los expertos, así es como se transmiten los virus respiratorios.

PREGUNTAS SIN RESPUESTA

Por eso, vuelvo a plantear la pregunta: ¿un pangolín, un murciélago o una criatura marina sin vida en un mercado tosió en el aire para que un solo ser humano o un grupo de personas en Wuhan, China, inhalaran ese mismo aire (obviamente en un radio de dos metros) y lo llevaran a sus pulmones? Luego, esos mismos humanos tosieron sobre otros humanos, que tosieron sobre el resto del mundo y crearon una pandemia global. Irónicamente, ¿el murciélago o pangolín que tosió (sea lo que sea eso) también sabía que apenas unos meses después de toser sobre esas personas en China, el año calendario siguiente, 2020, era un año de elecciones presidenciales en los Estados Unidos? ¿O también fue una coincidencia?

La gente nunca miente tanto como antes de una elección, durante una guerra o después de una cacería.

OTTO VON BISMARCK

Independientemente de su experiencia en virología, biología o enfermedades infecciosas, el sentido común siempre manda. No importa lo que la ciencia o los medios quieran que usted crea, si algo no tiene mucho sentido para usted, lo más probable es que sea porque simplemente no es verdad. Y cuando algo no es verdad, los seres humanos nos hacemos preguntas. Y ciertamente yo tenía muchas preguntas sobre la historia de COVID-19 a principios de 2020.

Sin embargo, mis preguntas tuvieron que esperar hasta mayo de ese año antes de recibir respuesta. ¿Por qué tanto tiempo? Porque a principios de febrero de 2020, antes de que se diagnosticara un solo caso de COVID en el estado de Texas, y antes de que yo fuera conocido en todo el mundo como "El tipo Remdesivir" o "El tipo del veneno de serpiente", mi suegro de 91 años se internó voluntariamente en un hospital de Dallas. Era un hombre al que amaba y adoraba. Y, lamentablemente, nunca salió de ese hospital.

Murió debido a un procedimiento hospitalario defectuoso realizado por profesionales médicos a los que nos referimos como médicos, enfermeras y administradores. Lo que sucedió en ese hospital en febrero de 2020 fue el catalizador que me llevó a advertirle al mundo entero sobre las posibles lesiones, daños y muertes que pueden ocurrir si no se cuenta con información y no se defiende a uno mismo o a los seres queridos cuando están en el hospital.

Después de leer el siguiente capítulo, pregúntese: *¿qué habría hecho yo en esa situación durante esos fatídicos días si ese hubiera sido mi amado pariente?* Aprenderá lo que hice. Luego, quiero que responda a esto: si un médico no es honesto con usted o con tu familia, ¿qué acciones tomarías?

CAPÍTULO 2

Un síntoma benigno termina con la muerte

La ignorancia cegadora nos engaña. ¡Oh,
miserables mortales, abrid los ojos.

LEONARDO DA VINCI

ENTRANDO PERO NUNCA SALIENDO

EN FEBRERO DE 2020, mi suegra, Joe Ann, se cayó mientras estaba en casa y se fracturó un hueso del cuello. Fue una lesión muy grave y aún más preocupante, considerando que tenía más de ochenta años. La llevaron a un hospital cerca de su casa para que la pudieran tratar y evaluar.

Su esposo, Weldon, y sus hijos la visitaban todos los días. Estar rodeada de sus seres queridos en esa habitación fría y estéril le brindaba mucho consuelo. Joe Ann estaba deseando que le dieran el alta y se fuera a casa cuando, de repente, Weldon sintió que se estaba enfermando.

Tres días después de su estadía en el hospital, mi suegro le dijo a Joe Ann que no se sentía bien. El hombre de 91 años había desarrollado fiebre y dolor de cabeza y sintió que necesitaba ir a urgencias para que lo revisaran, por si acaso. Su hija mayor, Patti, lo llevó al hospital. Lo que sucedió a continuación fue una de las experiencias más horribles de la vida de mi suegro, y la vida de nuestra familia nunca volvería a ser la misma.

Poco después de ingresar en urgencias, nos notificaron que Weldon iba a ser internado para que pudieran hacerle algunas pruebas y vigilarlo. Afortunadamente, sus análisis de sangre y radiografías iniciales no mostraron nada fuera de lo normal. Aun así, lo tuvieron allí durante la noche y le administraron líquidos intravenosos y oxígeno. Al día siguiente, dijo que se sentía mejor y le dijo a Patti que no necesitaba quedarse y que debía regresar a casa con su familia. Ella salió del hospital y esperaba que Weldon fuera dado de alta pronto porque se sentía mejor. Pero unas horas más tarde, recibió una llamada diciendo que a su padre le habían diagnosticado gripe y neumonía. ¿Cómo era posible? Estaba bien cuando ella se fue, y solo 24 horas antes, había dado negativo en las pruebas para ambas.

Mi suegra, Joe Ann, se estaba recuperando y estaba lo suficientemente bien como para que le dieran el alta del hospital. La transfirieron a un centro de rehabilitación a una milla de nuestra casa en Dallas, Texas. Mi esposa, Jayne, siguió a la ambulancia y luego ayudó a su madre a acomodarse. Tan pronto como el personal se enteró de que el padre de Jayne también estaba en el hospital con gripe, preguntaron si había otro miembro de la familia que pudiera visitarlo mientras Jayne atendía a su madre en el centro de rehabilitación. Querían evitar la propagación de la gripe.

Las hermanas dividieron sus deberes de visita. Patti estaría con Weldon y nos brindaría actualizaciones, y Jayne se quedaría con mamá. En ese momento, ninguno de nosotros estaba preocupado por Weldon; pensamos que descansaría y tomaría algunos líquidos y probablemente estaría de regreso en casa en menos de 72 horas. Fue un momento muy ocupado para nuestra familia. Nuestra matriarca estaba en rehabilitación con el cuello roto, y nuestro patriarca estaba en el hospital con gripe.

Las actualizaciones de Patti sobre la condición de Weldon fueron preocupantes. ¡Estaba empeorando día a día! Sus niveles de oxígeno habían caído tan peligrosamente que le costaba respirar. Lo conectaron a un respirador y, para entonces, apenas comía y se había vuelto irritable y agitado, lo cual es comprensible.

Pero lo más inquietante fue que mi amado suegro ahora tenía una insuficiencia renal aguda. Se nos hundió el corazón cuando llamó a Jayne y le dijo: "Siento que me estoy muriendo".

Pensé: *¿cómo podía este hombre entrar en un hospital de buena reputación quejándose de dolor de cabeza y fiebre y ahora estar tan enfermo* *que siente que se va a morir?* ¿Qué había sucedido desde la última vez que lo vimos? Jayne y yo nos subimos al auto, decididas a averiguarlo. Afortunadamente, Patti y su esposo entraron en acción y nos recibieron en el hospital.Estábamos unidos como una familia y juntos, este equipo haría todo lo posible para apoyar a su patriarca.

Lo primero que notamos cuando entramos en su habitación fue lo enormemente distendido que estaba su estómago. Pero lo que vimos colgando del soporte de la vía intravenosa era aún peor. ¡Eventualmente conduciría a un enfrentamiento entre el personal médico y yo que terminaría con ellos amenazándome y siendo expulsado del hospital!

Me acerqué y saludé a Weldon. Cuando puse mis manos sobre su estómago, se sentía como un globo de agua. Incluso se movía como uno. No debería haber estado reteniendo tanta agua. Sus ojos lo decían todo. Vi miedo y tristeza, y me rompió el corazón.

Colgando de su soporte de la vía intravenosa había una bolsa de solución salina y una bolsa más pequeña con "vancomicina", que es un antibiótico. ¡No lo podía creer! Corrí a la estación de enfermeras y pregunté: "¿Cuándo volverá el médico de Weldon?".

Una enfermera dijo nerviosamente: "Las rondas empiezan mañana a las 9:00 a. m.".

Le dije: "Volveré a las 8:00 a. m.".

El horario de visitas estaba terminando, así que Jayne y yo, junto con Patti y su esposo, nos despedimos. Fue un viaje difícil a casa. Mi esposa estaba preocupada por su padre, pero yo estaba enojado. Cuando llegué a casa, todo lo que podía pensar era en el antibiótico que le estaban administrando a mi indefenso suegro; las 8:00 a. m. no podían llegar lo suficientemente rápido. Quería escuchar al médico sobre por qué le estaban dando este medicamento a Weldon.

Quizás se pregunte por qué estaba tan molesto. Sabía algo sobre la vancomicina que las enfermeras y los médicos también *deberían* haber sabido. Durante años, estudié y revisé medicamentos recetados en nombre de miles de mis propios pacientes como quiropráctico, y sabía que la vancomicina era bien conocida por causar insuficiencia renal aguda. Es un medicamento muy potente que generalmente se usa como último recurso.

Recuerden, nos dijeron que Weldon tenía neumonía y gripe, que es un virus. Los antibióticos tratan infecciones bacterianas, no virales. Entonces, ¿por qué los médicos le recetaron vancomicina? Quería saber cuánto tiempo la había estado tomando. ¿Fue solo ese día? ¿O más tiempo?

Permítanme definirles un par de términos. "Renal" es el término médico para los riñones. También hay un término en medicina que se usa para describir los efectos tóxicos y mortales de un medicamento en los riñones llamado "nefrotoxicidad".

> **"La nefrotoxicidad es una toxicidad en los riñones. Es un efecto tóxico de algunas sustancias,** tanto productos químicos tóxicos como medicamentos, **sobre la función renal".** [énfasis añadido]
> **en.wikipedia.org/wiki/Nephrotoxicity**

Antes de hablar de lo que pasó con el médico de Weldon, quiero darles una idea de lo que ya sabía sobre la vancomicina. A continuación se presenta un solo estudio médico sobre los efectos tóxicos conocidos de la vancomicina. El título y la dirección web del artículo se encuentran aquí:

"INSUFICIENCIA RENAL AGUDA DEBIDA A LA TOXICIDAD DE LA VANCOMICINA EN EL CONTEXTO DE UNA INFUSIÓN DE VANCOMICINA SIN CONTROL
www.ncbi.nlm.nih.gov/pmc/articles/PMC5023302/

Citando directamente del artículo médico sobre la vancomicina:

> **"Este antibiótico se asocia comúnmente a nefrotoxicidad**
> (toxicidad renal), lo que lleva a la necesidad de un control

> intensivo... **La incidencia de nefrotoxicidad varía ampliamente, del 5% al 43%,** según los parámetros del estudio". [énfasis añadido]

Yo ya sabía que la vancomicina podía tener efectos tóxicos sobre los riñones. Entonces, si Weldon tenía gripe y neumonía, ¿por qué su médico pensó que necesitaba un antibiótico potente que pudiera inhibir sus riñones? La situación generó muchas preguntas que requerían respuestas:

- ¿Cuándo empezaron a administrarle vancomicina a Weldon?
- ¿Por qué lo estaban tratando con un antibiótico que es para infecciones bacterianas?
- ¿Le habían hecho pruebas y habían descubierto que tenía bacterias en el organismo?
- ¿Por qué no sabían que los Centros para el Control y Prevención de Enfermedades (CDC) dicen que LOS ANTIBIÓTICOS NO FUNCIONAN CONTRA LOS VIRUS?

Esto es lo que dicen los CDC:
"LOS ANTIBIÓTICOS NO SIEMPRE SON LA RESPUESTA"

www.cdc.gov/antibiotic-use/media/pdfs/Arent-Always-The-Answer-FS-508.pdf

De su artículo, cito:

> **"LOS ANTIBIÓTICOS NO FUNCIONAN CONTRA LOS VIRUS,** como los que causan resfriados, gripes o secreciones nasales, incluso si la mucosidad es espesa, amarilla o verde... **Las personas también pueden tener reacciones alérgicas graves y potencialmente mortales".** [énfasis añadido]

LLEGAR AL FONDO DE UNA MALA SITUACIÓN

Jayne y yo estábamos en el hospital temprano al día siguiente, esperando ansiosamente la llegada del médico de guardia. Estaba sonriendo cuando entró alrededor de las 9 a.m. y se presentó. Presenté a mi esposa, Jayne, y le dije que era el Dr. Bryan Ardis.

Sorprendido, dijo: "Ah, ¿usted es médico?".

"Sí, lo soy". Me preguntó cómo estaba y le respondí: "No muy bien".

Pedí ver todos los registros médicos de Weldon, comenzando con su primer día: todos sus análisis de sangre, informes patológicos, etc., desde el momento en que había sido ingresado. El médico fue amable y respetuoso. Sin embargo, me di cuenta de que estaba nervioso. Acercó el monitor de la computadora hacia nosotros e inició sesión en los registros médicos de Weldon. Giró el monitor para que pudiéramos verlo y preguntó: "¿Qué les gustaría ver primero?".

Dije: "Veamos cuándo dio positivo por primera vez en la prueba de gripe y neumonía. Me gustaría ver los informes de laboratorio que lo muestran".

El médico dijo: "Sí, dio positivo en la prueba de gripe".

En ese momento, no tenía motivos para creer que él o el hospital lo habían diagnosticado mal o que tenían la intención deliberada de dañar a mi suegro. Pero algo no cuadraba. El médico revisó cada informe patológico. Leyó en voz alta cada patógeno (bacteria, virus y hongos) que le habían hecho y repasamos la lista juntos. Mientras revisábamos un análisis de sangre tras otro y revisábamos cada informe, ¿adivinen qué descubrimos? ¡Weldon nunca había dado positivo en la prueba de gripe o neumonía! Me sorprendí y me estaba poniendo muy triste.

¡Desde hacía varios días, mi suegro había recibido tratamiento por infecciones "víricas" y "bacterianas" que ni siquiera tenía! ¡Y eso había provocado que sus riñones dejaran de funcionar! Le pregunté: "¿Por qué nos dijo que dio positivo en la prueba de gripe?".

Levantó la mirada y dijo: "Debemos haber *pensado* que era un falso positivo". Dije: "Entonces, ¿por qué demonios le dan vancomicina, un antibiótico para las bacterias? Según los análisis de sangre que me acaba de mostrar, no ha dado positivo en ninguna infección bacteriana. ¿Cuánto tiempo lleva tomando vancomicina?".

Justo cuando pensé que no podía estar más sorprendida, lo estaba. Dijo: "Doctor Ardis, le estamos dando vancomicina desde el segundo día. La vancomicina forma parte de nuestro protocolo hospitalario para la gripe".

¿Ya se siente enfadado? Bueno, resultó que esto era mucho más común en los hospitales de todo el mundo de lo que pensaba. Cobrar a las compañías de seguros tarifas exorbitantes por enfermedades que los pacientes ni siquiera tenían. Y todo en nombre de "su salud" o "la salud de su ser querido".

Darle a Weldon un antibiótico para un virus para el que dio negativo resultó desastroso para él. El médico dijo: "Simplemente estoy siguiendo el protocolo del hospital".

Dije: "¿Protocolo? Sabes que se sabe que la vancomicina causa insuficiencia renal aguda en pacientes ancianos, ¿verdad? ¿Por qué no se lo quitaste cuando empezó a desplomarse en la insuficiencia renal aguda? En lugar de eso, seguiste bombeando ese medicamento tóxico en su cuerpo y solo lo observaste empeorar, sin hacer nada al respecto". Lo miré y continué: "Por favor, quítale ese medicamento del brazo ahora mismo".

Dijo: "No puedo detener ninguna parte del protocolo sin consultar a todos los médicos y enfermeras que lo atienden. No es tan fácil".

Dije: "¡Necesito que llames a quien necesites lo antes posible y le quites ese medicamento! Acabamos de revisar su informe patológico y dio negativo para todas las bacterias, virus y hongos. Y ni siquiera tiene neumonía. ¿Por qué dijiste que sí?"

El médico dijo: "Fue por lo que vimos en sus radiografías de tórax".

Le pedí que me mostrara todas las radiografías de tórax de Weldon para que pudiera ver la neumonía por mí mismo. Sacó las radiografías y dijo: "Como puede ver, este es el primer día. No hay neumonía".

Acepté y dije: "Genial. Ahora muéstreme el segundo día".

Señaló la radiografía y dijo: "Ahí está su neumonía".

Le pedí que me mostrara exactamente dónde se mostraba la neumonía en la película. Señaló una línea blanca fina y recta en la parte inferior del campo pulmonar izquierdo. No lo podía creer. Dije: "Eso no es neumonía. La neumonía parece coliflor en una radiografía. ¡Eso es edema pulmonar!".

Sentí que iba a explotar en ese momento. ¡A Weldon ya le habían diagnosticado erróneamente dos veces! Y este médico estaba tratando de convencerme de que la línea blanca en sus pulmones era neumonía. Increíble. El edema pulmonar es una afección causada por demasiada agua en los pulmones y a menudo se diagnostica erróneamente como neumonía.

¡No es de extrañar que mi suegro tuviera dificultades para respirar! El agua había estado llenando lentamente sus pulmones. Le pedí al médico que me mostrara el resto de las radiografías de Weldon. Cada una mostraba la línea blanca recta en sus pulmones que subía cada vez más. Le dije: "Sabes que estás literalmente ahogando a mi suegro hasta la muerte y diciéndome a mí y a mi familia que no tienes idea de por qué le está pasando esto".

Luego, quise ver las mediciones de su producción de orina. Las sacó y, efectivamente, hubo una disminución constante durante los primeros tres días que Weldon estuvo en el hospital. Había estado reteniendo más líquidos que antes.

Con toda la paciencia que pude reunir, pregunté: "¿Le está dando Lasix?" Este diurético ayuda a reducir la cantidad de exceso de líquido en el cuerpo.

El médico parecía seguro cuando dijo: "Sí, le hemos estado dando Lasix todos los días". Pedí ver su cuadro de medicación. ¡Sorpresa, sorpresa!

Weldon había estado en el hospital durante seis días y solo le habían dado una dosis de 20 mg de Lasix.

No sé si este médico estaba avergonzado, pero en ese momento, yo casi estaba avergonzada por él. Dijo: "¿Puede esperar un minuto? Realmente pensé que estaba recibiendo Lasix todos los días. Vuelvo enseguida".

Abrió la puerta de la habitación del hospital de Weldon y desapareció en el pasillo. Un par de minutos después, él y una enfermera entraron corriendo en la habitación. La enfermera comenzó inmediatamente a administrar Lasix en el brazo izquierdo de Weldon.

Las cosas no pintaban bien para este médico ni para las enfermeras. El protocolo del hospital y la negligencia del personal fueron 100% responsables de la insuficiencia renal aguda de Weldon y de que sus pulmones se inundaran de líquido. Después de que comenzaran a administrarle Lasix, le dije directamente al médico: "Ahora también quítale la vancomicina".

Supuse que, debido a todos los errores y problemas que acabábamos de descubrir, el médico lo haría. En cambio, reiteró que no era tan sencillo y que no tenía autoridad para desviarse del protocolo del hospital. Dijo que tendría que hacer varias llamadas a los administradores del hospital para hablar sobre la interrupción de la vancomicina.

La enfermera explicó que el plan era administrar Lasix gradualmente durante las próximas horas mientras se controlaba su producción de orina. Se me partió el corazón por mi suegro. Este pobre hombre estaba a merced de los médicos que hicieron un juramento de no hacer daño. Pronto me enteraría de que algo mucho más poderoso estaba en juego con respecto al protocolo de este hospital y los protocolos de otros hospitales de todo el mundo.

UN AVANCE EN LA ATENCIÓN A WELDON

Jayne y yo nos quedamos con Weldon. Desafortunadamente, el médico al que me enfrenté nunca regresó a nuestra habitación. Mi esposa y yo nos sentíamos frustrados, enojados e impotentes. Nuestras miradas iban de la bolsa de vancomicina que todavía fluía hacia Weldon al reloj de la pared. De ida y vuelta. Goteo. Goteo. Goteo. Tic-tac. Tic-tac. Tic-tac. Cada 15 minutos, estaba en la estación de enfermeras, preguntando dónde estaba el médico de Weldon. Y, cada vez, la respuesta era la misma: "Debe seguir haciendo sus rondas".

Observamos cómo se llenaba la bolsa de recolección de orina de Weldon mientras su vientre inquietantemente distendido bajaba como un globo con un pequeño orificio que perdía aire lentamente. Sentí un rayo de esperanza cuando el Lasix hizo efecto porque sabía que, mientras esa bolsa se llenaba, algo más estaba sucediendo. El agua en sus pulmones también estaba retrocediendo, y eso estaba quitando una enorme cantidad de presión de cada parte de su ahora frágil cuerpo. Más tarde ese día, otra doctora vino a ver a Weldon. Se presentó al entrar y, con una sonrisa, preguntó: "¿Cómo están todos hoy?".

Yo dije: "No muy bien".

Ella parecía sorprendida y preguntó: "¿Qué pasa?".

Le dije: "Mi suegro entró en este hospital quejándose de dolor de cabeza y fiebre, y ahora tiene edema pulmonar e insuficiencia renal aguda. También tiene dificultad para respirar y nos llamó anoche para decirnos que sentía que se estaba muriendo. Ha empeorado cada día desde que está aquí".

Su disculpa parecía sincera. Preguntó: "¿Hay algo que pueda responderle?".

Yo dije: "Sí, pero primero, ¿puede quitarle la vancomicina a mi suegro?".

Ella miró la vía intravenosa y, sin perder el ritmo, dijo: "Podemos quitarle ese medicamento de inmediato".

Jayne y yo nos miramos. Estábamos atónitos. ¿Cómo había sido tan fácil para ella hacerlo? Ella dijo: "Probablemente sea una buena idea de todos modos, ya que la vancomicina causa tantos problemas renales en pacientes ancianos".

¡No lo podía creer! Esto era exactamente lo opuesto a lo que había dicho el último médico. Honestamente, me sentí como si estuviera en *La Dimensión Desconocida*. Esta doctora había sido una de las médicas que supervisaban el cuidado de Weldon, y ahora la escucho decir que sabía que la vancomicina podía ser tóxica para los riñones.

¿Por qué demonios un médico estaría de acuerdo con ver cómo se inyecta un medicamento en el cuerpo de un paciente, sabiendo los riesgos de insuficiencia renal y toxicidad? No tenía sentido para mí porque cada vez que preguntábamos por qué Weldon estaba experimentando una insuficiencia renal aguda progresiva, ¡decían que no tenían idea!

Sin dudarlo, el médico caminó tranquilamente hacia el soporte de suero y le quitó la vancomicina del brazo a Weldon. Pero ¿qué pasa con ese ridículo protocolo hospitalario que requería que un tribunal médico hiciera cualquier tipo de cambio en su protocolo de medicación?

Incluso mientras escribo esto, unos cuatro años después, siento las mismas emociones agitándose dentro de mí: tristeza, desconcierto y confusión. Después de que el médico suspendiera la vancomicina, me puse de pie y le agradecí.

Ella dijo: "Por supuesto". Luego revisó algunas páginas de su historial digital y agregó una nota sobre la eliminación de la vancomicina, junto con la hora y la fecha. Salió de la habitación y nunca más la volví a ver. Fue como si un ángel con una bata blanca hubiera entrado y agitado una varita mágica.

Jayne y yo nos miramos. El alivio que sentimos en ese momento fue abrumador. Habían detenido el sangrado proverbial. A medida que el Lasix reducía los líquidos en el cuerpo de Weldon, me emocioné al ver que respiraba mejor y que su estómago comenzaba a encogerse. Con cada hora que pasaba, ¡vimos que Weldon recuperaba el color! Jayne y yo pasamos el resto del día con él y nos sentimos muy agradecidos porque creíamos que habíamos superado una etapa importante y estábamos nuevamente en camino de llevarlo a casa.

Ese mismo día, el terapeuta respiratorio nos dio aún más esperanza. Cuando colocó el estetoscopio sobre el pecho de Weldon, Jayne y yo notamos su reacción. Dijo: "¡Es la primera vez en días que no escucho ningún sonido de líquido o infección en sus pulmones!". Le contamos todos los cambios en su plan de tratamiento y se emocionó, pero también parecía un poco sorprendido. Tal vez la rápida recuperación de Weldon no era algo que veía a menudo en ese hospital.

El terapeuta respiratorio preguntó: "¿Están bien si apago el aire forzado y simplemente mantengo el flujo de oxígeno para ver si mantiene niveles normales de oxígeno por sí solo?".

Sin dudarlo, dije: "¡Por supuesto!".

Cuando lo hizo, observamos con asombro cómo Weldon podía mantener niveles estables de oxígeno por sí solo. ¡Eso es mucho más fácil de hacer cuando no hay líquido en los pulmones!

EL COMIENZO DE UN ENCUBRIMIENTO

Abandonamos el hospital esa noche con una renovada sensación de esperanza. Jayne y yo nos tomamos de la mano en el coche y nos recordamos mutuamente lo mucho que nos amábamos. Lamentablemente, esa emoción duró poco. Aproximadamente una hora después de llegar a casa, Jayne recibió una devastadora llamada telefónica de una enfermera. Le dijeron que después de que saliéramos del hospital, los médicos que estaban a cargo y los administradores del hospital tuvieron una reunión sobre lo que había sucedido ese día con Weldon.

Los médicos decidieron que iban a volver a darle vancomicina a Weldon. También le dijeron que ya no hablarían sobre el tratamiento de Weldon con nadie que no fuera un pariente consanguíneo o su esposa. Lamentablemente, su esposa todavía estaba en rehabilitación con el cuello roto. Y dijeron específicamente que ya no hablarían conmigo sobre nada relacionado con mi suegro.

Cuando Jayne colgó, comenzó a llorar. Todo lo que pudo decir fue: "Cariño, ¿por qué le están haciendo esto a mi papá?". Mi corazón se rompió por mi esposa. Le expliqué que los administradores del hospital podrían sentirse amenazados porque expuse su protocolo defectuoso y peligroso para la gripe. Tal vez temían que los demandáramos, pero lo único que mi familia realmente quería era que Weldon saliera caminando de ese hospital y regresara a su casa.

Ninguno de los dos durmió mucho esa noche. Jayne temía perder a su papá y yo estaba haciendo todo lo posible por recomponerme para poder concentrarme en lo que tenía que hacer por mi familia. Ese día, me sentí como si estuviera viviendo una versión moderna de David contra Goliat. Solo que esta pelea no iba a terminar con la caída de David o Goliat. Lo que estaba en juego aquí era la vida de mi suegro. El tiempo se estaba acabando y tenía que hacer algo para cambiar las cosas. Una vez más.

LA CONFRONTACIÓN

A la mañana siguiente, ya estaba lista para irme. Jayne no podía llegar lo suficientemente rápido a la cama de su querido padre. La dejé en la puerta principal y aparqué el coche. Cuando entré en la habitación, Jayne estaba visiblemente conmocionada. Me dijo: "Cariño, ¡acabo de despedir a la enfermera de mi padre!".

Me sorprendió, pero me sentí orgullosa de ella. Me dijo que la enfermera le había dicho: "¡Sabes que lo que están haciendo va a acabar matando a tu padre!". Impresionada por su audacia, mi dulce esposa soltó: "¡Estás despedida y no quiero que te acerques a mi padre!".

Entonces miré a Weldon y sentí como si me hubieran dado un puñetazo. Parecía que estaba inconsciente. Una vez más, había vancomicina en su soporte intravenoso. Pero también había otro fármaco allí. Se llamaba Ativan. Por eso Weldon había estado entrando y saliendo de un sueño profundo.

Querían sedarlo para que no se agitara, lo que les facilitaría hacer lo que quisieran con él. Busqué los efectos secundarios de Ativan y encontré "bajo nivel de oxígeno, trastorno respiratorio, insuficiencia respiratoria, coma y muerte". ¡Increíble!

Los médicos ahora estaban medicando a nuestro Weldon hasta el olvido, y volvió a recibir oxígeno para ayudarlo a respirar. Debo admitir que me cuesta contener las lágrimas al revivir lo que sucedió. La esperanza que Jayne y yo sentíamos cuando nos fuimos la noche anterior se había destrozado. Nuestros corazones se sentían como si los hubieran arrojado a una licuadora.

Las cosas no se veían bien para Weldon. Teníamos otro médico nuevo haciendo la ronda esa mañana. Era obvio que le habían contado todo sobre las secuelas de la noche anterior. Las habitaciones del hospital pueden brindar inmunidad contra muchas cosas, pero los chismes no son una de ellas.

Tan pronto como entró en la habitación, sugirió que la familia discutiera el caso de Weldon en el pasillo para que no se "molestara" con nuestra conversación. De todas las cosas que le salieron mal a Weldon, a esta doctora le preocupaba más que nos escuchara hablar de su condición. A pesar de que le dijeron que los médicos ya no hablarían conmigo sobre Weldon, fui yo quien más habló. Le expliqué lo que habíamos logrado el día anterior y que queríamos que le quitaran la vancomicina a Weldon y que volviera a tomar Lasix.

Lo que dijo esa doctora a continuación le añadió sal a todo el daño. Dijo que como quiropráctico no tenía la educación ni la formación para evaluar con precisión ni tomar decisiones sobre el cuidado de Weldon. También dijo que ella era la que tenía un título médico, así que ¿por qué alguien allí recibiría órdenes de un quiropráctico? Trató de humillarme frente a la familia de mi esposa y todos los demás en el pasillo que pudieran escucharme.

A pesar de tener una educación médica, una licencia, formación y un protocolo hospitalario, se negó a reconocer que Weldon estaba peor que cuando ingresó en el hospital. Siguió insistiendo: "La mejor posibilidad de supervivencia de Weldon es el protocolo hospitalario".

Le recordé las notables mejoras de Weldon después de que le quitaran la vancomicina, pero ella siempre lo mencionaba como parte del protocolo del hospital. Al final, la situación se agravó y llamaron a seguridad para que me sacaran del hospital.

Esto puso a Jayne en una situación horrible porque quería que yo estuviera allí para ayudarla, pero decidí irme por mi cuenta. Antes de irme, le pedí a la doctora que prometiera dos cosas. Claramente agitada, preguntó: "¿Cuáles dos cosas?".

Quería que dejara de darle vancomicina a Weldon inmediatamente y que le proporcionara algún tipo de alimento porque no había sido alimentado durante dos días.

Sorprendentemente, dijo: "Lo prometo".

Me fui sintiéndome totalmente indefenso y derrotado. Unas horas más tarde, después de que mi esposa pidiera repetidamente una sonda de alimentación, una enfermera le dijo que habían decidido que NO alimentarían a Weldon. Hasta ahí llegó la promesa de la doctora.

Hay que reconocerle que Jayne intentó que los médicos y las enfermeras cumplieran su palabra, pero no estaba a la altura de los protocolos del hospital. Preguntó si podían trasladar a su padre a otro hospital en ambulancia y le dijeron que la condición de su padre era tan grave que no creían que sobreviviera. Por lo tanto, trasladarlo a otro hospital estaba fuera de cuestión.

Jayne se sintió triste e impotente. Mientras tanto, yo sabía que el hospital le estaba facturando a Medicare miles y miles de dólares por cada día de su "protocolo hospitalario" por la gripe que nunca tuvo.

Esa misma tarde, los médicos volvieron a hablar con Jayne y le dijeron que era hora de considerar los cuidados paliativos. Le explicaron que se trataba de cuidados paliativos, que en el caso de Weldon implicarían altas dosis de morfina durante un período de varias horas para "acabar con su sufrimiento". Toda esperanza que su familia tenía de poder llevarlo a casa se había esfumado. Jayne y su familia tuvieron que tomar una decisión desgarradora. Les preguntaron: "¿Están todos listos para comenzar el goteo de morfina?".

Cuando llegó el momento, Jayne preguntó si podía estar allí cuando su padre diera su último suspiro. Me permitieron entrar y me preparé para una de las cosas más difíciles que he tenido que ver en mi vida. Jayne era muy cercana a su padre y esto iba a sacudir su mundo.

Mi suegra fue traída del centro de rehabilitación, con collarín y todo, para sostener la mano de su marido hasta el final. Joe Ann y Weldon habían estado casados durante 70 años. Mi dolor palidecía en comparación con el de ella. Estaba a punto de ver al hombre que había amado durante siete décadas dar su último suspiro en la tierra.

¿Cómo terminó ese trágico día? ¡Con el certificado de defunción de Weldon firmado y la causa de la muerte registrada como "neumonía"! Este no era ciertamente el resultado que Jayne y yo esperábamos unos días antes. Fue desgarrador. Mientras lo repasaba en mi cabeza, me esforzaba por conciliar mi formación médica, los años de mi propia práctica clínica, las décadas de investigación sobre medicamentos, sus efectos secundarios y nutrición con lo que le sucedió a Weldon. Sabía del potencial que su cuerpo habría tenido para recuperarse. Sentimientos de tristeza, culpa y vergüenza me acompañaron durante varios meses.

Como médico, he llegado a darme cuenta del valor de no saber ciertas cosas. A veces, la ignorancia es realmente una "felicidad". Esta historia sobre los protocolos hospitalarios sucede en todo el mundo. Si alguna vez te sientes abrumado, confundido o estresado por un ser querido en una situación similar, debes saber que hay defensores a los que puedes contratar para que te representen a ti y a tu ser querido. Están ahí para manejar todas esas conversaciones y decisiones difíciles por ti.

Durante la pandemia, trabajé con dos defensores increíbles para ayudar a personas en hospitales de todo el mundo que se vieron amenazadas por los "protocolos COVID" que incluían Remdesivir y otros medicamentos peligrosos. Debo agradecer a Michelle Rowton, NP, y también a Priscilla Romans, RN, MSN, de Graithcare.com, por su increíble trabajo y sus equipos de defensores.

CREYENDO LA MENTIRA

Mi principal propósito al escribir este libro es arrojar luz sobre ciertas cosas y brindarle información valiosa que aprendí sobre la pandemia. Nunca la medicina moderna ha desinformado y traicionado tan flagrantemente a la gente del mundo. Nunca la humanidad ha sido traicionada tan flagrantemente por aquellos en quienes confiamos para curar y salvar vidas. Tampoco ha habido tanta enfermedad, daño y muerte súbita. Y, como está a punto de aprender, descubrí que todo fue planeado e infligido intencionalmente a todos nosotros.

La pandemia de COVID-19 pasará a la historia como uno de los actos de genocidio más despiadados de la historia. Y no termina allí. Lo que me preocupa es el hecho de que las revistas médicas están y seguirán publicando la misma información engañosa que muchas personas en todo el mundo han llegado a creer sobre COVID-19. ¿Sabía que algunos médicos forenses y examinadores médicos mintieron sobre la causa de muerte en los certificados de defunción reales? El gobierno proporcionó a los hospitales grandes incentivos financieros cuando alguien murió de "COVID-19".

Para algunas personas, su ignorancia hace que sea más fácil creer una mentira que buscar la verdad. Soy un buscador de la verdad, investigador y presentador. No encuentro la felicidad en ser ignorante; quiero saber la verdad. ¿Por qué?

Hace mucho tiempo, aprendí de maestros increíbles que es la verdad la que te hace libre, no las mentiras. No hubo mucha libertad durante los confinamientos. La libertad de estar enfermo y sin síntomas, así como la capacidad de reunirse para el culto en la iglesia o con la familia durante las vacaciones, era inexistente. Nadie tenía la libertad de explorar el mundo a través de viajes y trabajo sin la restricción de una mascarilla o el mandato de una vacuna. Las libertades que disfrutábamos y dábamos por sentado antes de la pandemia se eliminaron durante el COVID.

Recuerde: las mentiras aprisionan y restringen. Solo la verdad libera a una persona. ¿Está listo para liberarse del engaño y las mentiras que lo confinaron a usted, a mí y a nuestros vecinos de todo el mundo? Entonces, siga leyendo.

PLANTEANDO UNA PREGUNTA

Hace años le hice a mi padre una pregunta que ahora te planteo a ti:

¿Alguna vez has creído que algo era verdad?
Más tarde, te encontraste defendiendo esa verdad ante los demás.
Solo para descubrir después que era mentira.

CAPÍTULO 3

¿Es Remdesivir o… corre? ¡La muerte está cerca

No te mienten porque la verdad pueda herir tus sentimientos, te mienten porque la verdad podría provocarte a tomar decisiones que no favorecen sus intereses.

EL DIARIO DE LAS MENTES

TROPEZANDO CON UNA MENTIRA MÁS GRANDE

EN FEBRERO DE 2020, no prestaba mucha atención a ninguna noticia sobre el nuevo coronavirus de China ni pensaba que nos afectaría aquí en Estados Unidos. Nuestra familia acababa de sufrir la devastadora pérdida de un gran hombre al que adorábamos y apreciábamos. Estábamos haciendo los arreglos para el funeral, completando la planificación patrimonial y reubicando a mi suegra después de que fuera dada de alta del centro de rehabilitación. No dormí durante meses porque me pasaba toda la noche en la computadora recopilando datos e intentando obtener los registros médicos del hospital para una posible demanda.

Mi intención era asegurarme de que los médicos, enfermeras y administradores del hospital rindieran cuentas por lo que yo creía que era mala conducta médica. Admito que estaba 100% consumida (mente, cuerpo y alma) tratando de asegurarme de que esto no le volviera a pasar a otro de mis seres queridos ni a nadie más. Mientras estaba muy metida en mi investigación, me topé con un breve memorando en el sitio web de los Institutos Nacionales de Salud.

Nunca había visitado el sitio web de los NIH. Pero ese mismo día, antes, había visto algunas conferencias de prensa y entrevistas con profesionales médicos en hospitales de Nueva York en línea. Por alguna razón, finalmente me sentí obligado a mirar lo que se informaba en los medios sobre COVID-19. Después de pasar los últimos meses fuera del mundo real, incluso yo estaba siendo absorbido por la cobertura de noticias internacionales sobre COVID-19.

No recuerdo exactamente dónde escuché por primera vez la frase "NYC es el epicentro de COVID" dentro de los EE. UU., Pero tenía curiosidad por ver qué informaban estos profesionales médicos, hospitales y noticias. Después de buscar en Google "conferencias de prensa, NYC y COVID-19", aparecieron varios videos de conferencias de prensa y vi muchos de ellos.

Cada video duraba menos de diez minutos y todos se habían grabado en los últimos tres meses. Me senté solo en mi mesa de comedor y vi alrededor de diez de ellos. Los videos variaban, ya sea un médico que trabajaba en el hospital informando en el podio o un portavoz del hospital compartiendo información. Aunque los informes provenían de diferentes hospitales y personas en diferentes puestos, cada una de las personas entrevistadas tenía **la misma historia resumida** de lo que estaba sucediendo con los pacientes que estaban tratando por este nuevo coronavirus. ¡Era increíble!

No importaba quién hablara, su función o el sistema hospitalario. Una cosa se mantuvo constante en sus informes. Todos dijeron lo mismo:

• Nunca hemos visto un virus respiratorio como este.

• En el momento en que tratamos este virus, a menudo abandona los pulmones y ataca los riñones.

• Una cantidad significativa de pacientes con COVID-19 experimentan insuficiencia renal aguda dentro de las 24 horas posteriores a que tratamos este virus.

• Este virus no solo afecta los pulmones, sino que también está apuntando y afectando los riñones de las personas.

¿Recuerdas haber escuchado esto: "No solo carecemos de suficientes respiradores para ayudar a respirar, sino que también tenemos escasez de máquinas de diálisis para manejar la insuficiencia renal aguda repentina"?

¿Dónde había escuchado esto antes? La insuficiencia renal aguda repentina en menos de 24 horas se atribuye a otro virus respiratorio. Tres meses antes, a mi familia le habían dicho que a mi suegro le estaba pasando lo mismo y que también era causado por un virus respiratorio. Como compartí en el capítulo anterior, el virus de la gripe NO estaba causando la insuficiencia renal reportada y que empeoraba día a día; fue el medicamento recetado en el hospital, llamado vancomicina, lo que causó la insuficiencia renal repentina. *Vuelva a leer el Capítulo 2 si no lo recuerda.*

¿Recuerda los medios que informaron sobre la enorme cantidad de muertes de víctimas de COVID en los hospitales de la ciudad de Nueva York? El video de los trabajadores del hospital cargando cadáveres en remolques fue aterrador y creó miedo y pánico en todo el país. La táctica del miedo funcionó.

Pero esas imágenes espantosas no tuvieron el mismo impacto en mí. Mi suegro tuvo la misma experiencia en el hospital, pero no tenía COVID. Mientras miraba cada conferencia de prensa corta y grabada, tenía este pensamiento recurrente: *Apuesto a que están tratando a todos esos pacientes de COVID en la ciudad de Nueva York con vancomicina, y esa es la verdadera causa de toda la insuficiencia renal y neumonía reportadas.* Especulé que esas pobres almas en las bolsas para cadáveres habían sucumbido al mismo protocolo hospitalario que probablemente incluía vancomicina, como el tratamiento al que Weldon se vio obligado a someterse por la "gripe".

Solo había una forma de averiguar si tenía razón o no sobre los pacientes de COVID que morían por el tratamiento con vancomicina. Tenía que saber qué medicamento(s) estaban usando los hospitales para tratar a estas víctimas moribundas. Estaba absolutamente seguro de que figuraría como uno de los medicamentos que estaban administrando a los pacientes de la ciudad de Nueva York. Estaba seguro de que se inició la administración de vancomicina el primer día de tratamiento, ya que se informaba que poco después de la hospitalización, muchos desarrollaban una insuficiencia renal rápida y repentina.

Comencé mi búsqueda de la verdad. ¿Dónde pensarías empezar a buscar en línea un protocolo hospitalario para cualquier enfermedad? Supuse que el tratamiento hospitalario el plan para TODOS los estadounidenses hospitalizados por COVID-19 se encontraría en un solo sitio web. Imagínese mi sorpresa al no encontrar nada en ese sitio web sobre el tratamiento de la nueva enfermedad llamada COVID-19, sino un enlace a un sitio web totalmente diferente al que nunca había estado antes.

¿CONTROL DE ENFERMEDADES?

Comencé mi búsqueda de protocolos hospitalarios en el sitio web de los CDC. Para empezar, los CDC son las siglas de Centro para el Control de Enfermedades. Pensé que, de todas las organizaciones de Estados Unidos, la que tenía las palabras "Control de Enfermedades" en el título era donde se encontraba el Control de Enfermedades de COVID-19. Parecía que una nueva enfermedad había ingresado a los Estados Unidos de América a través de las puertas de la ciudad de Nueva York y esta nueva enfermedad seguramente necesitaba ser "controlada". Seguramente el sitio web de esta organización sería el lugar donde se encontrarían las opiniones de expertos, la investigación, los antídotos y los tratamientos.

Así que ahí es donde comencé mi búsqueda. Ahora, recuerden, esto fue a mediados de mayo de 2020. La pandemia estaba apenas en su infancia para la mayor parte del mundo. Coloqué el cursor en la pestaña de búsqueda en el sitio web de los CDC, escribí estas palabras: Protocolo hospitalario COVID-19, luego presioné Enter.

Fue impactante descubrir la ausencia total de protocolos hospitalarios COVID en este sitio. No había ni una sola página sobre COVID-19 en el sitio web de los CDC. En una página de inicio en blanco había una sola oración que decía algo como: *Los CDC no han establecido un protocolo para tratar el COVID-19; los CDC han adoptado el protocolo de los NIH (Institutos Nacionales de Salud) para tratar a pacientes hospitalizados por COVID-19. Enlace aquí.*

Me pregunté *por qué el NIH tendría un protocolo para COVID-19 y no el CDC.* Simplemente hice clic en el hipervínculo al final de la declaración. Esto me llevó directamente al protocolo hospitalario sugerido para las víctimas de COVID-19. Sorprendentemente, esta página tampoco tenía un protocolo hospitalario detallado. No había una lista de medicamentos ni dosis, y aún más impactante, tampoco encontré ninguna mención a la vancomicina. *¿Cuál era el protocolo para tratar a los pacientes con COVID en esta página del sitio web del NIH?*

En la parte superior del memorando estaba el nombre de alguien de quien no había oído hablar antes, junto con el nombre de un solo medicamento con el que tampoco estaba familiarizado. De hecho, no estaba seguro ni siquiera de cómo pronunciar el nombre del medicamento. El título del memorando decía: "PROTOCOLO HOSPITALARIO COVID-19 DEL DR. ANTHONY FAUCI". El primer pensamiento que cruzó la corteza frontal de mi cerebro fue, *¿quién es este tal Dr. Anthony Fauci?*

En ese momento, realmente no me importaba quién era ni me interesaba saber más sobre él hasta más tarde ese mismo día. Estaba más interesado en saber qué fármaco podría ser responsable de la insuficiencia renal aguda de la que informaban los medios. La primera frase de este memorando decía: *El tratamiento para los pacientes hospitalizados con COVID-19 es un fármaco antiviral experimental llamado* **Remdesivir.**

Voy a presentar mis pensamientos en orden porque he aprendido que la mayoría de las personas no piensan como yo, y esta es solo mi historia. También podría ayudarle a entender cómo pasé del punto "A" al punto "B". Al hacerme una serie de preguntas y descubrir las respuestas a muchas de ellas, más tarde se me consideraría un "experto" en COVID-19. Me han entrevistado en todo el mundo y me han llevado en avión a todas partes para testificar en edificios del Capitolio, universidades, teatros, salas de conferencias, hospitales y muchas iglesias debido a lo que he descubierto personalmente.

Lo crea o no, lo que aprendí de este memorando incluso me llevó a que me pidieran testificar en la Corte del Rey de Inglaterra en el Parlamento. Dije cortésmente: "Gracias, pero no, gracias". Como no soy una persona madrugadora, tendría que haberme levantado a las 4:00 a. m. para dar un testimonio en vivo de siete minutos por Zoom. Entonces, les pedí amablemente que reprodujeran los primeros siete minutos de mi entrevista grabada con la Corte del Rey, y eso fue lo que hicieron.

Mi primer pensamiento después de leer este memorando del Dr. Anthony Fauci fue: *¿qué diablos es Remdesivir?* Segundo pensamiento: *¿Por qué están usando un medicamento antiviral experimental para COVID en lugar de un medicamento aprobado por la FDA?* Eso no tenía ningún sentido para mí. La siguiente pregunta que me vino a la mente fue: *¿qué sabe este tipo Anthony Fauci sobre este medicamento experimental llamado Remdesivir, que yo no?* Para averiguarlo, seguí leyendo el memorando.

El resto hacía dos afirmaciones sobre este medicamento experimental. La primera afirmación de Fauci fue que se había descubierto que Remdesivir era "seguro y eficaz" contra el virus del Ébola en un ensayo experimental de un año de duración... en África... en 2019. Y el memorando incluía un enlace a ese ensayo del fármaco contra el Ébola.

La siguiente afirmación fue que Remdesivir también había resultado "seguro y eficaz" contra el virus que causa el COVID-19 en un estudio de tres meses a principios de ese año. Nuevamente, se incluía un enlace a ese estudio.

A esta altura, ya habrás podido hacerte una idea de cómo funciona mi mente tras leer los primeros capítulos de este libro. No confío ciegamente en nada de lo que me dice o escribe un médico. ¿Cuál ha sido siempre mi respuesta a las afirmaciones de cualquier médico? "¡Muéstrame!" Convenientemente, este médico, el Dr. Anthony Fauci, me había facilitado enormemente la tarea de averiguar si, de hecho, se había descubierto que Remdesivir era "seguro y eficaz".

Para la mayoría de las personas, publicar un enlace a un artículo de investigación inmediatamente después de una afirmación médica es más que suficiente para convencerlos de que lo que se afirma es cierto y legítimo. ¿Por qué alguien tendría un motivo para mentir e incluir un enlace a un estudio donde se podría descubrir la mentira? En realidad, no hay ninguno. Sin embargo, lamentablemente, los medios de comunicación, los médicos y las revistas médicas lo hacen todo el tiempo. Colocan referencias y enlaces a afirmaciones, sabiendo que la mayoría de las personas son demasiado confiadas y están demasiado ocupadas para hacerlo si uno analiza más a fondo la afirmación, descubre que, en realidad, la verdad suele ser la contraria.

Allí estaba yo, sentado en mi comedor, dispuesto a sumergirme de lleno en estos dos estudios, el ensayo del fármaco contra el virus del Ébola y el estudio COVID-19/Remdesivir. Empecé con el ensayo del Ébola y el enlace abrió un estudio publicado y revisado por pares de *The New England Journal of Medicine*, que es conocida por ser una revista médica en línea muy respetable. Personalmente, me alegré de que estuviera allí porque he pasado gran parte de mi vida personal y profesional en el sitio web de *The New England Journal of Medicine*. No los aburriré con todos los detalles de ese estudio. Pueden leerlo en su totalidad copiando esta dirección web, que se muestra en la página siguiente, en su navegador

www.nejm.org/doi/full/10.1056/NEJMoa1910993

A continuación, se presentan los puntos más destacados de mis descubrimientos al revisar este estudio sobre el ébola en línea: primero, me enteré de que se trataba de un ensayo que se estaba llevando a cabo en varias regiones de África. Se estaban estudiando cuatro medicamentos diferentes y cada persona solo recibiría uno de los cuatro medicamentos si daba positivo en la prueba de PCR para el ébola. Si una persona daba positivo durante el ensayo, se le administraría un medicamento experimental específico y lo recibiría durante un total de 28 días.

Fue inquietante leer en los parámetros de descripción del estudio que también se inscribieron **mujeres embarazadas** y **bebés recién nacidos** menores de siete días de vida en este ensayo experimental con medicamentos. Más repugnante que eso, decía que si un recién nacido de siete días o menos "da negativo en la prueba del ébola", pero "la madre da positivo en la prueba del ébola", entonces el recién nacido también se inscribía automáticamente en el ensayo con medicamentos. ¿Qué dices?

Se trataba de un ensayo experimental con medicamentos; debería haber sido ilegal (¡y yo pensaba que lo era!) realizar ensayos con medicamentos humanos en mujeres embarazadas y bebés. Esto es lo que pensé sobre la revelación de que se estaba colocando a mujeres embarazadas y recién nacidos en este ensayo: *quienquiera que haya financiado el estudio, quienquiera que haya organizado este ensayo, debería enfrentar severas consecuencias. Punto.*

Leer la declaración de financiación para este estudio sobre el ébola consolidó aún más mi creencia de que esta persona merece un castigo severo. Fue espantoso pensar en experimentar con mujeres embarazadas y sus hijos no nacidos, sus bebés recién nacidos, que dieron NEGATIVO en la prueba del ébola. Estaba más motivado que nunca para sumergirme en este ensayo experimental de medicamentos. Así que leí cada palabra. El ensayo comenzó en noviembre de 2018 y estaba previsto que finalizara en diciembre de 2019.

Como se mencionó, el estudio tenía como objetivo evaluar la seguridad y eficacia de cuatro medicamentos antivirales experimentales diferentes para tratar a los pacientes con virus del ébola que dieron positivo en la prueba identificados en varias áreas de África. Los cuatro medicamentos se llamaban Remdesivir, ZMapp, MAb114 y Regeneron. Los últimos tres medicamentos enumerados son de la misma clase de medicamentos. ZMapp, MAb114 y Regeneron son todos conocidos como "anticuerpos monoclonales". Remdesivir no es un anticuerpo monoclonal. Por lo tanto, básicamente están probando la seguridad y eficacia de un medicamento antiviral (Remdesivir) contra tres medicamentos de anticuerpos monoclonales diferentes llamados ZMapp, MAb114 y Regeneron.

Como referencia, en el medicamento llamado MAb114, mab es un acrónimo de las palabras "anticuerpos monoclonales". Muchos medicamentos tienen nombres que terminan con "—mab", y todos esos medicamentos son del mismo tipo de anticuerpo monoclonal. Un ejemplo es vedolizu**mab** (también conocido como Entyvio), que es un anticuerpo monoclonal comúnmente recetado que se usa para tratar la enfermedad inflamatoria intestinal.

Me alegró leer en los documentos del ensayo que se había contratado a un "comité de seguridad independiente" para revisar los datos y los resultados de este ensayo experimental de medicamentos en este estudio de un año de duración en el que participaron adultos y recién nacidos. Un comité de seguridad independiente es ideal para garantizar resultados imparciales en un ensayo de medicamentos. Las personas responsables de revisar los datos tendrían que mantener estándares éticos y también tener la autoridad para eliminar del ensayo medicamentos que se descubrieran demasiado tóxicos, peligrosos o mortales. Ese es el propósito de un comité de seguridad.

Todavía quedaba una pregunta básica sin respuesta. ¿El Dr. Anthony Fauci estaba siendo honesto sobre la seguridad y la eficacia del Remdesivir contra el virus del Ébola? Continué leyendo los resultados del ensayo. Después de que me administraran uno de cada uno de los cuatro medicamentos durante un período de tratamiento de 28 días, se recopilaron datos de todos los participantes en los primeros seis meses del ensayo. Después de revisar todos los datos del ensayo y los resultados de los pacientes, en agosto de 2019, la junta de seguridad independiente decidió interrumpir el ensayo con dos de los medicamentos debido a sus resultados letales. Esto es lo que publicaron:

> "El 9 de agosto de 2019, cuando se habían inscrito 681 pacientes, el comité de seguimiento de datos y seguridad realizó un análisis provisional de los datos de 499 pacientes y, sobre la base de dos observaciones, recomendó **TERMINAR** la asignación aleatoria a ZMapp y **Remdesivir**". [énfasis añadido]

Los autores escribieron más adelante en el artículo esta declaración concluyente. Léala con atención. ¿Observa que falta algo?

> **"El porcentaje de pacientes que murieron fue MENOR** en el grupo **MAb114** y en el grupo **REGN-EB3** que en el grupo **ZMapp** (Figura 1 y Tabla 2)." [énfasis añadido]

¿Qué falta en la cita anterior? ¿Ve alguna mención del cuarto fármaco del ensayo, Remdesivir? ¿Por qué cree que solo se mencionan tres fármacos más adelante en el estudio cuando siempre hubo cuatro fármacos?

Anteriormente en el libro, mencioné que las revistas médicas publicadas contienen imprecisiones y a menudo ocultan información valiosa. Aquí hay una de esas "ocultaciones de información" publicadas e intencionales. Al excluir uno de los cuatro fármacos en este estudio, en mi opinión es muy engañoso. El equipo de investigación no olvidó de repente que estaban probando cuatro fármacos en lugar de tres. ¡Los autores lo dejaron fuera de la declaración intencionalmente!

¿Por qué harían eso? Porque sabían que la mayoría de las personas no notarían el fármaco mencionado que faltaba al hojear el artículo. Y sabían que la mayoría de las personas y los profesionales médicos no se toman el tiempo de leer estudios completos como a mí me encanta hacer y lo hice. Releamos la cita en cuestión: "Los pacientes de los grupos MAb114 y REGN-EB3 tuvieron una tasa de mortalidad más baja que los del grupo ZMapp (*Figuras 1 y Tabla* 2)". La declaración termina con una anotación sobre la Figura 1 y la Tabla 2. Aquí es donde se muestran los totales y porcentajes de *muertes reales* para se imprimieron cada uno de los cuatro (no tres) medicamentos. Es bastante fácil; hice clic en el enlace resaltado que indica la "Tabla 2".

La Tabla 2 muestra los cuatro medicamentos y cuántas personas fueron tratadas con cada medicamento durante 28 días. También muestra el número exacto de los que sobrevivieron y murieron y el porcentaje exacto de muertes para cada medicamento. Estos son los totales resumidos. Después de revisar los resultados publicados de este ensayo de medicamentos, ¿se le ocurre una razón por la que los autores optarían por excluir Remdesivir de su declaración de conclusiones si estos números fueran precisos? Para mí, ¡la respuesta es demasiado obvia!

A continuación se muestran los números reales del ensayo de medicamentos contra el ébola, Tabla 2.

- **Remdesivir** se administró a 175 pacientes. 93 murieron.
  Porcentaje de pacientes que murieron: 53,1%
- **ZMapp** se administró a 169 pacientes. 84 murieron.
  Porcentaje de pacientes que murieron: 49,7%
- **MAb114** se administró a 174 pacientes. 61 murieron.
  Porcentaje de pacientes que murieron: 35,1%
- Se administró **REGN-EB3** a 155 pacientes. 52 murieron.
  Porcentaje de pacientes que murieron: 49,75%

De todos los medicamentos probados, solo uno causó la muerte de más de 90 personas y resultó en una tasa de mortalidad superior al 50%. El medicamento más letal fue Remdesivir. **Remdesivir tuvo el mayor porcentaje de muertes de** todos los medicamentos. ¿Cómo es posible que los autores de este estudio no mencionaran cuántas personas murieron después de recibir el medicamento más letal de los cuatro administrados, Remdesivir, en sus hallazgos publicados?

La importancia de leer un estudio de investigación publicado completo no se puede exagerar. Es común que los autores y editores manipulen números, puntos de datos y estadísticas en los estudios. Al leer solo el resumen o el resumen del estudio o saltar directamente a las conclusiones, a menudo muchos lectores son mal dirigidos y engañados intencionalmente. La "carne" dethe el estudio, las joyas y las verdades, se encuentran generalmente en el cuerpo del trabajo de investigación, como la Tabla 2.

Aquí, descubrí que más del 50% de todas las personas que tomaron Remdesivir murieron en el ensayo del ébola, lo que me llevó a mi siguiente pensamiento. *Si las muertes por Remdesivir sumaron el 53,1%, me pregunto qué porcentaje de personas que contraen el ébola finalmente mueren a causa del ébola.* Así que, inmediatamente, busqué en Internet la tasa de mortalidad *(tasa de mortalidad)* del ébola. Pronto descubrí que la tasa de mortalidad del ébola en todo el mundo es del 50%.

No podía creer lo que estaba leyendo. El medicamento Remdesivir por sí solo tuvo una tasa de mortalidad más alta que el ébola. ¡El Remdesivir también fue el único medicamento en el ensayo que tuvo una tasa de mortalidad más alta que el ébola!

¡Esta tabla por sí sola me convenció de que la afirmación de Anthony Fauci era errónea! Remdesivir NO resultó ser "seguro y eficaz" contra el ébola. De hecho, se descubrió que era el medicamento más letal y tóxico de todos los probados. Fue horrible leer esto y me llevó a pensar lo siguiente: *¿quién financió este estudio sobre el ébola?* Quería saber si Fauci fue engañado o si él fue el engañador. La respuesta siempre se encuentra en la sección "Financiación" de un artículo.

¿Pueden especular sobre quién proporcionó los fondos para este ensayo de medicamentos contra el ébola? Imagínense mi sorpresa cuando descubrí que el Instituto Nacional de Alergias y Enfermedades Infecciosas del NIH financió toda la investigación. ¿Adivinen quién era el director del Departamento de los Institutos Nacionales de Alergias y Enfermedades Infecciosas en el momento de este estudio? ¡El Dr. Anthony Fauci!

Darse cuenta de que este tipo no recibió malos consejos sobre Remdesivir y el ensayo sobre el ébola se estaba volviendo personal. Todo el estudio de África fue supervisado por el propio departamento de Fauci de principio a fin. ¡Una vez más, encontré a otro médico engañando al público! Este engaño en particular no quedó en las sombras. ¡Se había publicado en un sitio web financiado por el gobierno de Estados Unidos, accesible al público, mostrando una tasa de mortalidad conocida del 53%!

Inmediatamente me fijé en el segundo estudio al que se hacía referencia en el memorando de Fauci. Se trataba de un ensayo clínico de tres meses en el que solo se utilizaba Remdesivir para tratar únicamente a aquellos que dieran positivo en la prueba de PCR para COVID-19. Seguramente, Fauci no distorsionaría la información dos veces en un mismo memorando, en párrafos consecutivos. ¿O sí? Estaba a punto de averiguarlo.

Volví al sitio web de los NIH para encontrar el enlace al segundo estudio del memorando de Fauci. Este también estaba en el sitio web de *The New England Journal of Medicine*. Primero descubrí que los NIH NO habían financiado el estudio COVID-19/Remdesivir; gracias a Dios. Lo que descubrí fue aún peor: los fabricantes de Remdesivir, Gilead, financiaron y publicaron los resultados de este estudio. Esto fue una gran señal de alerta. ¿Por qué Fauci incluiría un hipervínculo a un estudio realizado por el fabricante del fármaco para respaldar su razonamiento para seleccionar Remdesivir como el único fármaco "antiviral" que se utilizaría en pacientes hospitalizados?

El objetivo de un fabricante de medicamentos es generar ingresos vendiendo sus medicamentos patentados a particulares. Las empresas que fabrican medicamentos y buscan obtener ganancias con su venta nunca deberían tener permitido financiar sus propios ensayos clínicos de medicamentos. Tampoco deberían las agencias gubernamentales tomar decisiones en nombre de sus ciudadanos cuando se trata de medicamentos sin que otros grupos menos sesgados realicen ensayos independientes.

Esto es un conflicto de intereses masivo. El deseo del fabricante de medicamentos de obtener un resultado favorable casi siempre persuadirá a que se publiquen sesgos y engaños. No podía creer lo que estaba leyendo. A Gilead, el fabricante y propietario de la patente del medicamento experimental Remdesivir, que se publicó en diciembre de 2019 como el medicamento más letal probado contra el ébola, se le permitió el mes siguiente, en enero de 2020, comenzar su propio estudio sobre víctimas de COVID-19. Si usted desarrollara un producto que, al probarlo, se descubriera que mata al 53% de sus participantes, ¿pensaría que el gobierno de los Estados Unidos le permitiría probarlo nuevamente? Bueno, esto es exactamente lo que sucedió con Gilead.

A la compañía biofarmacéutica se le permitió examinar a personas de todo el mundo que dieron positivo en la prueba de PCR para COVID-19, al igual que la prueba de PCR de los pacientes de ébola y sus bebés en África. Gilead escribió sus propias reglas para el estudio y creó sus propios parámetros, métodos y puntos de datos para ser recopilados. Al final del estudio, ¿adivine qué organización recopiló los datos, los analizó y luego tuvo el placer de resumir y publicar los resultados de su estudio Remdesivir? ¡Lo adivinó, Gilead!

A pesar de esta preocupante realidad, tuve que leer el estudio completo por mí mismo. Lo primero que noté fue que la duración del tratamiento con Remdesivir para pacientes con COVID-19 fue significativamente menor que el ensayo de ébola. El período de tratamiento en el ensayo para el ébola fue de 28 días para cada medicamento. ¿Cuál fue el resultado de recibir 28 días de Remdesivir? ¡El 53% de ellos murió!

¿Cuál fue el número de días determinado por Gilead para tratar el supuesto "virus de murciélago" de China con Remdesivir? Sabiamente, optaron por una duración de tratamiento significativamente más corta. Ya habían aprendido del ensayo del ébola que 28 días era malo. Esta vez, decidieron *tratar* a sus víctimas positivas de COVID-19 (o sea, *pacientes*) con solo diez días de Remdesivir. ¿Entendiste lo que quiero decir?

El período de tratamiento y la dosis se redujeron en este ensayo en un tercio con respecto al ensayo del ébola. Por supuesto, se encontraron resultados menos traumáticos en este ensayo en comparación con el ensayo del ébola. A estas ratas de laboratorio humanas se les estaba administrando una cantidad reducida del fármaco experimental, solo un tercio de la dosis letal, de hecho. Esperaba descubrir que menos personas murieron en este ensayo de COVID que en el ensayo del ébola.

Eso es exactamente lo que obtuvieron: un mejor resultado. Esta vez, los 50 participantes sobrevivieron hasta el final de los diez días. Sin embargo, lo que Gilead publicó en las declaraciones de conclusiones cambió de inmediato toda mi vida. Mi breve jubilación llegó a un final muy repentino después de leer este estudio. Una vez más, me vi obligado a intentar salvar vidas, como lo intenté hacer en la práctica. A los pocos minutos de leer el artículo sobre el ensayo clínico del fármaco Remdesivir/COVID-19, estaba hablando por teléfono con un publicista en Washington, D.C. La jubilación había terminado; mi vida cambiaría para siempre. Ya no podía quedarme de brazos cruzados y no decir ni hacer nada mientras millones de personas podían morir, y sabía que la mayoría de los médicos que me atendían desconocían los conocidos efectos tóxicos y mortales de este fármaco. Era hora de advertirles a todos.

LLEVANDO LA INFORMACIÓN A LAS MASAS

Los medios de comunicación de Nueva York informaban de que un alto porcentaje de pacientes tratados por COVID-19 desarrollaban insuficiencia renal aguda en las primeras 24 horas. Todo lo que quería saber era qué la estaba causando. El ensayo del ébola y su cifra de muertos del 53% sí proporcionaron una posible respuesta a por qué se metían tantos cadáveres en camiones en las noticias. Sin embargo, ese estudio NO respondió a mi pregunta de qué estaba causando toda la insuficiencia renal notificada. La causa de las altas cantidades de insuficiencia renal aguda que encontré estaba impresa a simple vista en el estudio de Gilead.

Este segundo estudio sobre Remdesivir se llevó a cabo entre enero y marzo de 2020. Su título era "USO COMPASIVO DE REMDESIVIR PARA PACIENTES CON COVID-19 GRAVE". Imagine la ironía del título. Recuerde que Gilead estaba financiando, redactando y publicando su propio estudio. El mes anterior al inicio de este estudio, se descubrió que

Remdesivir era el fármaco más mortal y tóxico en África. Un mes después, Gilead decidió probar su fármaco letal recién publicado y exponerlo a más víctimas inocentes. ¿Cómo tuvieron la audacia de titularlo: "USO COMPASIVO DE REMDESIVIR...?"

www.nejm.org/doi/full/10.1056/NEJMoa2007016

¿Ha visto alguna vez *Dateline, 48 Hours* o *Forensic Files* en la televisión? Las dramatizaciones y recreaciones de misterios de asesinatos quedan sin resolver durante años. Y a medida que se desarrolla la historia, nos enteramos de que los detectives exhuman los restos del individuo que murió y realizan nuevos exámenes toxicológicos. En muchas de estas historias, se descubre que se encuentran niveles tóxicos de arsénico en los tejidos del fallecido. Y de repente, la causa de la muerte, que anteriormente se declaraba como "desconocida" en el certificado de defunción, se cambia a "homicidio".

A medida que se desarrolla la historia, nos enteramos de que, a menudo, el cónyuge del fallecido envenenaba en secreto a su cónyuge con pequeñas cantidades de arsénico en algo que bebía. Lo ha estado envenenando lentamente con pequeñas cantidades todos los días durante semanas o meses. Con el tiempo, a medida que la persona continúa ingiriendo pequeñas cantidades del veneno todos los días, eventualmente, sucumbe a la toxina. Sin embargo, nunca he visto un episodio en ninguno de estos programas populares titulado "USO COMPASIVO DE ARSÉNICO EN UN CÓNYUGE DESPREVENIDO".

¿Cómo demonios podía Gilead estar convencida de que estaban haciendo algo compasivo con su veneno mortal patentado y comprobado? Gilead decidió mostrar "Compasión Inyectando" a 50 personas de varios países que habían dado positivo en la prueba de PCR para COVID-19. A cada uno de ellos se le inyectó Remdesivir durante diez días seguidos. Publicaron los resultados de su ensayo en humanos de Remdesivir de tres meses de duración. Cito a los autores:

> "Treinta y dos (60%) informaron eventos adversos (efectos secundarios moderados) durante el seguimiento. **Los eventos adversos más comunes** fueron aumento de las enzimas hepáticas (daño hepático), diarrea, sarpullido, **deterioro renal (daño renal)** e hipotensión (presión arterial baja). Un total de 12 **(23%) tuvieron eventos adversos graves** (efectos secundarios potencialmente mortales). **Los eventos adversos graves más comunes:** síndrome de disfunción orgánica múltiple (varios órganos del cuerpo están siendo dañados y ahora están fallando todos a la vez), choque séptico, **LESIÓN RENAL AGUDA** e hipotensión (presión arterial baja potencialmente mortal)..." [énfasis añadido]

¡BOOM! Esto era lo que había estado buscando desde que vi las conferencias de prensa en línea. ¡El 23%, casi una cuarta parte de todos los pacientes tratados con Remdesivir, experimentaron INSUFICIENCIA RENAL AGUDA! Había descubierto que el protocolo de medicación hospitalaria para COVID-19 era responsable de la asombrosa cantidad de insuficiencias renales repentinas y muertes por COVID-19 en la ciudad de Nueva York.

Solo quedaba una cosa por hacer: ¡compartir esta información con el mundo! No podía soportar la idea de que otra persona o familia inocente experimentara lo que le había sucedido a Weldon. Primer paso: necesitaba un publicista que me pusiera en la televisión y la radio, ¡y necesitaba uno lo antes posible!

No estoy seguro de cuántos publicistas conoces, pero solo conocía a uno. Unos meses antes, estaba con Clay Clark, un coach de negocios y podcaster, en Tulsa, Oklahoma. Este es el mismo Clay Clark que creó y presentó la popular gira ReAwaken America Tour durante la pandemia.

Mientras viajaba en el auto con Clay, me entregó su teléfono celular al azar y me dijo: "¡Toma, habla con esta señora!". Clásico Clay.

Dije: "Hola, soy el Dr. Ardis. ¿Quién es?".

La voz alegre del otro lado dijo: "Hola, soy CJ Wheeler, ¡la publicista de Clay!".Miré a Clay en el asiento del conductor y dije: "¡No sabía que Clay tenía un publicista!"

Bueno, lo hizo. Y no me molesté en preguntar por qué. CJ y yo hablamos por teléfono durante solo un minuto o dos, y luego amablemente le dije: "Tal vez Clay pueda compartir tu información de contacto conmigo, y si alguna vez necesito un publicista, te llamaré".

Después de terminar de leer estos dos estudios, ¡necesitaba a CJ Wheeler! Lo antes posible, sin importar el costo o las demandas de mi tiempo. Cuando la llamé, le expliqué mi investigación sobre Remdesivir y la contraté para que me representara en los medios. Y como dicen, "¡El resto es historia!".

CJ concertó entrevista tras entrevista, desde temprano en la mañana hasta tarde en la noche. Realicé cada una desde la mesa de mi comedor o mi estudio. Algunas semanas, hice 50 entrevistas de televisión, radio y podcast. ¡Este programa demencial se prolongó durante varios meses!

Tanto los presentadores como las audiencias estaban comprometidos y muy receptivos a la información y solicitaban que volviera para actualizaciones semanales. Nunca rechacé una sola entrevista durante estos meses, ni una sola vez. Estaba 100% comprometido a compartir lo que había descubierto y estaba decidido a advertir a la mayor cantidad de personas posible.

Durante la última semana de octubre de 2020, mientras estaba ocupado con las entrevistas, la FDA anunció que Remdesivir estaba repentinamente "aprobado por la FDA" para tratar a pacientes hospitalizados con COVID-19. ¿Qué dices? Había pasado meses y gastado miles de dólares en realizar innumerables entrevistas, llegando a Dios sabe a cuántas personas con verdades tóxicas publicadas impactantes sobre Remdesivir.

Luego me enteré de que la FDA decidió estar de acuerdo con Fauci en que Remdesivir era considerado "seguro y eficaz" para tratar a las víctimas de COVID-19. ¡Fue alucinante! A esa altura, me llamaban "el tipo Remdesivir" en todo el mundo. Entonces, por supuesto, recibí muchas llamadas para entrevistas sobre mi perspectiva acerca de noticia impactante sobre la aprobación de la FDA.

El mes siguiente, después de que la FDA aprobara el Remdesivir, la Organización Mundial de la Salud fue noticia cuando publicó una declaración totalmente diferente sobre el uso del Remdesivir en pacientes hospitalizados por COVID-19. NBC News cubrió la historia y publicó un artículo titulado: "EL REMDESIVIR NO DEBE USARSE EN PACIENTES HOSPITALIZADOS POR COVID-19, ADVIERTE LA OMS". La primera oración del artículo dice:

> "El medicamento antiviral Remdesivir **no debe** usarse como tratamiento para pacientes hospitalizados con COVID-19, dijo el jueves la Organización Mundial de la Salud, solo un mes después de que la Administración de Alimentos y Medicamentos aprobara el medicamento para tratar a pacientes mayores de 12 años que están hospitalizados con COVID-19". [énfasis añadido]

Una declaración en medio del artículo de noticias de la NBC me llamó la atención. Decía:

> "El remdesivir tiene **posibles efectos secundarios** en los riñones, según los datos que **Gilead compartió** con la Agencia Europea de Medicamentos..." [énfasis añadido]

¿Cómo pudo la FDA aprobar y respaldar el uso de Remdesivir para COVID, y el mes siguiente, una organización de salud global, la OMS, publicar los hallazgos exactamente opuestos al respecto? Hablemos de confusión.

Gilead y la OMS sabían sobre el vínculo de Remdesivir con problemas renales, a diferencia de los médicos y los medios de comunicación, que apuntaban con el dedo al supuesto "virus de murciélago".

Si alguna vez se sintió perplejo por los informes relacionados con la pandemia o no estaba seguro de qué creer, entienda esto: la confusión fue flagrante e intencional. La aprobación de la FDA y la afirmación condenatoria sobre Remdesivir fueron perfectamente sincronizadas. La OMS y la FDA deben haber colaborado y coordinado las fechas de publicación de las afirmaciones de cada una en los medios. Si la OMS hubiera publicado su declaración antes del anuncio de aprobación de la FDA, se habría producido una división inmediata en los hospitales de todo el mundo. ¡Todos los médicos y expertos de los medios de comunicación habrían puesto el grito en el cielo!

¡La OMS no podía anunciar los peligros de Remdesivir y luego, una semana después, que la FDA emitiera una aprobación para el mismo medicamento! Ese escenario debía evitarse a toda costa. Así que primero se concedió la aprobación de la FDA y, poco después, la OMS pudo lanzar su bomba de la verdad. Había un solo problema para todos los pacientes hospitalizados por COVID-19 en todo el mundo: los médicos, los medios de comunicación y los pacientes están condicionados a creer que, cuando se trata de seguridad, sobre todo, ¡hay que CONFIAR EN EL PROCESO DE APROBACIÓN DE LA FDA!

En la mente de los profesionales médicos de todo el mundo, si un medicamento es aprobado por la FDA, debe considerarse "seguro y eficaz", independientemente de lo que diga cualquier otra organización. No importa lo que diga la OMS, no importa lo que diga Dios mismo, no importa lo que tenga que decir el quiropráctico jubilado, el Dr. Ardis. ¡Ah, y por favor, todos, ignoren el hecho de que Remdesivir mató a 94 personas en África el año pasado! Las palabras no pueden capturar la magnitud del engaño y la malevolencia presentes en los medios de comunicación y el campo médico.

DESCUBRIENDO MI "POR QUÉ"

Esta debería ser una lección para los funcionarios de salud, los profesionales médicos y los civiles por igual. En el futuro nos enfrentaremos a más pandemias. Si no analizamos la historia, estamos condenados a repetirla. Si no estamos informados sobre lo que realmente está sucediendo y lo que realmente contienen las vacunas que se nos imponen, millones más morirán innecesariamente.

Ese es mi "por qué", mi razón para escribir este libro. Mi esperanza es que aprendas todo lo que necesitas saber aquí mismo para protegerte a ti mismo y a tus seres queridos, no si hay otra pandemia, sino cuándo. A continuación, se ofrecen algunas pautas que deberían serte útiles para futuras crisis sanitarias locales o globales:

- No confíe ciegamente en las revistas científicas.
- No confíe ciegamente en los funcionarios de salud del gobierno.
- No confíe ciegamente en los medios de comunicación tradicionales ni en los médicos.
- Realice su propia investigación.

No puedo dejar pasar la oportunidad de compartir una breve historia. En 2022, me invitaron a hablar en una conferencia para médicos en St. Louis, Missouri. Después de mi presentación matutina sobre los protocolos hospitalarios para COVID-19, también hablaron algunos médicos héroes. A la hora del almuerzo, todos los oradores se reunieron en el escenario para una sesión de fotos. Nos pusimos de pie como un grupo y me pidieron que estuviera en el centro de la foto, posicionada en la parte de atrás, que es precisamente donde debería estar la pelirroja más alta.

Todos los médicos cabían en dos filas, los más altos atrás y los más bajos adelante. De pie directamente frente a mí, a mi izquierda, estaba el cardiólogo Dr. Peter McCullough, MD, y a mi derecha, una neurocirujana pediátrica. Mientras el fotógrafo dirigía a todos hacia sus mejores ángulos y posiciones, la neurocirujana, a quien nunca había conocido, se dio la vuelta y se presentó.

Ella dijo: "Dr. Ardis, solo tengo que decirle que es un honor para mí conocerlo finalmente. ¿Tiene idea de cuántas vidas ha salvado personalmente en todo el mundo?".

Mirando con asombro a este amable ser humano, todo lo que pude decir fue: "No, no la tengo. ¡Pero Dios, espero que sí!".

Fue genial que un profesional médico reconociera mis esfuerzos personales en nombre de la humanidad. Esta no era la primera vez que escuchaba estas amables palabras. Sin embargo, siempre es motivador recibirlas.

El Dr. McCullough escuchó este amable cumplido, miró al neurocirujano pediátrico y susurró: "Oiga, doctor, ¿sabe cuándo cambió toda la narrativa del COVID-19 para la profesión médica?".

Ella negó con la cabeza y dijo: "No".

Él me señaló y dijo suavemente: "¡Fue cuando comenzó a hablar sobre los protocolos del hospital!". McCullough continuó: "Sus presentaciones y entrevistas en los medios nos obligaron a los médicos a analizar sus investigaciones y afirmaciones. Pronto nos dimos cuenta de que tenía razón y de que nuestras propias instituciones de salud (las UCI de los hospitales) estaban en peligro. Fue entonces cuando muchos médicos entraron en acción y crearon plataformas de telemedicina durante el COVID".

No importaba si lo que decía era cierto o no para toda la profesión médica. Lo que agradecí fue escuchar a dos profesionales médicos compartir sus pensamientos genuinos sobre mis incansables esfuerzos por intentar salvar vidas. El único propósito de contratar a un publicista era gritar a los cuatro vientos una advertencia sobre los protocolos hospitalarios y este nuevo medicamento que estaban usando en todo Estados Unidos llamado Remdesivir. Fue gratificante escuchar que mis esfuerzos pueden haber ayudado a salvar una vida, y mucho menos varias, como propusieron. Sus amables palabras significaron mucho para mí y les agradecí su aliento.

Hasta el día de hoy, cuatro años después, cada vez que escucho este o comentarios similares, mi primer pensamiento siempre es: *Weldon, ¡tu muerte no fue en vano!* Antes de llamar a CJ Wheeler por primera vez, le dije a mi esposa: "El hecho de que no haya podido salvar la vida de tu padre no significa que no pueda salvar la de otra persona. Voy a llamar a un publicista y, si mis esfuerzos logran salvar la vida de una sola persona, ¡valdrá la pena!".

¿Y sabes qué? ¡Valió cada centavo! Ha sido sumamente reconfortante escuchar a personas de todo el mundo compartir cómo mi información y entrevistas han salvado sus vidas o las de sus seres queridos. Cuando entré por primera vez en la habitación del hospital de mi suegro, todo lo que quería hacer era salvar una vida. Dios, espero y rezo para que hayamos hecho precisamente eso.

A pesar de lo perturbador que fue descubrir una bolsa de vancomicina colgando del soporte intravenoso de mi suegro, y de lo enojado que me puse al enterarme de los efectos secundarios mortales del remdesivir por primera vez, lo que encontré a continuación fue peor. Mucho peor.

CAPÍTULO 4

¡Enfermedad cardíaca en sólo siete días!

Mentir se ha convertido en una norma tan
aceptada que la gente miente incluso cuando
sería más sencillo decir la verdad

DELL HOCKS

PERO ESPERA, HAY MÁS

EN LA MISMA SEMANA de octubre de 2020, cuando la FDA aprobó Remdesivir para el tratamiento de los estadounidenses hospitalizados por COVID-19, la FDA también celebró una reunión de líderes a través de Zoom. Esta reunión se hizo pública y cualquiera que tuviera un enlace podía verla. Por supuesto, me conecté para escuchar.

Esta reunión incluyó una presentación de Steve Anderson, PhD, MPP, quien es el Director de la Oficina de Bioestadística y Epidemiología del CBER (Centro de Investigación Biológica y Experimental). El título de su presentación se encontró en la primera página de su PowerPoint. Decía:

"PLANES DEL CBER PARA EL SEGUIMIENTO DE LA SEGURIDAD Y LA EFICACIA DE LA VACUNA CONTRA EL COVID-19 22/10/2020"

Todas las entrevistas que hice en los medios durante octubre de 2020 giraban en torno al Remdesivir y los protocolos hospitalarios. Todo cambió después de que aguanté la llamada reunión de Zoom de la FDA, que se prolongó durante varias horas. El propósito de esta reunión era abordar la estrategia de la FDA para monitorear los informes de seguridad y lesiones relacionados con las próximas vacunas COVID-19. La administración de las vacunas estaba programada para comenzar en diciembre de 2020, dos meses después.

La FDA presentó sus planes y discutió los sistemas de datos que monitorearían para detectar señales de seguridad o peligro. Escuché y observé mientras estos jefes de la FDA divagaban una y otra vez sobre VAERS (Sistema de Notificación de Eventos Adversos a las Vacunas) y un proceso al que llamaron "Análisis de Ciclo Rápido". Parecía que revisarían los datos y los resumirían "rápidamente" y con frecuencia. Y que la FDA no haría esto solo una vez, sino repetidamente, como lo indica la palabra "ciclo". Parecía que evaluarían su análisis de ciclo rápido y no solo lo informarían a la FDA, sino que también lo harían público. Eso es exactamente lo que todos queríamos escuchar.

Han pasado varios años. ¿Han visto alguna vez uno de estos informes de análisis de ciclo rápido en público? Yo no. Mientras Steve Anderson guiaba a los ejecutivos de la FDA a través de su presentación en PowerPoint, llegó a la diapositiva n.° 16 y casi me caigo de la silla. La diapositiva n.° 16 se titulaba: "VIGILANCIA DE SEGURIDAD DE LAS VACUNAS CONTRA EL COVID-19 POR PARTE DE LA FDA: LISTA DE TRABAJO BORRADORA DE POSIBLES RESULTADOS DE EVENTOS ADVERSOS ***SUJETO A CAMBIOS***". La diapositiva n.° 16 se muestra a continuación.

FDA Safety Surveillance of COVID-19 Vaccines :
DRAFT Working list of possible adverse event outcomes
Subject to change

- Guillain-Barré syndrome
- Acute disseminated encephalomyelitis
- Transverse myelitis
- Encephalitis/myelitis/encephalomyelitis/meningoencephalitis/meningitis/encepholapathy
- Convulsions/seizures
- Stroke
- Narcolepsy and cataplexy
- Anaphylaxis
- Acute myocardial infarction
- Myocarditis/pericarditis
- Autoimmune disease
- Deaths
- Pregnancy and birth outcomes
- Other acute demyelinating diseases
- Non-anaphylactic allergic reactions
- Thrombocytopenia
- Disseminated intravascular coagulation
- Venous thromboembolism
- Arthritis and arthralgia/joint pain
- Kawasaki disease
- Multisystem Inflammatory Syndrome in Children
- Vaccine enhanced disease

El Dr. Anderson presentó una diapositiva que mostraba una lista de trabajo de 22 posibles efectos secundarios destacados de las próximas vacunas contra el COVID-19, entre ellos la muerte y la miocarditis. No está claro quién supervisó la proyección, pero la diapositiva n.° 16 se eliminó rápidamente, dejando solo a los participantes a la vista. Alguien en la llamada se aseguró rápidamente de que la diapositiva no se viera durante demasiado tiempo. Aquí está la dirección web del documento de la diapositiva n.° 16:

www.fda.gov/media/143557/download

Afortunadamente para mí, tan pronto como terminó la llamada de Zoom, fui al sitio de la FDA y descargué la presentación completa. Tenía la intención de asegurarme de poder revelar al mundo el conocimiento previo de la FDA sobre la extensa lista de posibles peligros y riesgos asociados con las vacunas experimentales conocidas como "terapia génica de ARNm". Si está interesado, puede averiguar lo que la FDA sabía y discutió sobre el impacto en los ciudadanos estadounidenses inocentes. Para cualquiera que opte por estas próximas vacunas, estaba claro que el gobierno era consciente de lo que podría ocurrir.

La FDA lo sabía todos estos meses antes de crear la Autorización de Uso de Emergencia para inyectar a estadounidenses inocentes y al mundo con estas "malditas vacunas". (Ese es un saludo personal para mi querido amigo y héroe, el Dr. Henry Ealy).

Cada punto de la diapositiva representa un proceso patológico o una muerte que la FDA sabía que podría y le sucedería a cualquiera que recibiera estas vacunas. ¿Cómo se siente al saber que una agencia reguladora gubernamental como la FDA es responsable de proteger la salud pública al garantizar la seguridad de nuestros alimentos y medicamentos? ¿Le molesta que los jefes de la FDA supieran meses antes que si usted, su cónyuge, mejor amigo, papá, mamá, hijo, adolescente, sobrino o sobrina, abuela o abuelo... piloto de aerolínea, conductor de autobús, maestro favorito, cantante favorito o estrella de cine... casi cualquier persona que tocó su vida podría morir por las próximas vacunas contra el COVID?

O que algunas personas quedarían paralizadas por la inyección (síndrome de Guillain-Barré), mientras que otras sufrirían abortos espontáneos. Algunas desarrollarían miocarditis (inflamación y cicatrización del músculo cardíaco que tiene una tasa de mortalidad del 50% en cinco años o menos). Otras sufrirían ataques cardíacos por la inyección (infarto agudo de miocardio) y otras sufrirían accidentes cerebrovasculares, convulsiones y ataques epilépticos.

La lista continúa: algunas personas desarrollarían Alzheimer y Parkinson, y otras desarrollarían enfermedades desmielinizantes agudas. Los niños y los adultos desarrollarían una inflamación potencialmente mortal del cerebro y la médula espinal a causa de estas inyecciones (encefalomielitis diseminada aguda, mielitis transversa, encefalitis, meningitis); otras personas sufrirían narcolepsia de por vida. La diapositiva también enumera tres trastornos de coagulación sanguínea diferentes que usted o sus seres queridos podrían experimentar después de recibir las inyecciones (trombocitopenia, coagulación intravascular diseminada y tromboembolia venosa).

La FDA también sabía que algunas personas desarrollarían una de varias enfermedades autoinmunes, ¡de las cuales hay cientos! Los niños que reciben la vacuna podrían tener múltiples órganos hinchados tan intensamente que podrían morir, como el síndrome inflamatorio multisistémico (MIS). ¡Está enumerado directamente en la diapositiva!

Además, la FDA sabía que la "enfermedad potenciada por la vacuna" probablemente se informaría como un efecto adverso en las próximas vacunas contra el COVID-19. ¿Sabe lo que eso significa? La enfermedad potenciada por la vacuna significa que después de recibir la vacuna, uno probablemente contraerá COVID, y será mucho peor (potenciado) la próxima vez después de la vacuna.

Tómese un segundo para revisar esa lista nuevamente. Me gustaría que se pregunte: ¿Conoce a alguien en la Tierra que haya recibido una vacuna contra el COVID-19 y supiera de antemano que existía esta lista o que se la hayan entregado para que la revisara antes de aceptar vacunarse? La próxima vez que su médico lo aliente o lo intimide para que reciba su próxima dosis de refuerzo contra el COVID-19, entréguele una copia en PDF de la diapositiva n.° 16 del enlace proporcionado anteriormente. Mientras el médico revisa la lista, hazle esta pregunta: "Oiga, doctor, ¿está diciendo que debo ponerme la última vacuna contra el COVID?". ¿Cuál de estos efectos secundarios publicados por la FDA, incluida la muerte, cree que es adecuado para mí?".

O mejor aún, cuando su pediatra le diga que su hijo o adolescente necesita una nueva vacuna contra el COVID-19, entréguele la diapositiva n.° 16 y pregúntele: "Oiga, doctor, estos son los efectos secundarios impresos de la vacuna contra el COVID, publicados por la FDA. ¿Cuál de estas enfermedades o efectos secundarios cree que es mejor para mi hijo?" ¡Me encantaría ser una mosca en la pared para escuchar la respuesta del médico!

La publicación se realizó mucho antes de que la FDA permitiera las vacunas COVID-19 para todos los adultos estadounidenses a través de la Autorización de Uso de Emergencia. Las inyecciones ingresaron por primera vez en los brazos de los adultos en los EE. UU. el 14 de diciembre de 2020. Después de administrar las vacunas, los informes de varias lesiones, incluidas las enumeradas en la diapositiva n.° 16, se acumularon rápidamente en el sistema de datos en línea VAERS. De todo el mundo, también se estaba registrando y cargando en VAERS una avalancha de lesiones y muertes súbitas después de las inyecciones.

Muchos profesionales de la salud e investigadores estaban monitoreando los informes entrantes y haciendo todo lo posible para advertir a las personas sobre las lesiones, muertes y abortos espontáneos que inundaban VAERS. En mi opinión, su desempeño fue heroico. Para nuestra consternación, las inyecciones seguían administrando en humanos inocentes en todo el mundo y se seguían informando más y más lesiones.

Compartíamos incansablemente los datos en los medios y en cualquier reunión a la que pudiéramos asistir. A pesar del alboroto y las alarmas que se generaron a raíz de los informes del VAERS, parecía que los principales medios de comunicación, el gobierno, la FDA y los CDC habían hecho caso omiso de los datos del VAERS. Por completo. Varios meses después de iniciada la campaña mundial de vacunación, sentí la necesidad de volver a ver la presentación de PowerPoint completa, la misma presentación que incluía la diapositiva condenatoria n.° 16. No puedo explicar por qué, pero me siento obligado a analizarla.

¡Gracias a Dios que lo hice! Porque la diapositiva n.° 15 fue el "*por qué*" de mi pregunta interna: "¿Por qué los medios de comunicación tradicionales y el gobierno federal, la FDA y los CDC, siguen desestimando los datos de VAERS, y por qué se niegan a mirarlos en absoluto, y por qué no se preocupan de mirarlos?" No fui la única figura pública que habló sobre los informes alarmantes en VAERS; muchos de nosotros estábamos molestos. La FDA, los CDC y los medios de comunicación siguieron afirmando que el sistema de datos en línea y los informes no eran totalmente confiables ni verificables porque era un sistema voluntario. Después de todo, cualquier persona en cualquier lugar y cualquier cantidad de veces, simplemente podía inventar cualquier afirmación y enviarla digitalmente a VAERS desde cualquier parte del mundo.

Pero esto no era del todo exacto. Existe un análisis y revisión de todas las entradas por parte de los CDC y otros del sistema VAERS. La razón por la que ignoraron los informes de lesiones por disparos de COVID-19 no fue por falta de confianza en la información de VAERS. A simple vista, en la parte inferior de la diapositiva n.° 15, en la presentación de PowerPoint de octubre de 2020, se destacaba y subrayaba el sistema de datos que la FDA había elegido y declarado que sería el único sistema que elegirían de antemano para revisar las lesiones causadas por las vacunas.

Sorprendentemente, no seleccionaron VAERS para su análisis de Ciclo Rápido de lesiones. Era un sistema de notificación completamente diferente a VAERS, y este no era voluntario; era obligatorio. ¡La FDA eligió evaluar las lesiones causadas por la vacuna contra el COVID-19 notificadas en nada menos que CMS.gov! Aquí hay una copia de la diapositiva n.° 15.

FDA COVID-19 vaccine safety surveillance planning FDA

"Near real-time surveillance" or rapid-cycle analyses (RCA)

- FDA plans on monitoring 10 -20 safety outcomes of interest to be determined based on:
  - Pre-market review of sponsor safety data submitted to FDA
  - In coordination with federal partners, international regulatory partners and organizations, academic experts, others
  - Literature and regulatory experience with similar vaccines, novel vaccine platforms, and using other relevant data
  - FDA plans on using CMS data for COVID-19 vaccine RCA – near real time with efforts

15

Un par de semanas después, hablé en el escenario de la gira ReAwaken America en Colorado Springs, Colorado. Después de que la conferencia terminó el primer día, un grupo de oradores fue invitado a una mansión en la ciudad donde un equipo de filmación quería filmar un documental con nosotros en el patio trasero alrededor de una fogata. Esta filmación iba a incluirme a mí, al Dr. Eric Nepute, a la Dra. Christiane Northrup, al abogado Thomas Renz y al Dr. Robert Marsh.

En el camino, el abogado Thomas Renz estaba en el asiento del pasajero delantero y yo estaba sentado directamente detrás de él. Durante nuestra conversación, de repente se me ocurrió algo. Thomas había mencionado durante su charla que colaboró con un denunciante de CMS, lo que me recordó el valioso descubrimiento que había hecho en el documento de la FDA. Agarré a Thomas por detrás con entusiasmo y le conté sobre mi descubrimiento de CMS.gov y cómo se nombraba en el documento de la FDA.

No lo podía creer y me pidió que lo probara, así que rápidamente se lo mostré en mi teléfono. ¡Había un nivel elevado de emoción en el auto! Thomas descargó inmediatamente la diapositiva n.° 16 con la lista de lesiones que la FDA esperaba que se informaran. Luego llamó a su denunciante de CMS, que tenía acceso a todos los datos de CMS.gov. El denunciante comenzó a revisar los datos de CMS estado por estado y a recopilar todas las lesiones señaladas para cada punto de la diapositiva n.° 16. Si no ha visto la lista de lesiones y muertes informadas a CMS.gov en los días posteriores a la aplicación de las vacunas contra el COVID-19, los gráficos están divididos por estado y se pueden descargar en www.thedrardisshow.com en "Recursos para pacientes".

Hice muchas entrevistas y presentaciones revisando los datos de CMS.gov para los funcionarios electos en el edificio del capitolio de Texas y en varios otros edificios del capitolio. La FDA sabía desde el principio que las vacunas estaban causando muertes y lesiones a los adultos mayores, según se informó a CMS.gov. Sin embargo, nunca hicieron nada para informarnos, advertirnos o detener la campaña de vacunación. Unos meses después de analizar los datos de CMS.gov y presentarlos durante entrevistas con los medios y conferencias en todo el mundo, los CDC publicaron un documento en agosto de 2021. Aquí está la dirección web y una captura de pantalla en la página siguiente para su referencia:

www.cdc.gov/vaccines/acip/meetings/downloads/slides-2021-08-30/03-COVID-Su-508.pdf

Expected vs. Observed reports after mRNA vaccination dose 2, 7-day risk period (N=765)*

Age group, years	Females		Males	
	Cases of myopericarditis, expected	Cases of myopericarditis, observed	Cases of myopericarditis, expected	Cases of myopericarditis, observed
12–15*	0–3	12	1–5	117
16–17*	0–2	15	0–3	121
18–24*	1–8	24	1–11	213
25–29*	1–6	16	1–9	56
30–39	2–21	10	2–19	72
40–49	2–22	22	2–19	45
50–64	4–40	15	4–35	13
65+	4–44	6	4–36	8

* As of Aug 18, 2021; assumes a 7-day observation window, with 765 of 897 reports after mRNA vaccines occurring during Days 0–6 after vaccination; counts among 12–29 years from reports meeting case definition for myopericarditis; expected estimates for females 12–29 years adjusted to reflect reduced incidence in this age group   7

CDC

Esta infografía, publicada por los CDC, muestra los grupos de edad de todos los estadounidenses que recibieron la primera y la segunda dosis de Pfizer. Indica que, en los siete días posteriores a la administración de la segunda dosis, los adolescentes tenían más probabilidades de desarrollar una afección cardíaca potencialmente mortal llamada miocarditis. Los adolescentes varones fueron diagnosticados más que las niñas y cualquier otro grupo de edad con esta afección cardíaca súper rara en los siete días posteriores a la administración de la segunda dosis de Pfizer.

La próxima vez que su médico le informe que su hijo adolescente necesita la última dosis de la vacuna contra el COVID-19, pregúntele: "¿Está diciendo que la miocarditis es adecuada para mi hijo o hija adolescente?". Entréguele a su médico el gráfico de los CDC que se muestra arriba y hágale esta pregunta: ¿Qué cree que es peor para mi hijo adolescente o ser querido? ¿Contraer el COVID-19 y toser durante unos días? ¿O enfrentar una enfermedad cardíaca de por vida?

CAPÍTULO 5

El mensaje de texto que se escuchó en todo el mundo

EL APOYO DE UN AMIGO Y COLEGA

A PRINCIPIOS DE DICIEMBRE DE 2021, recibí un mensaje de texto de un querido amigo que es médico en el oeste de Texas llamado Dr. Richard Bartlett. ¡Adoro a este hombre! En mi opinión, la gente de todo el mundo le debe una deuda de gratitud.

Antes de tener el honor de conocer al Dr. Bartlett, Debbie Georgatos lo entrevistó en Dallas, Texas, en su podcast semanal llamado *America, Can We Talk?* Vi su entrevista el mismo día que se publicó en línea y fue increíble.

Esta fue la primera vez desde que comenzó el COVID que escuché a un médico decir en voz alta: "Nadie debe tener miedo del COVID; ¡hay esperanza! Ya tenemos una respuesta a el COVID. Se llama budesonida y es barata".

Continuó explicando que este medicamento había sido aprobado por la FDA durante años y que era seguro y suave. Se podía usar para todas las edades, desde bebés prematuros hasta personas mayores de 100 años. Me encantó el tono de este hombre y su forma de hablar. En ningún momento mostró miedo de ningún tipo y dijo en la entrevista: "¡Hay esperanza!". Ningún medio de comunicación en ese momento contaba nada parecido. Solo había pesimismo, cadáveres y amenazas. También explicó que era médico de urgencias y que había ayudado a muchos de sus pacientes a recuperarse en cuestión de días después de usar este medicamento inhalador para el asma, económico y seguro. Dijo que algunas personas informaron de mejoras rápidas en su salud, a menudo en cuestión de minutos u horas.

El Dr. Bartlett es un veterano médico experimentado. Cuando el gobernador Rick Perry estaba en el cargo, era el asesor médico del Grupo de trabajo sobre disparidades en la salud de Texas. Recuerdo vívidamente haber visto esta entrevista que rápidamente ganó millones de vistas de la noche a la mañana, y mi reacción inicial fue: "Quiero conocer a este hombre".

Solo unos meses después, me encontraría por todo el país, compartiendo escenarios y entrevistas en los medios en línea con el Dr. Bartlett. De hecho, en 2021, a mi abuela de 94 años le diagnosticaron COVID-19 y nos dijeron que sus niveles de oxígeno habían estado rondando los 70 y 80 durante días. Y sin importar lo que intentaran, los médicos no podían volver a subirlo a los 90. Inmediatamente llamé al Dr. Bartlett y le pedí que me dijera exactamente cómo usar budesonida con un nebulizador. Afortunadamente, mi tía nos dijo que tenía un inhalador de budesonida en su casa. El Dr. Bartlett me dijo exactamente cómo indicarle cómo usarlo. ¡Y en una hora, los niveles de saturación de oxígeno de mi abuela habían rebotado a más del 94%!

Mi tía me envió fotos de mi abuela sentada en su sala de estar, comiendo un pequeño almuerzo por primera vez en días. Fue un milagro. La mantuvimos en casa lejos del hospital y lejos de Remdesivir. Cuando necesité ayuda, el Dr. Bartlett fue la única persona a la que recurrí, y respondió como un verdadero profesional. Hasta el día de hoy, sigo diciendo: "¡Gracias a Dios por el Dr. Richard Bartlett!".

Poco después de que su entrevista inicial se volviera viral, varios artículos de noticias afirmaron que las afirmaciones del Dr. Bartlett sobre que la budesonida curaba el COVID-19 eran engañosas y desinformativas. El Dr. Bartlett tenía la atención de millones de personas, por lo que los "verificadores de hechos" pagos rápidamente escribieron y compartieron artículos en línea y en las redes sociales, tal como el titular que se muestra en la página siguiente.

"NO HAY EVIDENCIA DE QUE LOS INHALADORES DE BUDESONIDA PARA EL ASMA PUEDAN CURAR EL COVID-19, SEGÚN LOS EXPERTOS"

factcheck.afp.com/there-no-evidence-budesonide-asthma-inhalers-can-cure-covid-19-experts-say

Lo que sucedió a continuación fue muy emocionante. Durante el frenesí mediático, la Universidad de Oxford en Inglaterra decidió probar la budesonida contra el COVID-19. De hecho, Oxford realizó el mismo estudio, ¡no una, sino dos veces! ¿Qué descubrieron? Oxford publicó dos veces que la budesonida tenía una tasa de éxito superior al 90 % en la curación de personas con COVID-19. ¡No una, sino dos veces, el Dr. Bartlett tuvo razón gracias a Oxford!

Que esa sea otra lección: el hecho de que los verificadores de datos de los medios publiquen algo o que su médico le diga algo no significa que siempre sea cierto. Es fundamental que todos hagamos nuestra propia investigación. Aprendamos la lección de la Universidad de Oxford, que hizo exactamente eso. Hicieron su propia investigación y publicaron resultados asombrosos: la budesonida funciona, tal como había dicho el Dr. Bartlett.

EL TEXTO QUE CAMBIÓ MI VIDA

El 1 de diciembre de 2021, el Dr. Bartlett me envió un mensaje de texto que simplemente decía: "Oye, doctor, si te muerde una serpiente de cascabel, ¿irías a un hospital a buscar un antiveneno?".

¿Qué dices, Dr. Bartlett?, fue mi primer pensamiento. Mi siguiente pensamiento fue: *¡Por supuesto que iría al hospital a buscar un antiveneno si me mordiera una serpiente de cascabel!* Sabía que era una pregunta retórica que no necesitaba una respuesta real. Supongo que cualquiera que haya sido mordido por una serpiente de cascabel iría corriendo a un hospital a buscar un antiveneno. ¿Verdad?

Como sabía que el Dr. Bartlett me entendía tan bien y sabía cómo funciona mi mente, estaba segura de que había una razón por la que me envió este mensaje de texto al azar. También sabía que todo lo que tenía que hacer era tirarme un hueso y yo iría a buscar y cavar para encontrar la respuesta. Entonces, me senté en el sofá y comencé a hacerme preguntas como esta: *¿Qué tiene que ver este mensaje de texto con el COVID-19?*

Después de pensar durante unos minutos, no pude encontrar ningún vínculo lógico entre este texto aparentemente aleatorio y el COVID-19. El siguiente pensamiento que me cruzó por la mente fue que *él es un médico de urgencias experimentado en el oeste de Texas, de todos los lugares. Apuesto a que ha tratado a muchas víctimas de mordeduras de serpientes de cascabel con antiveneno. Y Richard sabe que soy quiropráctico y que lo más probable es que nunca haya tratado una mordedura de serpiente en mi vida.*

En caso de que se lo esté preguntando, si alguna vez le muerde una serpiente de cascabel, no se apresure a ir a su quiropráctico. ¡No existe tal cosa como un ajuste quiropráctico de mordeduras de serpiente! ¡Lleve su trasero a la sala de urgencias más cercana lo antes posible!

Sé que el Dr. Bartlett asumió que yo no sabía nada sobre antiveneno o el tratamiento de mordeduras de serpiente. Y estaría en lo cierto en esa evaluación. Entonces, pensé, *¿qué sabe él sobre antiveneno que yo no sepa?* Y en lo más lejano de mi conciencia, todavía me preguntaba, *¿qué diablos tiene esto que ver con el COVID-19?*

En cinco minutos, supe por qué el Dr. Bartlett me había enviado ese mensaje de texto. Me metí en Internet y escribí en Google: "¿Qué es el antiveneno?". No tardé mucho en descubrir que, en todo el mundo, la mayoría de las víctimas de mordeduras de serpientes reciben tratamiento con antiveneno y que la mayoría de los antivenenos se denominan "anticuerpos monoclonales". No lo podía creer; nunca lo había sabido.

¿Dónde había leído antes sobre los anticuerpos monoclonales y el COVID-19? Un torrente de pensamientos recorrió mi mente. Pensamientos como: *Un momento. En el ensayo del ébola en África con Remdesivir, estaban comparando los efectos de un fármaco antiviral llamado Remdesivir contra tres anticuerpos monoclonales diferentes llamados ZMapp, MAb114 y Regeneron.* Y según ese estudio, los tres anticuerpos monoclonales superaron (o mataron a menos personas) que Remdesivir. De hecho, si recuerdas, el fármaco que los superó a todos estadísticamente fue el anticuerpo monoclonal llamado Regeneron. Su tasa de mortalidad fue de solo el 33% en comparación con el 53% del Remdesivir.

Una vez que me di cuenta de que los anticuerpos monoclonales también se usaban para tratar a las víctimas de mordeduras de serpiente en todo el mundo, supe exactamente por qué el Dr. Bartlett me envió lo que parecía ser un mensaje de texto aleatorio. A principios de esa misma semana, Kate Dalley me había entrevistado en *InfoWars*. En la entrevista, Kate me preguntó mi opinión sobre el uso de anticuerpos monoclonales para tratar casos agudos de COVID-19. Durante la entrevista, expresé varias preocupaciones con respecto a esta terapia para pacientes con COVID-19. Mientras daba la entrevista, también supe que muchos médicos, incluido el Dr. Bartlett, solo tenían historias de éxito asombrosas en el tratamiento de miles de pacientes en todo el mundo con anticuerpos monoclonales.

De hecho, en diciembre de 2021, el Dr. Bartlett estaba usando anticuerpos monoclonales para tratar a miles de pacientes en el oeste de Texas con un éxito del 100%. Incluso lo entrevisté en *The Dr. Ardis Show* durante este período y le pregunté sin rodeos: "¿Cuántos de sus pacientes que ha tratado con anticuerpos monoclonales han desarrollado insuficiencia renal aguda o han muerto?".

Él afirmó enfáticamente: "¡Cero!".

Mi respuesta fue: "¡Bueno, eso es mejor que Remdesivir!". Durante esa entrevista, sabía poco sobre estos milagrosos anticuerpos monoclonales.

Todo lo que sabía era que el tratamiento estaba funcionando para la mayoría de las personas que los recibían y tenía pocos efectos secundarios, a diferencia de otros medicamentos analizados en el Capítulo 2.

Entonces, tal vez se pregunten, si amaba y confiaba tanto en el Dr. Bartlett antes de ir a *InfoWars*, y ahora lo estaba entrevistando y discutiendo los éxitos y triunfos de los anticuerpos monoclonales, ¿por qué no apoyaría este medicamento en los medios? Antes de la entrevista de *InfoWars*, otro médico en el que confío y a quien amo me envió en privado seis estudios de investigación diferentes que revelaron información preocupante sobre el origen de muchos anticuerpos monoclonales.

Según estudios de investigación publicados, los anticuerpos monoclonales empleados contra el COVID se obtuvieron de células cancerosas encontradas en bazos de cerdo. Si alguien quiere ver la entrevista, no critiqué los anticuerpos monoclonales. Lo que dije fue: "Los anticuerpos monoclonales están funcionando para salvar vidas a nivel mundial en casos agudos de COVID. Pero estos seis artículos de investigación que tengo en la mano dicen que se derivan de células cancerosas en cerdos. No me importa si los anticuerpos monoclonales están combatiendo los síntomas agudos de COVID-19. Mi preocupación son los efectos a largo plazo de inyectar cualquier cosa derivada de las células cancerosas de los cerdos. ¿Cuáles son los efectos a largo plazo de inyectar cualquier cosa derivada de las células cancerosas encontradas en un animal e inyectarlas en humanos?".

Le dije a la audiencia: "Si van a usar medicamentos farmacéuticos para tratar el COVID, la ivermectina, la HCQ y la budesonida ya funcionan, ¡y no se derivan de las células cancerosas de los cerdos!". Eso básicamente resume lo que articulé en esa entrevista en *InfoWars*.

Alguien que vio esa entrevista se aseguró de que la grabación llegara a manos del Dr. Bartlett. La vio y luego descubrió una manera de empujarme amablemente a reconsiderar mis puntos de vista sobre los anticuerpos monoclonales. De hecho, me encanta cómo el Dr. Bartlett manejó esto por mí. No salió en televisión a criticar mi carácter, ni dijo nada como: "No confíes en el Dr. Ardis". Tampoco expresó, como otros médicos, "No escuches lo que dice el quiropráctico; ¡él no es médico!".

No, el Dr. Bartlett sabía que todo lo que tenía que hacer era enviarme un mensaje de texto con un ejemplo de una situación potencialmente mortal en la que yo podría encontrarme algún día (es decir, una mordedura de serpiente de cascabel). Y luego preguntarme: "¿Irías a un hospital y conseguirías un antiveneno?". Sabía que lo haría.

Y, al igual que sus pacientes, que durante meses habían acudido a él con síntomas de COVID, en el escenario de una mordedura de serpiente, yo también correría a un hospital y depositaría mi fe en un antídoto que salva vidas llamado anticuerpos monoclonales. Pero no tenía idea de que la mayoría de los antivenenos utilizados para tratar a las víctimas de mordeduras de serpientes eran anticuerpos monoclonales. ¿Cómo iba a saberlo? Como quiropráctico, nunca recibí capacitación para tratar mordeduras de serpientes venenosas.

SERPIENTES Y FALSIFICACIONES

Desde que recibí este mensaje de texto, nunca más dije una palabra negativa sobre los anticuerpos monoclonales. La misión del Dr. Bartlett fue un éxito; él sabía que yo lo descubriría. Lo que el Dr. Bartlett no sabía es que su texto no sólo cambió mi visión de los anticuerpos monoclonales. Con esta nueva revelación vinieron una serie de nuevas preguntas para mi cerebro, y no tenía forma de responderlas hasta que comencé a sumergirme en la literatura.

Las respuestas a mi siguiente serie de preguntas llevaron al Dr. Bartlett, en numerosas ocasiones, a decir: "Observen que Dios eligió a Bryan Ardis, el quiropráctico. No a un médico, ni a un doctor en filosofía, ni a un científico. Dios eligió al Dr. Ardis para que fuera la única persona que revelara lo que Él tiene porque confió en lo que el Dr. Ardis haría solo con esa información".

Todos los días desde ese mensaje de texto, he dicho: "Nunca quise saber nada de esta información". Pero sí siento que Dios me guió hacia todo lo que me ha llegado desde el texto del Dr. Bartlett, al que ahora me refiero como "el mensaje de texto que se escuchó en todo el mundo". La siguiente pregunta a la que necesitaba una respuesta era esta: si los anticuerpos monoclonales (antivenenos) se utilizan con éxito para tratar las mordeduras de serpiente en todo el mundo, ¿por qué los anticuerpos monoclonales (antivenenos) funcionan casi el 100% de las veces contra los síntomas de COVID-19? ¿No era COVID-19 un virus derivado de un murciélago?

¿Me había perdido algo en los primeros días de la pandemia? Durante ese tiempo, la madre de Jayne estaba en rehabilitación con el cuello roto y su padre murió en un hospital. Y estábamos consumidos por los procedimientos funerarios, las reuniones familiares y la planificación. También fue un momento en el que perdí la cabeza y el alma por la tristeza y la ira. No había investigado nada relacionado con COVID hasta mayo de 2020. Entonces, me pregunté si posiblemente me había perdido algo en los primeros meses de la pandemia.

En mayo de 2020, todo lo que sabía era que Anthony Fauci había difundido información dañina y engañosa. Me negué a permanecer en silencio al respecto. Me consumía día y noche con los protocolos hospitalarios para COVID-19 y tratando de ayudar a las personas a navegar por ellos.

Quería saber si había alguna información sobre la posibilidad de que se haya propuesto desde el principio que las *serpientes* tuvieran algo que ver con COVID-19. Por favor, sigan mi razonamiento.

Las víctimas de mordeduras de serpiente pueden beneficiarse de los anticuerpos monoclonales, que tratan los síntomas peligrosos causados por el veneno de serpiente. Ese mismo medicamento protege a las personas de morir de COVID-19. ¿Alguien en los primeros días de COVID publicó una posible conexión con otros animales, además de murciélagos o pangolines, como fuente de origen de la pandemia? Quería saber si alguien había mencionado a las serpientes en esos primeros meses de COVID.

Quiero decir, si se decía que un murciélago había tosido y había enfermado al mundo entero, ¿alguien sugirió la posibilidad de que una serpiente tosiera y hubiera enfermado al mundo? Una vez más, me encontré con una pregunta sin respuesta, completamente desorientado. ¡En cuestión de minutos me haría esta pregunta y mi mundo entero se pondría patas arriba! Busqué en Google en mi portátil "origen del COVID-19 y serpientes" y presioné Enter. ¡DIOS MÍO! A continuación se muestra el primer artículo que apareció, y estaba allí mismo en el sitio web de CNN. Fue impactante leerlo, ¡y puede que te sorprenda ahora mismo mientras lees el título!

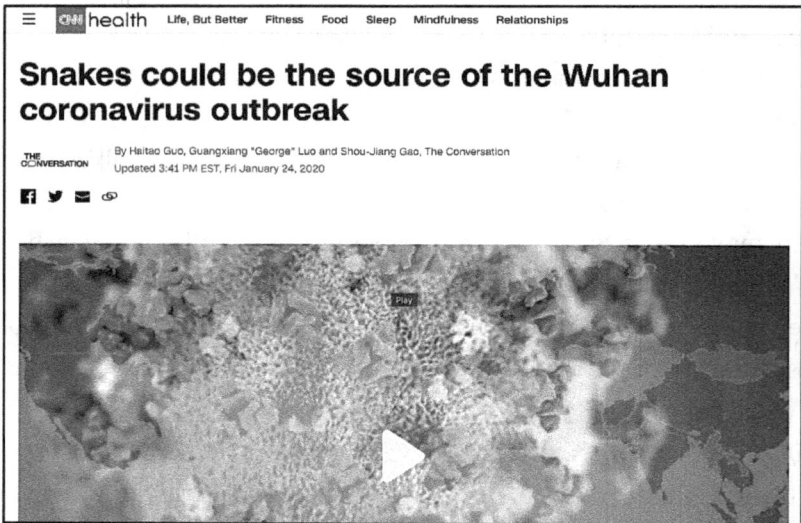

"(CNN) —LAS SERPIENTES —EL KRAIT CHINO Y LA COBRA CHINA— PUEDEN SER LA FUENTE ORIGINAL DEL RECIENTEMENTE DESCUBIERTO CORONAVIRUS QUE HA DESENCADENADO UN BROTE DE UNA ENFERMEDAD RESPIRATORIA INFECCIOSA MORTAL EN CHINA ESTE INVIERNO".

Cuando vi la fecha de este artículo, me quedé atónito: ¡24 de enero de 2020! En ese momento (diciembre de 2021), los medios de comunicación y la comunidad científica habían publicado durante bastante tiempo que el origen del COVID era un "coronavirus de murciélago". El título de este artículo de CNN no menciona ningún murciélago; si lees el artículo completo, CNN dice que el origen del COVID-19 probablemente fueron dos serpientes. Si estás leyendo sobre el origen de la serpiente del COVID-19 por primera vez y te sorprendes, ¡espera a leer las otras verdades impactantes que descubrí y expongo en el resto de este libro!

El siguiente artículo que encontré en línea era de Healthline.com, una revista médica y de salud en línea de buena reputación. Se publicó solo tres días después del artículo de CNN que se mostró anteriormente.

Vuelva a leer la oración que aparece a continuación tal como fue extraída del artículo de Healthline y resaltada en la captura de pantalla anterior.

> **"Un nuevo estudio descubrió que el virus podría haberse originado en murciélagos y luego haberse propagado a los humanos a través de una serpiente** o un pangolín".
> [énfasis añadido]

Voy a reescribir la oración y mostrarte lo que este supuesto periodista de Healthline quiere hacerte creer.

> **Un nuevo estudio descubrió que el virus (COVID-19) puede haberse originado en murciélagos** y luego (esos mismos murciélagos) **propagaron el virus a los humanos a través de una serpiente.** [énfasis añadido]

El autor quiere que creas que un murciélago tosió sobre una serpiente o un pangolín, y luego esa misma serpiente o pangolín tosió sobre un humano en China y enfermó al mundo entero. Para que alguien crea en esta basura, debes recordar que este coronavirus, que solo se transmite por el aire, no puede volar más de dos metros en el aire, punto. No importa de dónde venga, ya sea tosido por un hombre, una serpiente, un murciélago o un pangolín. Así como un saltador con pértiga solo puede volar a cierta altura en el aire, este virus no puede —repito, este virus no puede— viajar más de dos metros en el aire. Al menos, eso es lo que nos dijo Science.

Esta próxima publicación (captura de pantalla que se muestra arriba) está fechada el 22 de enero de 2020 y se encontró en el sitio web de SciTechDaily. Era demasiado fantástico como para ignorarlo. Este es el título del artículo:

"'NEUMONIA POR SERPIENTES': BROTE DE CORONAVIRUS EN CHINA TRAZADO POR SERPIENTES MEDIANTE ANÁLISIS GENÉTICO"

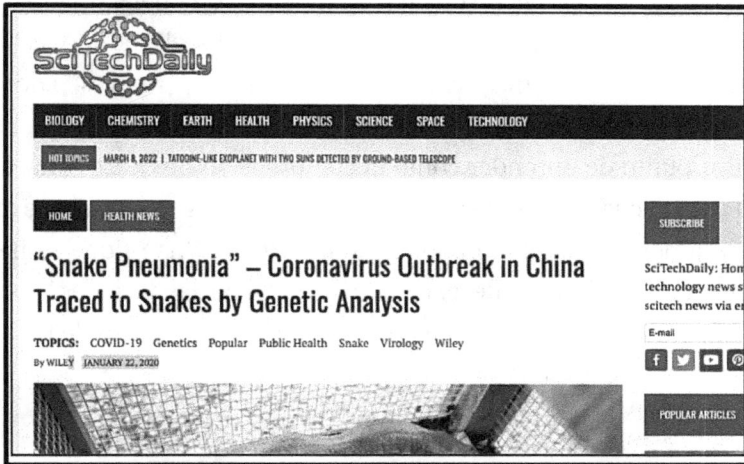

SciTechDaily

| BIOLOGY | CHEMISTRY | EARTH | HEALTH | PHYSICS | SCIENCE | SPACE | TECHNOLOGY |

HOT TOPICS | MARCH 8, 2022 | TATOOINE-LIKE EXOPLANET WITH TWO SUNS DETECTED BY GROUND-BASED TELESCOPE

HOME | HEALTH NEWS

SUBSCRIBE

"Snake Pneumonia" – Coronavirus Outbreak in China Traced to Snakes by Genetic Analysis

SciTechDaily: Hon technology news s scitech news via e

TOPICS: COVID-19 Genetics Popular Public Health Snake Virology Wiley

By WILEY JANUARY 22, 2020

E-mail

POPULAR ARTICLES

¿Neumonía por serpiente? ¿Ha oído a alguien de la profesión médica hablar de esto en los medios, de que el COVID-19 era un virus de serpiente o de que estaba causando *neumonía por serpiente*?

Fue sorprendente leer esto y me quedé desconcertado. *¡¿Los genetistas rastrearon el origen genético del COVID-19 hasta las serpientes?!* No podía creer lo que estaba leyendo. Una vez más, me sentí como si estuviera en un episodio de *La Dimensión Desconocida* porque este artículo estaba fechado en enero de 2020.

¿Por qué ninguno de los profesionales médicos que conocía mencionó a las serpientes ni su ADN como el origen del COVID-19? Durante casi dos años, entrevisté y viajé con muchos de los expertos mundiales en el tema del COVID-19, incluidos médicos, investigadores, científicos, abogados, patólogos y toxicólogos. Y nunca había oído mencionar la palabra "serpiente".

La única persona a la que escuché hablar de serpientes durante la pandemia fue al presidente Donald Trump. No dejaba de leer un poema sobre una serpiente a las multitudes en los mítines de todo el país. Me pregunté: *por qué la ciencia de la investigación genética, que ya había demostrado que el COVID-19 se originó en serpientes en lugar de murciélagos, aparentemente había sido ignorada por todos. ¿Podría el* origen del COVID en las serpientes finalmente contener las claves que respondieran por qué tantas personas en todo el mundo estaban experimentando síntomas virales tan extraños y nuevos, como la pérdida del gusto y el olfato?

Estás a punto de aprender cómo la comprensión de que el origen del COVID se encuentra en las profundidades de las serpientes explica milagrosamente cada uno de los síntomas del COVID-19 que se hayan documentado y finalmente explica cada una de las lesiones, abortos espontáneos y muertes reportadas como efectos secundarios de todas las vacunas contra el COVID-19.

CAPÍTULO 6

Venenos de serpientes, caracoles cónos y estrellas de mar

La verdad puede hacernos libres, pero sólo si estamos siempre en el proceso de descubrirla.

IRWIN KULA

¿SERPIENTES, NO MURCIÉLAGOS? ¡DIOS MÍO!

DESPUÉS DE LEER ARTÍCULOS como los del capítulo anterior, que afirmaban que el "análisis genético" había rastreado el origen del COVID-19 hasta las serpientes, me vinieron a la mente muchas ideas nuevas. Fue sorprendente que ninguno de los expertos con los que trabajé de cerca notara esta conexión publicada con las serpientes. Confiaba en mi capacidad para determinar si existía una asociación real entre las serpientes y el COVID-19.

Tal vez el gobierno estaba al tanto e hizo esfuerzos por ocultar esta información promoviendo continuamente la "tontería del virus de los murciélagos" en los medios. Quizás esté familiarizado con la cita de Paul Joseph Goebbels, político y filólogo nazi alemán:

> Si dices una mentira lo suficientemente grande y sigues repitiéndola, la gente acabará creyéndola.

Desde que comenzó la pandemia, nada ha sido más significativo que la continua difusión de información engañosa. Quería investigar si se estaba mintiendo repetidamente a todo el mundo acerca de que el COVID-19 se originó a partir de un murciélago. Entonces, ¿cómo comenzaría su trabajo de detective? Mi pregunta era: ¿de dónde obtenían estos periodistas la información sobre la conexión entre las serpientes y el COVID-19?

¿Cuál fue la fuente de la historia de CNN sobre la posibilidad de que dos serpientes sean el origen del COVID-19? (En particular, porque obtuvieron esta información en enero de 2020, el primer mes de la pandemia para todos los estadounidenses). ¿De dónde obtuvieron Healthline, SciTechDaily.com y otras revistas en línea su información sobre las serpientes?

Como sentía curiosidad por el "nuevo estudio" mencionado por cada uno de ellos, investigué un poco y lo encontré. Aquí hay una captura de pantalla de la página del título del estudio de investigación sobre el origen de las serpientes, revisado por pares y aprobado, realizado por los investigadores chinos Wei Ji et al., con fecha del 17 de enero de 2020.

Received: 17 January 2020 | Accepted: 21 January 2020

DOI: 10.1002/jmv.25682

RESEARCH ARTICLE

JOURNAL OF
MEDICAL VIROLOGY WILEY

Cross-species transmission of the newly identified coronavirus 2019-nCoV

Wei Ji[1] ⊚ | Wei Wang[2] | Xiaofang Zhao[3] | Junjie Zai[4] | Xingguang Li[5]

[1]Department of Microbiology, Peking University Health Science Center School of Basic Medical Sciences, Beijing, China

[2]Department of Spleen and Stomach Diseases, The First affiliated Hospital of Guangxi University of Chinese Medicine, Nanning, China

[3]Department of Science and Technology, Ruikang Hospital Affiliated to Guangxi

Abstract

The current outbreak of viral pneumonia in the city of Wuhan, China, was caused by a novel coronavirus designated 2019-nCoV by the World Health Organization, as determined by sequencing the viral RNA genome. Many initial patients were exposed to wildlife animals at the Huanan seafood wholesale market, where poultry, snake, bats, and other farm animals were also sold. To investigate possible virus

A finales de 2019, unos científicos chinos analizaron a pacientes de Wuhan para intentar identificar el origen genético de su enfermedad. A partir de sus análisis de sangre y ADN, concluyeron lo siguiente:

> "En resumen, (el SARS-CoV-2) tiene la información genética más similar al coronavirus de murciélago y el sesgo de **uso de codones más similar al de la serpiente**".
> [énfasis añadido]

Epub 2021 Nov 25.

Codon usage bias

Sujatha Thankeswaran Parvathy [1], Varatharajalu Udayasuriyan [2], Vijaipal Bhadana [3]

Affiliations + expand
PMID: 34822069   PMCID: PMC8613526   DOI: 10.1007/s11033-021-06749-4
Free PMC article

SpringerLink

PMC Full text FREE

ACTIONS

Cite

Favorites

SHARE

PAGE NAVIGATION

< Title & authors

Abstract

Conflict of interest statement

Figures

Similar articles

Abstract

Codon usage bias is the preferential or non-random use of synonymous codons, a ubiquitous phenomenon observed in bacteria, plants and animals. Different species have consistent and characteristic codon biases. Codon bias varies not only with species, family or group within kingdom, but also between the genes within an organism. Codon usage bias has evolved through mutation, natural selection, and genetic drift in various organisms. Genome composition, GC content, expression level and length of genes, position and context of codons in the genes, recombination rates, mRNA folding, and tRNA abundance and interactions are some factors influencing codon bias. The factors shaping codon bias may also be involved in evolution of the universal genetic code. Codon-usage bias is critical factor determining gene expression and cellular function by influencing diverse processes such as RNA processing, protein translation and protein folding. Codon usage bias reflects the origin, mutation patterns and evolution of the species or genes. Investigations of codon bias patterns in genomes can reveal phylogenetic relationships between organisms, horizontal gene transfers, molecular evolution of genes and identify selective forces that drive their evolution. Most important application of codon bias analysis is in the design of transgenes, to increase gene expression levels through codon optimization, for development of transgenic crops. The review gives an overview of deviations of genetic code, factors influencing

¿Qué demonios significa eso? No tenía ni idea. Así que fui al Dr. Google y lo escribí.

El primer artículo que apareció fue una definición encontrada en el sitio web del NIH (que se muestra arriba). Lea a continuación la definición que el artículo proporciona para la frase "sesgo en el uso de codones".

> El sesgo en el uso de codones refleja el origen... de las especies o de los genes.

Eso es lo que significa esa frase científica. Ahora que entendemos lo que significa el sesgo en el uso de codones, revisemos la declaración de la conclusión del estudio chino del 17 de enero de 2020. Se citaron las siguientes declaraciones:

> **"En resumen, los resultados derivados de nuestro análisis evolutivo (análisis de ADN) sugieren que el 2019-nCOV** tiene la información genética más similar al coronavirus de murciélago y tiene el "sesgo de uso de codones" **más similar al de la serpiente".** [énfasis añadido]

Si reemplazamos la frase "sesgo en el uso de codones" de este estudio chino con la definición de sesgo en el uso de codones según la definición del NIH, la declaración en realidad se leería de la siguiente manera:

> **En resumen, los resultados** derivados **de nuestro** análisis evolutivo **(análisis genético)** sugieren que **el 2019-nCOV** (virus COVID-19) tiene la información genética más similar al coronavirus del murciélago y **tiene el "origen" más similar a la serpiente.** [énfasis añadido]

En términos sencillos, se demuestra mediante análisis genético que el origen más probable del COVID fue una serpiente, no un murciélago. El estudio, realizado por autores chinos, incluye un gráfico de barras que muestra los animales de origen más probable del virus COVID-19 (ver a continuación). Se descubrió que lo más probable es que el COVID-19 procediera de dos tipos de serpientes, no de murciélagos, como se pensaba anteriormente. En este estudio de investigación, se identificó a los murciélagos como el tercer origen más probable del virus 2019-nCOV en China. Vea su gráfico:

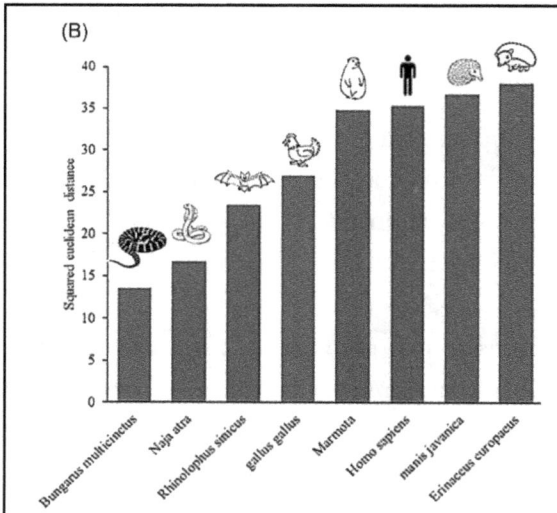

La serpiente krait china es la primera serpiente en el extremo izquierdo del gráfico. La segunda serpiente es la cobra real china. Resulta que los medios de comunicación y las autoridades sanitarias proporcionaron información errónea sobre los murciélagos como la principal fuente animal de COVID-19.

¿Por qué los medios de comunicación, las autoridades sanitarias y los profesionales médicos nos engañaron sobre la historia del origen animal de la pandemia de COVID-19? Esa pregunta es la más fácil de todas para responder. Ni siquiera tuve que buscarla.

Los principales medios de comunicación, la medicina convencional y las agencias federales de salud de todo el mundo tuvieron que enterrar el verdadero origen de COVID-19, siendo las serpientes, porque los médicos de todo el mundo saben cómo tratar a las víctimas de mordeduras de serpiente. No se necesita una nueva vacuna de terapia genética para curar a alguien. Todas las mentiras en torno a la pandemia se dijeron y publicaron por una razón y solo una: vacunar a todos los habitantes de la Tierra.

MIEDO GLOBAL SOSTENIBLE

¿Cómo es posible que las campañas de marketing de las vacunas contra el COVID-19 nos alejen de la verdad sobre el origen animal del COVID-19? Es muy sencillo. Los gobiernos y las compañías farmacéuticas se centraron claramente en garantizar que todas las personas de la Tierra se ofrecieran voluntariamente, se vieran obligadas, intimidadas o sobornadas para que se les inyectara una de las numerosas vacunas de terapia genética no probadas. El plan era convencerte de que tenían el único antídoto para una nueva infección global. Si tuvieras que convencer al mundo de que solo tú tienes la cura medicinal para la pandemia, las personas a las que intentabas persuadir para que compraran tu cura exclusiva nunca podrían conocer la causa real de sus síntomas.

Si en enero de 2020 hubieras sabido que los científicos habían confirmado que los genes de dos serpientes causaban los síntomas de la pandemia global, tu siguiente pregunta debería haber sido, naturalmente, "¿Cuáles dos serpientes?". ¿Y por qué los genes específicos de esas dos serpientes nos hacían tener dificultades para respirar y perder el gusto y el olfato? Los médicos y los profesionales de la medicina de todo el mundo habrían sabido qué recetas y remedios naturales utilizar para tratar a sus pacientes con más confianza. Por el contrario, los pacientes también habrían sabido qué preguntas hacer a sus médicos sobre sus opciones de tratamiento.

Pero lamentablemente, esas preguntas nunca pudieron hacerse porque existían muchas curas conocidas para los genes de estas serpientes que causaban los síntomas del "virus de los murciélagos" (es decir, COVID-19). Había muchos antídotos y medicamentos económicos y sencillos, probados y comprobados, incluso aprobados por la FDA, que habrían funcionado fácilmente. El mundo no se habría dejado llevar tan fácilmente por el miedo si la gente hubiera sabido que podía curarse a sí misma del COVID-19. Las vacunas, financiadas por la Operación Warp Speed y aclamadas como una salvación, nunca habrían ganado la tracción que tuvieron si se hubiera permitido que se supiera la verdad.

Engañaron al mundo a sabiendas, ocultando la verdad sobre lo que realmente estaba causando la enfermedad durante la pandemia, lo que resultó en un sufrimiento más prolongado para millones de personas. Finalmente, cuando la mayoría de los humanos habían soportado suficiente enfermedad y miedo, las autoridades sabían que la mayoría confiaría en una nueva vacuna de terapia genética y se vacunaría voluntariamente. Hubo estrellas de cine, personalidades de las redes sociales, presentadores de noticias, editores e incluso verificadores de hechos que siguieron el juego a la historia. Se contrató a muchos actores pagos para asegurarse de que la narrativa de los titulares se mantuviera alejada de las serpientes y solo mencionara a los murciélagos. Innumerables artículos e historias de noticias que circulaban por todo el mundo saturaron las vías aéreas con una canción y un baile unificados. El COVID-19 provenía solo de los murciélagos. Se publicaron pruebas en los medios de comunicación de que no provenía de una sola cueva de murciélagos en China; también se descubrió que el COVID posiblemente provenía de murciélagos en una cueva en Laos.

Esta táctica mediática se conoce como "humo y espejos" en el mundo de la magia. ¡Y la mayoría del mundo se la creyó! La mayoría del mundo, es decir, a excepción de algunos científicos increíbles en Francia e Italia.

NO PUEDE SUCEDER COMO DICEN QUE SUCEDE

En abril de 2020, científicos franceses, tras conocer la teoría de las dos serpientes en China, realizaron su propio análisis de ADN. Hicieron un descubrimiento sorprendente que respondió a dos preguntas aparentemente inexplicables que circularon por el mundo durante los primeros cuatro meses de la pandemia:

- ¿Por qué tantos fumadores de cigarrillos eran aparentemente inmunes a este virus respiratorio? Hubo pocos fumadores, si es que hubo alguno, que ingresaron en los hospitales por COVID-19.
- ¿Por qué algunos médicos informaron recuperaciones increíbles de sus pacientes con COVID-19 positivo cuando los trataron con un medicamento llamado ivermectina? La ivermectina no es un medicamento contra el virus de los murciélagos ni es un medicamento que se use para tratar ningún virus respiratorio; es un medicamento contra los parásitos. Entonces, ¿por qué la ivermectina ayudó a curar a personas de todo el mundo que tenían COVID-19?

Si has leído los libros de *El Señor de los Anillos* o has visto las películas, entenderás esta referencia porque se usa repetidamente: ¡*El anillo único para gobernarlos a todos*! Quiero volver al descubrimiento del estudio en

Francia, dirigido por Jean-Pierre Changeux et al., porque es el único estudio de investigación que los gobierna a todos.

No te dejes llevar demasiado por el título del estudio, que aparece en la parte inferior de la captura de pantalla. He repetido el título debajo de la captura de pantalla.

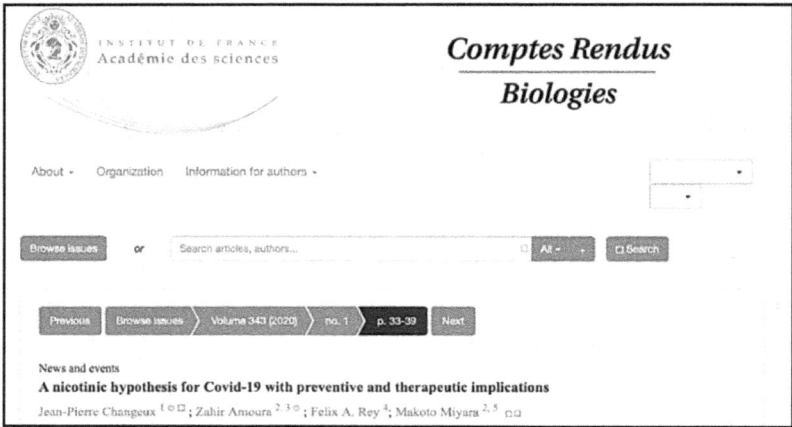

"UNA HIPÓTESIS NICOTÍNICA PARA EL COVID-19 CON IMPLICACIONES PREVENTIVAS Y TERAPÉUTICAS"

Lo más importante es que el estudio demostró, sin lugar a dudas, que lo que estaba enfermando a la gente durante la pandemia no provenía de un murciélago. Su prueba de ADN genera una gran duda sobre la afirmación del virus del murciélago. Este es el estudio:

A principios de 2020, nos dijeron que lo que hacía que este nuevo coronavirus de murciélago fuera tan diferente del virus SARS-COV-1 anterior (de los famosos brotes de SARS y MERS) eran dos proteínas en la parte exterior de la superficie de este virus. Los humanos se infectaron con lo que la ciencia denominó "proteínas de pico", que se comportaban como una especie de llave en una cerradura. Nuestras células y pulmones humanos contienen una cerradura conocida como "receptor".

Cuando la proteína de pico se inserta en este receptor, actúa como una llave. Solo después de desbloquear este sitio del receptor puede el virus de murciélago SARS-CoV-2 ingresar a la célula e infectarla, enfermarnos y luego replicarse en las células de la persona. La comunidad médica publicó ampliamente que las proteínas de pico usan el receptor ACE2 para ingresar a nuestras células.

Había sólo un problema, como lo demuestra y referencia este estudio francés:

> ¡**Los receptores ACE2 no existen en la superficie de las células de los pulmones de los seres humanos!**

Hasta el día de hoy, algunos siguen afirmando que la forma en que este virus respiratorio de los murciélagos se inhala e infecta nuestras células pulmonares es después de que lo hemos inhalado en nuestros pulmones humanos. Allí, dos proteínas de la espiga entran en las células de nuestros pulmones solo insertando una de las llaves de la proteína de la espiga en la cerradura, llamada receptor ACE2 (que supuestamente está en el *exterior* de cada una de las células de nuestros pulmones). Cuando estas proteínas de la espiga se insertan en el receptor ACE2, nos dijeron que el virus conocido como SARS-CoV-2 se mueve hacia nuestras células. Las infecta, haciéndonos enfermar con una serie de síntomas. Permítanme explicarlo en pasos simples:

1. Un murciélago tose un virus.

2. El virus tiene dos proteínas de pico en su superficie exterior.

3. El virus del murciélago no puede entrar en una célula sin insertar primero una de sus proteínas de pico en una "llave" (también conocida como el receptor ACE2) en el exterior de las células pulmonares.

4. Una vez que la proteína de pico desbloquea el receptor, el virus te enferma.

Sin embargo, como revela este artículo francés, los receptores **ACE2 no existen en la superficie de las células de nuestros pulmones.** Recuerde: ¡un estudio los supera a todos! La revelación en este estudio de que los receptores ACE2 no existen en la superficie de las células pulmonares destruye dos nociones principales sobre COVID-19. 1) El virus debe ingresar a los receptores ACE2 para infectar nuestras células, y 2) El virus ingresa a nuestro cuerpo a través de nuestros pulmones.

UN DESCUBRIMIENTO SORPRENDENTE

Entonces, ¿por qué todo el mundo desarrollaba tos, fiebre y muchos síntomas de neumonía si el virus no puede entrar en las células pulmonares para infectarlas? No se preocupe, ¡estos científicos franceses también se dieron cuenta de eso! Una vez más, todo era humo y espejos. De hecho, léalo usted mismo a continuación, directamente de otro estudio publicado.

> **"... (ACE2), representa la principal molécula receptora del SARS-CoV-2... PERO LA PROTEÍNA NO SE DETECTA EN EL PULMÓN [7].**" [énfasis añadido]

El número "7" al final de la declaración proporciona el vínculo a su afirmación de que los receptores ACE2 no están presentes en la superficie de ninguna célula pulmonar en humanos.

Los investigadores franceses que participaron en este estudio pionero deben haber experimentado una mezcla de confusión, sorpresa y entusiasmo, ¡muy similar a la que experimenté yo cuando leí por primera vez los hallazgos del ADN! Es como el programa de entrevistas de televisión de Maury Povich de los años 90, donde revelaba los resultados de la prueba de paternidad de ADN en vivo por televisión. Puedo escuchar a Maury proclamando mientras lees esto: "¡Murciélagos, ustedes NO son el padre de la proteína Spike del virus COVID-19!"

Mediante pruebas de ADN, los científicos franceses demostraron que estas proteínas de la espiga no nacieron de un solo padre (un murciélago), sino de dos padres (la cobra real china y la serpiente krait china). Vea los resultados de su análisis de ADN en el gráfico a continuación. Las proteínas de la espiga de COVID-19 se encuentran en la parte inferior del gráfico, abreviadas como "SARS-CoV-2 S".

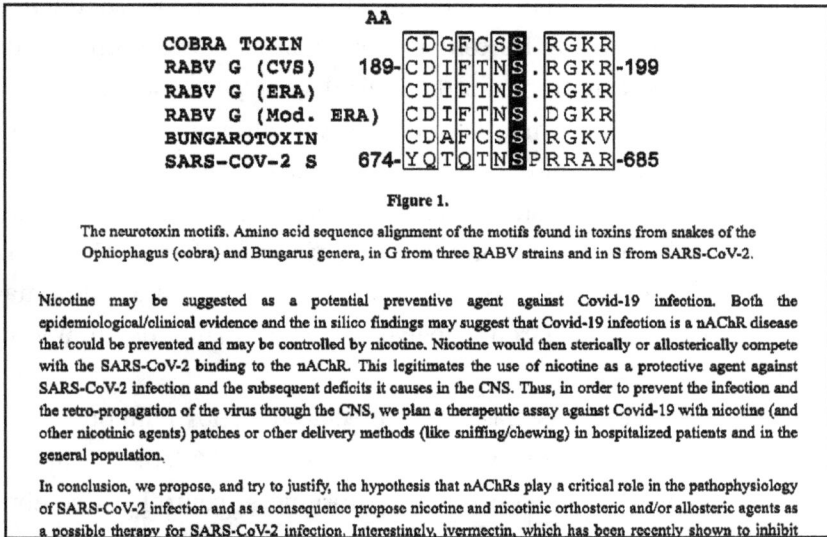

```
                      AA
COBRA TOXIN              C D G F C S S . R G K R
RABV G (CVS)      189-   C D I F T N S . R G K R -199
RABV G (ERA)            C D I F T N S . R G K R
RABV G (Mod. ERA)       C D I F T N S . D G K R
BUNGAROTOXIN            C D A F C S S . R G K V
SARS-COV-2 S      674-  Y Q T Q T N S P R R A R -685
```

Figure 1.

The neurotoxin motifs. Amino acid sequence alignment of the motifs found in toxins from snakes of the Ophiophagus (cobra) and Bungarus genera, in G from three RABV strains and in S from SARS-CoV-2.

Nicotine may be suggested as a potential preventive agent against Covid-19 infection. Both the epidemiological/clinical evidence and the in silico findings may suggest that Covid-19 infection is a nAChR disease that could be prevented and may be controlled by nicotine. Nicotine would then sterically or allosterically compete with the SARS-CoV-2 binding to the nAChR. This legitimates the use of nicotine as a protective agent against SARS-CoV-2 infection and the subsequent deficits it causes in the CNS. Thus, in order to prevent the infection and the retro-propagation of the virus through the CNS, we plan a therapeutic assay against Covid-19 with nicotine (and other nicotinic agents) patches or other delivery methods (like sniffing/chewing) in hospitalized patients and in the general population.

In conclusion, we propose, and try to justify, the hypothesis that nAChRs play a critical role in the pathophysiology of SARS-CoV-2 infection and as a consequence propose nicotine and nicotinic orthosteric and/or allosteric agents as a possible therapy for SARS-CoV-2 infection. Interestingly, ivermectin, which has been recently shown to inhibit

Y sus pruebas identificaron con precisión la proteína del veneno producida por cada serpiente. Las pruebas son muy técnicas, pero la buena noticia es que expusieron exactamente cómo los agentes de nicotina, como los parches y chicles, eran una cura plausible para la pandemia de COVID. Lo que ahora debería explicar el título del estudio. ¿Quién podría haber imaginado que un hábito supuestamente poco saludable como fumar o masticar tabaco resultaría ser una vacuna casi perfecta para el COVID-19? *¡Oh, la ironía!*

Al observar el gráfico anterior, los científicos descubrieron que la toxina de cobra del veneno de la cobra real y la bungarotoxina de la serpiente krait china eran casi idénticas a las "proteínas de pico" del

SARS-CoV-2. Ambas proteínas del veneno son minúsculas y, en el campo de la ciencia, un pequeño fragmento de proteína se conoce como *péptido*. Estas dos proteínas del veneno se conocen como proteínas de veneno neurotóxicas y, como se publicó en este artículo, pueden penetrar fácilmente la barrera hematoencefálica debido a su pequeño tamaño. Una vez que estas neurotoxinas venenosas llegan a nuestro cerebro y médula espinal, las proteínas de la punta del veneno se unen a receptores específicos de las células nerviosas llamados receptores de nicotina que se encuentran en cada célula del cuerpo humano.

El diafragma y la columna vertebral se ven afectados por estos dos venenos tóxicos; el veneno causa parálisis y una frecuencia cardíaca más lenta cuando llega al tronco encefálico. Estos venenos, en todas las presas, están diseñados para provocar un paro respiratorio e hipoxia, lo que dificulta que la presa respire y escape. Estos fueron los síntomas exactos de los que se quejaron las personas en todo el mundo durante su batalla contra el COVID.

Inicialmente, estas personas no se infectaron en los pulmones para enfermarse de COVID. El veneno de serpiente se había abierto camino hasta su cerebro y médula espinal, y suprimió el control del cerebro sobre el corazón y el diafragma de la persona. La parálisis menor pero muy real fue suficiente para hacer que les costara respirar. Y los cuerpos de los humanos a menudo desarrollaban fiebre y escalofríos cuando se introducía el veneno. ¡Estos venenos neurotóxicos imitaban los síntomas de un virus respiratorio! El trabajo de los científicos para descifrar esta arma diabólica es realmente asombroso.

Los receptores primarios a los que se dirigían las neurotoxinas del veneno de serpiente eran unos de los que nunca había oído hablar antes: el receptor alfa-7 nACHR, o receptor de nicotina para abreviar. ¡Y explica absolutamente por qué los fumadores no contraían COVID! Porque ya tenían nicotina circulando por su sangre, cuerpo y líquido cefalorraquídeo que rodea el sistema nervioso. La respuesta desde el principio fue la nicotina, que tiene un efecto de unión mucho más fuerte sobre los receptores alfa-7 nACHR que cualquier otra sustancia, incluidas las neurotoxinas del veneno de serpiente.

Cuando las neurotoxinas del veneno de serpiente y la nicotina se enfrentan a cualquier célula del cuerpo humano, el cuerpo humano siempre gravitará y se unirá a la nicotina y liberará las proteínas del veneno. ¡Y si el veneno de serpiente no puede unirse al receptor de nicotina, no puede dañarte ni causar síntomas! ¡Qué descubrimiento tan innovador!

Este descubrimiento de la neurotoxina del veneno de serpiente, la "proteína de la espiga", también respondió a la segunda pregunta planteada al principio de este capítulo sobre el éxito de la ivermectina contra el COVID-19. En sus observaciones finales, publicaron esta declaración:

> "Curiosamente, la ivermectina, que recientemente se ha demostrado que inhibe la replicación del SARS-CoV-2 en células in vitro, es un modulador alostérico positivo de a7 nACHR".

Redoble de tambores, por favor. Tanto la nicotina como la ivermectina son antídotos contra las proteínas de pico de COVID-19 porque ambas se unen y protegen los receptores de nicotina específicos a los que se dirigen las dos proteínas de pico de veneno, previniendo así los síntomas de COVID. Una vez que se administró ivermectina, los receptores de nicotina liberaron las proteínas de pico de veneno, lo que resultó en una mejor capacidad respiratoria al adherirse a la ivermectina. ¿No es increíble?

La nicotina es en realidad más potente y protectora que la ivermectina, pero para muchos, la ivermectina fue suficiente para liberar y neutralizar las proteínas del veneno. Ahora leamos lo que estos científicos franceses sugirieron como terapia para el SARS-CoV-2 y el mundo después de que se dieron cuenta de que las proteínas de pico de

COVID-19 eran casi idénticas genéticamente a los venenos de estas dos serpientes.

> "En conclusión, **proponemos y** tratamos de justificar la hipótesis de que los **nACHRs juegan un PAPEL CRÍTICO** en la fisiopatología (el proceso patológico) de la infección por SARS-CoV-2 y, en consecuencia, **PROPONEMOS AGENTES DE NICOTINA** como una posible **terapia para la infección por SARS-CoV-2"**. [énfasis añadido]

Piense en esto: es posible que esté descubriendo por primera vez que la nicotina es un tratamiento razonable para el COVID-19. Sin embargo, los investigadores lo descubrieron ya en abril de 2020. Entonces, ¿por qué las comunidades científicas y médicas, junto con el gran mago del COVID, el Dr. Fauci, nunca se lo dijeron? ¿Cómo pudo un quiropráctico jubilado como yo ser la única persona que se topó con este estudio milagroso?

La realidad es que Fauci y los gobiernos de todo el mundo estaban al tanto de los resultados de este estudio en abril de 2020, pero se hicieron de la vista gorda. En cambio, orquestaron una engañosa campaña de marketing multimillonaria. En mayo de 2020, un par de semanas después de que se publicaran este estudio y sus hallazgos, es posible que haya escuchado o leído esto:

"¡NO HAY MEJOR MOMENTO QUE AHORA PARA DEJAR DE FUMAR, ESTADOS UNIDOS! ¡LOS FUMADORES TIENEN MAYOR RIESGO DE SER HOSPITALIZADOS Y DE MORIR A CAUSA DE COVID-19!"

Los fumadores habrían seguido fumando si hubieran sabido que la nicotina realmente ofrecería protección contra un virus que estaba matando a personas en todo el mundo. Los gobiernos necesitaban que incluso los fumadores aparentemente inmunes se sintieran asustados y motivados para vacunarse.

Supongamos que los expertos supieran que fumar protege a las personas de contraer COVID-19. ¿No cree que querrían que estuviéramos sanos y salvos en lugar de estar infectados, luchando y rogando por sus vacunas? En cambio, engañaron a sabiendas a los fumadores y convencieron a algunos de que dejaran de fumar. Es devastador cuando alguien, en este caso, nuestro propio gobierno, oculta y luego proporciona información engañosa sobre un asunto de vida o muerte como el COVID-19. Como aprenderá, habrá muchos más casos engañosos como este en el futuro.

OTRA FALSEDAD MÁS

Además de los estudios de China (origen del COVID en las serpientes) y Francia (las proteínas Spike son neurotoxinas del veneno de las serpientes), un tercer estudio se realizaría en otro país. Esta vez, se realizó en Italia en octubre de 2021, y sería el estudio más asombroso sobre los síntomas y venenos del COVID-19 jamás realizado. Mientras tú y yo estábamos confinados, un destacado científico e investigador llamado Carlo Brogna dirigió un equipo de investigadores en un estudio de numerosos pacientes, algunos de los cuales habían dado positivo en la prueba de COVID y otros que no.

En mi opinión, lo que hicieron fue la investigación más brillante de la historia. Se eligieron varias ciudades de Italia y los investigadores seleccionaron al azar a diez personas enfermas, todas las cuales dieron positivo en la prueba de PCR para COVID-19. Además, se eligieron como grupo de control a diez personas que dieron negativo en la prueba de PCR para COVID-19 y que no presentaban síntomas. A continuación, recogieron muestras de sangre, orina y heces de las veinte personas.

Estos investigadores recopilaron una serie de pruebas y análisis para buscar e identificar posibles proteínas o toxinas extrañas que pudieran detectarse en las muestras de tejido que estaban evaluando. Lo que descubrieron debería transformar toda la investigación futura en lo que respecta a todas las enfermedades infecciosas y, en particular, la forma en que abordamos la virología, el estudio de todos los virus.

Los resultados del ADN fueron muy diferentes a los encontrados en estudios anteriores realizados en China y Francia. Carlo y su equipo de investigación publicaron la presencia de 36 proteínas de veneno animal diferentes en las muestras de sangre y heces de pacientes que dieron POSITIVO para COVID-19. Aquellos que dieron negativo no tenían ninguna proteína de veneno. Carlo y su equipo llaman a las proteínas del veneno "péptidos similares a toxinas". He visitado personalmente a Carlo, y compartió su investigación conmigo, cómo se llevó a cabo y lo que aprendieron.

Lo que este equipo descubrió fue que en cada paciente con COVID-19 que dio positivo en la prueba de PCR, ¡las bacterias en los intestinos de los pacientes producían múltiples proteínas de veneno de serpiente (péptidos), múltiples péptidos de veneno de caracol cón o y un péptido de veneno de estrella de mar! Sostienen que el COVID estaba infectando a las bacterias y levaduras y provocando que produjeran cantidades continuas de estas proteínas de veneno específicas que llaman "péptidos similares a toxinas".

Estos investigadores italianos hicieron un gran esfuerzo para analizar los tejidos corporales utilizando pruebas genéticas altamente específicas. Incluso se podría determinar el tipo de péptido venenoso presente en el grupo de COVID-19, si era de un escorpión, una araña, una serpiente o una criatura marina. Una tabla del estudio detalla a qué animal es más similar la proteína del veneno e incluso cuál es el país de origen de ese animal venenoso. Encontraron no solo venenos de krait y cobra real dentro de los pacientes con COVID-19, sino una combinación de 20 venenos de serpiente diferentes y 16 venenos diferentes de criaturas del océano, incluido el veneno de una estrella de mar y 15 venenos de caracoles cóno. Aquí hay una captura de pantalla de la página de título del artículo:

F1000Research   F1000Research 2021, 10:550 Last updated: 20 JAN 2022

(🔄) Check for updates

RESEARCH ARTICLE

REVISED **Toxin-like peptides in plasma, urine and faecal samples from COVID-19 patients [version 2; peer review: 2 approved]**

Carlo Brogna (ID)[1*], Simone Cristoni[2*], Mauro Petrillo (ID)[3*], Maddalena Querci[3], Ornella Piazza (ID)[4], Guy Van den Eede[5]

[1]Craniomed group srl, Montemiletto, 83038, Italy
[2]ISB Ion Source & Biotechnologies srl, Italy, Bresso, Milano, 20091, Italy
[3]European Commission, Joint Research Centre (JRC), Ispra, 21027, Italy
[4]Department of Medicine and Surgery, University of Salerno, Baronissi, 84081, Italy
[5]European Commission, Joint Research Centre (JRC), Geel, 2440, Belgium

* Equal contributors

V2 First published: 08 Jul 2021, 10:550
https://doi.org/10.12688/f1000research.54306.1

Open Peer Review

Y aquí está la declaración final del artículo:

> "Se identificaron péptidos similares a toxinas, casi idénticos a los componentes tóxicos de los venenos de animales, como conotoxinas, fosfolipasas, fosfodiesterasas, proteinasas de metal de zinc y bradicininas, en muestras de pacientes con COVID-19, pero no en muestras de control".

Las siguientes páginas contienen columnas relevantes de la Tabla 1 de los resultados de la investigación italiana. Como puede ver, la Tabla 1 presenta una lista de las proteínas del veneno y los animales de los que provienen. El nombre del animal venenoso está en la columna de la extrema derecha. Las proteínas/péptidos específicos del veneno se enumeran en la primera columna.

La columna de proteínas de la Tabla 1 es la parte más reveladora de todo el estudio. La causa de cada síntoma de COVID-19 se explica por las proteínas del veneno que se muestran en esta columna. Las áreas sombreadas indican las 20 serpientes, estrellas de mar y todos los caracoles cono nombrados que viven en el océano.

Hay un tipo de animal que está notablemente ausente de la lista de TODAS las proteínas animales encontradas en estos pacientes con COVID-19. Me ha molestado desde que encontré esta Tabla. ¿Ve una sola referencia a un murciélago de cualquier tipo?

Debo llamar su atención sobre este punto muy importante. El equipo de Carlo recolectó muestras de orina, heces y sangre de diez italianos enfermos diferentes que dieron positivo en la prueba de COVID-19. Se realizaron tres pruebas de laboratorio diferentes en dos países y las muestras de tejido se analizaron mediante espectrometría de masas, cromatografía líquida y fraccionamiento de iones y gases. No se encontró ninguna evidencia publicada, ni una sola pieza de ADN o genes de ningún murciélago en la Tierra. Después de toda la cobertura mediática de la narrativa de los murciélagos, ¿les parece tan extraño como a mí no encontrar ninguna mención de la genética o las proteínas de los murciélagos en la sangre, la orina o las heces de los pacientes con COVID-19?

Protein name	Other name(s)	Species	Phylum - Family	Organism's common name(s)
Alpha-neurotoxin	Alpha-elapitoxin-Oh2b (Alpha-EPTX-Oh2b), Alpha-elapitoxin-Oh2b, LNTX3, Long neurotoxin OH-6A/OH-6B, OH-3	Ophiophagus hannah	Chordata - Viperidae	King cobra, Naja hannah
Acidic phospholipase A2 PePLA2	Phosphatidylcholine 2-acylhydrolase (svPLA2)	Protobothrops elegans	Chordata - Viperidae	Elegant pitviper, Trimeresurus elegans
Basic phospholipase A2 PL-X	Phosphatidylcholine 2-acylhydrolase (svPLA2)	Protobothrops flavoviridis	Chordata - Viperidae	Habu, Trimeresurus flavoviridis
Bradykinin-potentiating and C-type natriuretic peptides	BPP-CNP, Cleaved into 6 chains	Protobothrops flavoviridis	Chordata - Viperidae	Habu, Trimeresurus flavoviridis
Phospholipase A2 AP-PLA2I	Phosphatidylcholine 2-acylhydrolase (svPLA2)	Acanthaster planci	Echinodermata - Acanthasteridae	Crown-of-thorns starfish
Conotoxin Cl9.6	Conotoxin Cl9.6	Californiconus californicus	Mollusca - Conidae	California cone - Conus californicus
Kunitz-type serine protease inhibitor conotoxin Cal9.1a		Californiconus californicus	Mollusca - Conidae	California cone, Conus californicus
Conotoxin Ct14.9		Californiconus californicus	Mollusca - Conidae	California cone, Conus californicus
Alpha-conotoxin ClB [Fragment]	Cl.2	Conus catus	Mollusca - Conidae	Cat cone
Conotoxin Fla16d	Conotoxin Fla16d	Conus flavidus	Mollusca - Conidae	Yellow Pacific cone
Sigma-conotoxin GVIIIA	Cleaved into 2 chains, Sigma-conotoxin GVIIIA	Conus geographus	Mollusca - Conidae	Geography cone, Nubecula geographus
Conotoxin Mr15.2	Conotoxin Mr15.2 (Mr094)	Conus marmoreus	Mollusca - Conidae	Marble cone
Conotoxin Mr3g	Conotoxin mr3g (Mr3.6)	Conus marmoreus	Mollusca - Conidae	Marble cone
Conotoxin Pu6.1		Conus puliicarius	Mollusca - Conidae	Flea-bite cone
Alpha-conotoxin-like Pu1.5		Conus puliicarius	Mollusca - Conidae	Flea-bite cone
Putative alpha-conotoxin Qc alpha1-1	QcaL-1	Conus quercinus	Mollusca - Conidae	Oak cone
Contryphan-R	Bromocontryphan	Conus radiatus	Mollusca - Conidae	Rayed cone
Rho-conotoxin TIA	Cleaved into 2chains, Rho-TIA	Conus tulipa	Mollusca - Conidae	Fish-hunting cone snail, Tulip cone
Conotoxin 10		Conus virgo	Mollusca - Conidae	Virgin cone
Conotoxin Vi15a	Conotoxin Vi15.1	Conus virgo	Mollusca - Conidae	Virgin cone

Table 1

117

Protein name	Other name(s)	Species	Phylum - Family	Organism's common name(s)
Kunitz-type serine protease inhibitor homolog beta-bungarotoxin B1 chain	-	Bungarus Candidus	Chordata - Elapidae	· Malayan krait
Basic phospholipase A2 BFPA	· Antimicrobial phospholipase A2	Bungarus fasciatus	Chordata - Elapidae	· Banded krait
Phospholipase A2 MALT0035C	· Phosphatidylcholine 2-acylhydrolase (svPLA2) · Phospholipase A2 MALT0035C (svPLA2)	Micrurus altirostris	Chordata - Elapidae	· Uruguayan coral snake · Elaps altirostris
Zinc metalloproteinase-disintegrin-like NaMP	· Snake venom metalloproteinase (SVMP)	Naja atra	Chordata - Elapidae	· Chinese cobra
Acidic phospholipase A2D	· svPLA2 · APLA · APLA · Phosphatidylcholine 2-acylhydrolase · vPA	Naja sputatrix	Chordata - Elapidae	· Malayan spitting cobra · Naja naja sputatrix
Venom prothrombin activator omicarin-C non-catalytic subunit	· Venom coagulation factor Va-like protein · Cleaved into 2 chains	Oxyuranus microlepidotus	Chordata - Elapidae	· Inland taipan · Diemenia microlepidota
Venom prothrombin activator oscutarin-C non-catalytic subunit	· vPA · Venom coagulation factor Va-like protein · Cleaved into 2 chains	Oxyuranus scutellatus	Chordata - Elapidae	· Coastal taipan
Short neurotoxin 4	· SNTX4 · Alpha-neurotoxin 4	Pseudonaja textilis	Chordata - Elapidae	· Eastern brown snake
Acidic phospholipase A2 homolog textilotoxin D chain	· svPLA2 homolog · Cleaved into 2 chains	Pseudonaja textilis	Chordata - Elapidae	· Eastern brown snake
Coagulation factor V	· PCH5	Pseudonaja textilis	Chordata - Elapidae	· Eastern brown snake
Venom prothrombin activator pseutarin-C non-catalytic subunit	· vPA · Venom coagulation factor Va-like protein · Cleaved into 2 chains	Pseudonaja textilis	Chordata - Elapidae	· Eastern brown snake
Cysteine-rich venom protein ENH1	· CRVP · Cysteine-rich secretory protein ENH1 (CRISP-ENH1)	Pseudoferania polylepis	Chordata - Homalopsidae	· Macleay's water snake · Enhydris polylepis
Bradykinin-potentiating and C-type natriuretic peptides	· Brain BPP-CNP · Evasin-CNP	Bothrops jararaca	Chordata - Viperidae	· jararaca
Snake venom metalloprotease inhibitor	· Cleaved into the 12 chains · 02D01 · 02E11 · 10F07 · Svmpi-Eac7 · Cleaved into 15 chains	Echis ocellatus	Chordata - Viperidae	· Ocellated saw-scaled viper
Zinc metalloproteinase/disintegrin [Fragment]	· Cleaved into 3 chains	Gloydius brevicaudus	Chordata - Viperidae	· Korean siamosa snake · Agkistrodon halys brevicaudus
Zinc metalloproteinase-disintegrin-like halysase	· Zinc metalloproteinase-e-disintegrin-like halysase · Snake venom metalloproteinase (SVMP) · Vascular apoptosis-inducing protein (VAP)	Gloydius halys	Chordata - Viperidae	· Chinese water moccasin · Agkistrodon halys

Table 1 (cont'd)

¡MÁS PREGUNTAS QUE RESPUESTAS!

Alguien dijo una vez: "Las preguntas son más importantes que las respuestas". Y después de revisar los resultados del estudio de COVID en Italia, estas preguntas y muchas más me vinieron a la mente.

- ¿Cómo es posible que no haya ADN, genes ni proteínas de murciélago en un virus originado en murciélagos? Creo que ya sabes la respuesta.
- ¿Cómo es posible que los venenos de una estrella de mar y de 15 caracoles cónos diferentes que se arrastran por el fondo del océano hayan acabado en la sangre y los intestinos de diez italianos diferentes? Por cierto, tres de los caracoles cónos mencionados en el estudio se encuentran específicamente a lo largo de las costas de California.
- ¿Cómo es posible que diez italianos que viven en diferentes ciudades de Italia hayan acabado con venenos de 16 criaturas diferentes del fondo del océano, 3 de las cuales eran de California?

¿Es decir, las estrellas de mar y los caracoles cono salieron a la superficie para respirar y luego escupieron su veneno al aire? Y a solo dos metros de distancia había diez personas al azar que inhalaron accidentalmente (en el momento exacto, ojo) solo para enfermarse unos días después, dando positivo en la prueba de COVID-19, después de regresar a casa en Italia.

O tal vez las diez personas se inscribieron para la misma excursión submarina al fondo del océano. Luego, a todos los picó una sola estrella de mar, y a cada persona la picaron 15 caracoles cono diferentes. Por lo tanto, es por eso que se encontraron los venenos de 16 criaturas marinas diferentes en las muestras analizadas para cada una de estas personas.

He aquí otra observación interesante: ¿captaste el nombre de la estrella de mar cuyo veneno también estaba en su sangre y heces? Quiero decir,

¡vamos! De todas las estrellas de mar venenosas de la Tierra, el único veneno de estrella de mar aislado en pacientes positivos para COVID-19 fue el de la estrella de mar "corona de espinas". Deja que tu mente considere esa verdad.

Mientras consideras esta coincidencia, aquí hay otra. Los tres grupos de científicos, cada uno de un país diferente (China, Francia y ahora Italia), descubrieron algo idéntico pero de diferentes maneras. Y todos publicaron exactamente lo mismo. ¡Se encontraron venenos de dos serpientes, la serpiente krait china y la cobra real china, en TODOS los pacientes con COVID-19 analizados!

La Tabla 1 muestra repetidamente múltiples proteínas de veneno de serpientes krait y cobras reales en pacientes con COVID. Sin embargo, los expertos de todo el mundo persisten en afirmar que se originó solo en un murciélago. ¿Quién miente y quién dice la verdad?

Permite que el uso del sentido común de este quiropráctico jubilado te ayude. Primero debes aceptar esta realidad. Las pruebas de laboratorio confirmaron definitivamente la presencia de 36 proteínas de veneno animal distintas de todo el mundo en individuos infectados con COVID-19. Los científicos han clasificado, nombrado y confirmado científicamente las fuentes animales. A lo largo de la historia, estos venenos tuvieron que ser inyectados físicamente por la criatura venenosa en su presa, generalmente a través de un aguijón o colmillo. Entonces, ¿cómo entraron estas proteínas del veneno en los pacientes con COVID-19?

Fácil. (*¡Eso es un chiste!*) Los diez pacientes, una semana antes de enfermarse, viajaron a India, China, Japón, Malasia, Uruguay, Corea, Brasil y California para bucear en el océano. Mientras estaban allí, todos fueron mordidos por 20 serpientes mortales diferentes, 15 caracoles cono tóxicos diferentes y una estrella de mar mortal. O todos trabajaban para el mismo zoológico, acuario o centro de investigación, a pesar de vivir en ciudades de toda Italia. Y nuevamente, en la misma semana, todos fueron mordidos muchas veces por numerosas criaturas.

Por el contrario, las personas en tierra que dieron negativo en la prueba de PCR para COVID-19 NO tenían venenos en ninguno de los tejidos de sus cuerpos. Sin embargo, los detractores, la mafia de los medios de comunicación y muchos médicos están tratando de convencerle de que estos descubrimientos de veneno en individuos enfermos no están relacionados con sus resultados positivos de PCR de COVID-19.

En cambio, están presentando un escenario alternativo que esperan que creas. Sostienen que dieron positivo en la prueba del SARS-CoV-2, un virus de murciélago, a pesar de que no se encontró evidencia de nada relacionado con los murciélagos en los cuerpos de las personas enfermas. Claramente están ocultando mucho más sobre esta historia de lo que quieren que sepas.

Ahora, para cualquiera que se pregunte si estos resultados se confirmaron alguna vez en otros estudios además del de Italia, la respuesta es "sí". En 2022, el Dr. Sankara Chetty, MD, de Sudáfrica, se puso en contacto con Carlo Brogna después de enterarse de este increíble estudio. El Dr. Chetty es uno de los pocos héroes médicos de COVID en mi mente. Luchó por encontrar una cura para algunos de sus pacientes con síntomas persistentes de COVID, a menudo denominados "COVID de larga duración".

El Dr. Chetty le pidió a Carlo que realizara las mismas pruebas de laboratorio en las muestras de heces de los pacientes del Dr. Chetty que Carlo había hecho en el estudio del "péptido similar a la toxina de 36 venenos". Después de que Carlo accediera, se enviaron muestras de heces y el Dr. Chetty informó los resultados en enero de 2023 en varias entrevistas con los medios. Una vez más, se confirmó para el público de todo el mundo que, de hecho, todos los pacientes de COVID no recuperados del Dr. Chetty (también conocidos como "transportistas de larga duración") tenían múltiples proteínas de veneno de serpiente, veneno de caracol cónico y veneno de estrella de mar que se replicaban en sus intestinos.

El equipo del Dr. Carlo descubrió nuevamente que cada paciente de COVID-19 de larga duración tenía bacterias específicas en sus heces, que replicaban venenos de serpiente, estrella de mar y caracol oceánico. Se observó que los venenos detectados en las muestras de heces estaban siendo generados por bacterias que se encontraban en los intestinos del paciente.

Aquí tenemos otro de esos momentos que nos deja perplejos. Si los animales no lo inyectaron, ¿cómo fue que el veneno de 36 criaturas terminó en víctimas positivas de COVID-19 en todo el mundo? ¿Cómo producen las bacterias 20 venenos de serpiente, incluidos el veneno de la cobra real y el de la serpiente krait? ¿Cómo una bacteria en el cuerpo de alguien fabrica veneno de estrella de mar y 15 venenos diferentes de caracoles de cono oceánico? Quédense conmigo porque explicaré cómo en un capítulo posterior.

CARACOLES ASESINOS, ¡NO COLAS DE CACHORRO!

Antes de los resultados del estudio italiano, nunca había oído hablar de un caracol cono ni de la palabra "conotoxina". Poco después de que mi documental *Watch the Water* con Stew Peters causara revuelo internacional, me dispuse a recibir un curso intensivo cuando el periodista de investigación Jonathan Otto se presentó en mi casa de Dallas esa misma semana. Se sintió obligado a mostrarme algunos videos y documentos, incluido uno del sitio web del Departamento de Justicia de los Estados Unidos, que ni siquiera sabía que existían.

En 2012, el gobierno de los Estados Unidos publicó una advertencia sobre las conotoxinas, el veneno de un caracol cono. La advertencia indicaba el peligro potencial de que los terroristas usaran el veneno de conotoxina en aerosol como "arma". Y una vez que los humanos inhalaran el veneno de este caracol, causaría "paro respiratorio". (¿Alguien puede decir "síntomas de COVID-19?") ¡Ocho años después, se encontraría veneno de caracol cono (conotoxina) en la sangre y las heces de pacientes con COVID-19!

El artículo se muestra a continuación; léalo usted mismo. He extraído una parte del resumen en la página siguiente para que pueda leerlo completo.

Conotoxins: Potential Weapons From the Sea

NCJ Number: 240750
Journal: *Bioterrorism & Biodefense* Volume: 3 Issue: 3 Dated: 2012 Pages: 1-4
Author(s): Peter D. Anderson; Gyula Boker
Date Published: 2012
Length: 4 pages

Downloads

⬇ PDF

Annotation
Cone snails are predatory marine animals that kill their prey with powerful venom.

Availability

Find in a Library

Abstract
Conotoxins are a pharmacologically and chemically diverse group of toxins found in the venom. A number of species of cone snails, such as Conus geographus, are deadly to humans. Conotoxins affect numerous neurotransmitter receptors and ion channels in the body. The receptors impacted include nicotinic, adrenergic, NMDA, and serotonergic. Ion

Search the Library
Collection

"Las conotoxinas son un grupo de toxinas con una gran diversidad farmacológica y química que se encuentran en el veneno. Varias especies de caracoles cono, como el Conus geographus, son mortales para los humanos. Las conotoxinas afectan a numerosos receptores de neurotransmisores y canales iónicos del cuerpo... **El efecto más letal de las conotoxinas para los humanos es la parálisis muscular del diafragma, que provoca un paro respiratorio...** En el ámbito de la seguridad nacional existe la preocupación de que ciertas conotoxinas podrían convertirse en armas y usarse como aerosol". [énfasis añadido]

Es posible que haya oído hablar de una organización llamada Foro Económico Mundial (WEF), una organización con sede en Suiza. El WEF ha publicado y respaldado muchas ideas, incluida la idea de que el mundo está superpoblado. A menudo se ha propuesto que la población humana se reduzca sistemáticamente para proteger el planeta y no agotar sus recursos. Su misión es tan sencilla como ellos: "Comprometidos con la mejora del estado del mundo".

Lea este artículo en su sitio web del 11 de septiembre de 2015:

¿Quiere adivinar a qué caracoles asesinos se refieren, lo que les ayudará a mejorar el estado del mundo? Lea una parte del artículo de la página anterior y consideremos la ironía de este artículo.

Creen honestamente que el uso de caracoles asesinos que se encuentran en el fondo del océano puede tener un impacto positivo en nuestro mundo. Las publicaciones han documentado que se sabe que estos caracoles son mortales para los humanos. Sin embargo, el WEF quiere que creamos que pueden ser útiles para mejorar el estado del mundo.

Es una gran coincidencia que este artículo se publicara solo cinco años antes de la pandemia, y luego los científicos descubrieron que quienes dieron positivo en la prueba de COVID tenían rastros de veneno de caracoles asesinos en la sangre y las heces.

No se puede negar que este artículo expone audazmente lo que creo que es la agenda oculta detrás de la pandemia. Debería abrirle los ojos a lo que realmente le sucedió a usted y a sus seres queridos: envenenamiento global. Imaginemos la indignación y las consecuencias de un artículo titulado "CÓMO LOS LETAL TIROTEOS EN LAS ESCUELAS PUEDEN MEJORAR EL ESTADO DEL MUNDO" o "CÓMO LOS ANTIDEPRESIVOS QUE CAUSAN SUICIDIO PUEDEN MEJORAR EL ESTADO DEL MUNDO". ¡Qué absurdo!

El Departamento de Justicia y el Foro Económico Mundial sabían de los venenos de los caracoles cóno y sus efectos potencialmente mortales en toda la raza humana y lo dieron a conocer al mundo años antes. En 2024, dos años después de que informara en los medios de comunicación que el COVID-19 contenía venenos en forma de armas, me presentaron un libro y me dijeron que lo leyera. Publicado en 1992 por el autor de ficción Richard Parry, el libro se llama Venom Virus. Parry describe en detalle y de manera muy científica cómo se ha diseñado un "virus de la gripe" para producir venenos de serpiente en sus víctimas.

A pesar de haber sido escrito tres décadas antes del COVID-19, este libro incluye referencias a la "corona", la "investigación sobre el caracol cóno", el "veneno de cobra" y una oportuna vacuna que salvó vidas a partir de un antiveneno. He leído detenidamente cada página de ese libro, y presenta toda la pandemia de COVID-19 en esta obra de ficción de 1992.

Me pregunto cómo, de la nada, el autor concibió un relato tan detallado de un virus que produce veneno y amenaza a toda la raza humana. ¡Y solo una vacuna de último minuto (a velocidad de la luz) podría detener su propagación! De hecho, en la página 47 del libro *Cómo se creó realmente la pandemia*, estaba escrito claramente para el lector.

¿Conoce el concepto de "programación predictiva"? El investigador Alan Watt fue el primero en definirlo:

> "La programación predictiva es una forma sutil de condicionamiento psicológico que proporcionan los medios de comunicación para familiarizar al público con los cambios sociales que planean implementar nuestros líderes. Si se implementan esos cambios, el público ya estará familiarizado con ellos y los aceptará como progresiones naturales, lo que reducirá la posible resistencia pública y el caos".

La historia de *Venom Virus* es un ejemplo de programación predictiva que se vio en medios impresos, radio, televisión y películas antes del COVID-19.

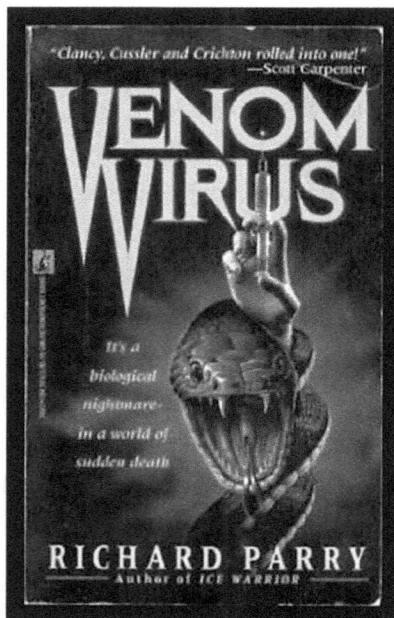

CAPÍTULO 7
La Universidad de Arizona

No le mientas a alguien que piensa demasiado.
Nunca termina bien.
Estas personas han entrenado sus cerebros a
buscar agujeros en una historia.

MINDJOURNAL

MUERTE POR VENENO SIN SER MORDIDO

INVESTIGADORES de la Universidad de Arizona analizaron muestras de sangre de 300 personas que murieron en dos sistemas hospitalarios en agosto de 2021. Todos los pacientes habían muerto mientras recibían tratamiento por COVID-19, y los investigadores buscaron determinar qué podría explicar la causa exacta de su muerte. Los resultados fueron, cuanto menos, impactantes.

El estudio pretendía ayudar a los profesionales médicos a identificar anomalías en los análisis de sangre de las personas fallecidas, con el objetivo de mejorar las tasas de supervivencia globales.

> Los investigadores han identificado lo que puede ser el mecanismo molecular clave responsable de la mortalidad por COVID-19: una enzima relacionada con las neurotoxinas que se encuentran en el veneno de la serpiente de cascabel.
>
> -Rosemary Brandt

El equipo descubrió un único factor común en la sangre de cada uno de los que murieron mientras recibían tratamiento por COVID-19. El título de su artículo fue impactante y todavía aparece en el sitio web de la universidad: "COMO EL VENENO QUE CORRE POR EL CUERPO: LOS

△. | News

STORIES▾   VIDEOS   GALLERIES   IN THE NEWS   CALENDAR   UA@WORK   FOR JOURNALISTS▾   CONTACT US

Like Venom Coursing Through the Body: Researchers Identify Mechanism Driving COVID-19 Mortality

Researchers have identified what may be the key molecular mechanism responsible for COVID-19 mortality – an enzyme related to neurotoxins found in rattlesnake venom.

By Rosemary Brandt, College of Agriculture and Life Sciences
Aug. 24, 2021

INVESTIGADORES IDENTIFICAN EL MECANISMO QUE IMPULSA MORTALIDAD POR COVID-19". La cita de la página 113, de Rosemary Brandt, es el subtítulo del artículo. Utilice la dirección del sitio web que aparece a continuación para revisar el artículo.

news.arizona.edu/story/venom-coursing-through-body-researchers-identify-mechanism-driving-covid-19-mortality

Habían muerto por la presencia de una enzima en la sangre que se encuentra comúnmente en el veneno de la serpiente de cascabel. Y, una vez más, ¿notas que falta algo? El artículo y el trabajo de investigación no mencionan ni correlacionan nada de lo que se encontró en la sangre de quienes murieron por COVID-19 relacionado con los murciélagos, ¡solo veneno de serpiente!

Varios médicos han sostenido continuamente que mi descubrimiento de este documento y trabajo de investigación no indica la presencia de veneno de serpiente en sus cuerpos. Argumentan que ya se ha verificado que la enzima que se encontró existe en la mayoría de los seres humanos, incluidos los que están sanos y otros que tienen enfermedades inflamatorias crónicas.

Algunos en el campo médico han desestimado estos hallazgos, lo que los ha llevado a afirmar que este estudio no prueba la existencia de veneno de serpiente en pacientes con COVID-19, sino más bien un marcador que se encuentra en la enfermedad. Su implicación fue que los pacientes con COVID-19 fueron ingresados en hospitales y finalmente murieron debido a una inflamación grave, descartando cualquier conexión potencial con la información que estaba compartiendo de investigadores y científicos globales. El mundo se estaba infectando con una enfermedad respiratoria que se atribuía falsamente a un virus de murciélago cuando, en realidad, se debía a venenos de serpiente.

Los investigadores de la Universidad de Arizona fueron muy claros en sus hallazgos. Cito tres afirmaciones importantes que aparecen en el artículo a continuación:

> "En este estudio, pudimos identificar patrones de metabolitos que estaban presentes en individuos que sucumbieron (murieron) a la enfermedad", dijo el autor principal Justin Snider, profesor asistente de investigación en el Departamento de Nutrición de la Universidad de Arizona. Los metabolitos que aparecieron revelaron energía celular y disfunción y altos niveles de la enzima sPLA2-IIA. Lo primero era de esperar, pero NO lo segundo ("altos niveles de la enzima sPLA2-IIA").

> **"La mayoría de los individuos sanos tienen niveles circulantes de la enzima sPLA2-IIA que rondan la mitad de un nanogramo por mililitro. Según el estudio, el COVID-19 fue letal en el 63% de los pacientes que tenían COVID-19 grave y niveles de sPLA2-IIA iguales o superiores a 10 nanogramos por mililitro".**

> **"Muchos pacientes que murieron a causa de COVID-19 tenían algunos de los niveles más altos de esta enzima que JAMÁS SE HAYA REPORTADO"**, dijo Chilton, quien **ha estado estudiando la enzima durante más de 3 décadas.** [énfasis añadido]

Incluso si no trabajas en el campo médico, déjame asegurarme de que entiendes completamente las dos últimas citas anteriores. Los humanos sanos tienen niveles de sPLA2-IIA que normalmente miden alrededor de 0,5 ng/ml (*medio nanogramo por mililitro*) en la sangre. ¡Pero la sangre analizada de quienes murieron por COVID-19 tenía sPLA2-IIA igual o MAYOR a 10 ng/ml (10 nanogramos por mililitro)! ¡Eso es 20 veces más alto que la cantidad jamás encontrada en un humano!

Un científico que pasó más de 30 años estudiando esta enzima en particular nunca había visto niveles tan elevados como los encontrados en la sangre de pacientes fallecidos por COVID-19. Los niveles eran tan altos que solo llegaron a una conclusión, que terminó convirtiéndose en el título de su artículo, "COMO VENENO CORRIENDO POR EL CUERPO". Ningún médico había informado nunca de niveles más altos de sPLA2-IIA en humanos, enfermos o sanos, que los encontrados en estos pacientes fallecidos por COVID-19.

En lugar de leer únicamente el artículo de resumen que se ofrece en el sitio web de la Universidad, leí el artículo de investigación original. Me sorprendió descubrir que la misma enzima del veneno de serpiente que encontraron en quienes murieron a causa del COVID-19, la fosfolipasa A2 secretada, se había descubierto por primera vez en el veneno de la cobra real. A continuación, se incluye una captura de pantalla y un enlace a ese estudio:

JCI The Journal of Clinical Investigation

Group IIA secreted phospholipase A_2 is associated with the pathobiology leading to COVID-19 mortality

Justin M. Snider, ... , Maurizio Del Poeta, Floyd H. Chilton

J Clin Invest. 2021;131(19):e149236. https://doi.org/10.1172/JCI149236.

Research Article COVID-19 Inflammation

www.jci.org/articles/view/149236/pdf

Se descubrió que una proteína del veneno de la cobra real, llamada cobratoxina, es una de las proteínas de la espiga del virus SARS-CoV-2. Los investigadores de Arizona descubrieron en la sangre de pacientes fallecidos con COVID-19 una enzima del veneno de serpiente en niveles 20 veces más altos que nunca antes vistos, y esta enzima, ahora me enteré, fue descubierta por primera vez también dentro del veneno de una cobra real. Puedes llamarlo proteínas de la espiga. Puedes llamarlo veneno de la cobra real. Puedes llamarlo sPLA-2IIA. Pero, sean cuales sean las palabras que elijas, sigue siendo veneno de serpiente. Así de simple.

TÚ DICES "AGUA". YO DIGO "H2O".

Imaginemos un debate entre químicos y profanos. Muéstrenles tres fotografías: una de un lago, otra de un océano y otra de un vaso de agua. Pregúntenles a los químicos y a los profanos qué ven en las tres imágenes. Los profanos dirán "agua".

Ahora bien, los químicos podrían decir: "Son dos moléculas de hidrógeno y una de oxígeno. Y las tres moléculas están suspendidas en uno de sus múltiples estados conocidos, líquido".

¿Quién tiene razón? Ambos. Imaginemos que los observamos desde distintos puntos del mundo mientras debaten cómo llamar a estas imágenes de "agua". Bienvenidos a mi mundo de los últimos años. Hay un acalorado debate entre científicos y profesionales médicos sobre la afirmación del Dr. Ardis de que "el COVID-19 es causada por venenos".

No importa cómo se lea la historia. La gente murió de COVID-19 porque tenía niveles circulantes de enzimas de veneno de serpiente en sus cuerpos. Fue un envenenamiento global, punto. Gracias, Universidad de Arizona, por su investigación ética y honesta. ¡Sus contribuciones y esfuerzos por resolver un misterio mundial son dignos de elogio! En mi opinión, usted merece el Premio Nobel de Medicina!

Mientras aprendía más y más sobre la conexión entre el veneno y el COVID, me topé con una entrevista con uno de los cofundadores originales de Moderna, Derrick Rossi. Lee el título de este artículo:

"EL COFUNDADOR DE MODERNA USA LA TECNOLOGÍA DEL ARNM PARA TRATAR LAS MORDEDURAS DE SERPIENTES VENENOSAS"

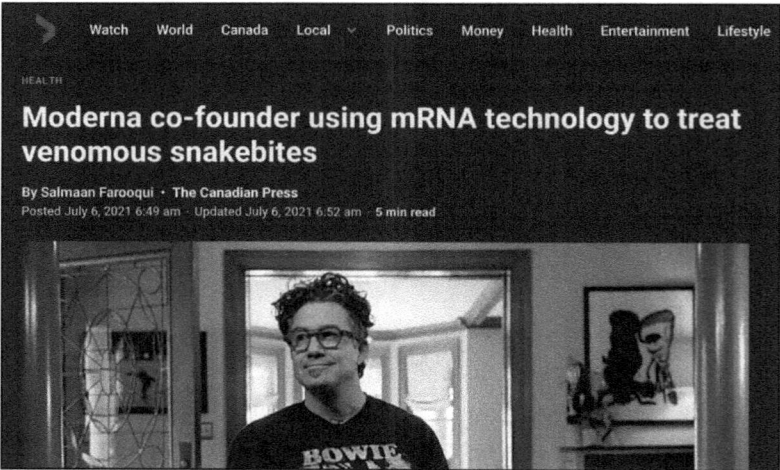

En este artículo (publicado el 6 de julio de 2021 por GlobalNews.com) se menciona que las vacunas contra el COVID-19 fueron anunciadas y acreditadas a una empresa llamada Moderna. Según el artículo, el cofundador de Moderna ha concedido numerosas entrevistas a los medios de comunicación sobre la nueva empresa farma.

"En una entrevista, mencionó de pasada que el ARNm podría tener más usos que las vacunas, como los antisueros (antiveneno) utilizados para tratar las mordeduras de serpientes venenosas".

"Ese comentario llamó la atención de los científicos de la comunidad especializada en mordeduras de serpientes y, finalmente, llevó a Rossi a convertirse en asesor de una empresa llamada Ophirex, que está trabajando en una píldora que podría ayudar a salvar la vida de las personas inmediatamente después de una mordedura de serpiente".

Obviamente, tuve que averiguar todo lo que jamás había oído sobre esta empresa, Ophirex. Según pitchbook.com, "Ophirex se fundó en 2015". Como se puede ver en la siguiente captura de pantalla, tomada del mismo sitio web, Derrick Rossi aparece como asesor y miembro del directorio de Ophirex.

Ophirex Board Members (7)

Name	Representing	Role
Curt LaBelle MD	AXA Investment Managers	Board Member
Derrick Rossi Ph.D	Self	Board Member
Hans Bishop	Self	Board Member
Howard Pien	Self	Board Member
Jeremiah Harrison Ph.D	Self	Co-Founder & Board Member

pitchbook.com/profiles/company/230989-33#board

¿QUIÉN PAGA LA INVESTIGACIÓN Y POR QUÉ?

En el sitio web de Ophirex hay una sección titulada "FINANCIACIÓN Y COLABORACIÓN". Quería saber quién los financiaba, así que investigué en profundidad. No podía creer las organizaciones que apoyaban a esta empresa, ni tampoco la cantidad de dinero que se estaba invirtiendo en este tipo de desarrollo de medicamentos.

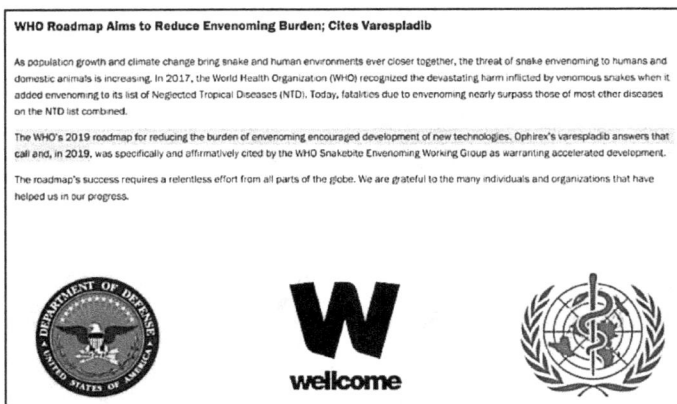

WHO Roadmap Aims to Reduce Envenoming Burden; Cites Varespladib

As population growth and climate change bring snake and human environments ever closer together, the threat of snake envenoming to humans and domestic animals is increasing. In 2017, the World Health Organization (WHO) recognized the devastating harm inflicted by venomous snakes when it added envenoming to its list of Neglected Tropical Diseases (NTD). Today, fatalities due to envenoming nearly surpass those of most other diseases on the NTD list combined.

The WHO's 2019 roadmap for reducing the burden of envenoming encouraged development of new technologies. Ophirex's varespladib answers that call and, in 2019, was specifically and affirmatively cited by the WHO Snakebite Envenoming Working Group as warranting accelerated development.

The roadmap's success requires a relentless effort from all parts of the globe. We are grateful to the many individuals and organizations that have helped us in our progress.

¿Quiénes son los inversores de Ophirex? Según la captura de pantalla anterior, encontramos tres entidades (enumeradas a continuación):

- Departamento de Defensa de los Estados Unidos (DoD)
- Wellcome Trust (la máquina de financiación del Foro Económico Mundial)
- Organización Mundial de la Salud (OMS)

Así es, las tres organizaciones están financiando a Ophirex para fabricar un medicamento oral para el envenenamiento por mordedura de serpiente (envenenamiento por veneno). Y esto comenzó cinco años antes de que se iniciara la pandemia de COVID-19. Y quiero decir "iniciar".

Es muy importante para mí destacar en qué estaba realizando investigaciones específicas Ophirex con su medicamento antiveneno oral durante el COVID-19. Poco después de que expuse por primera vez este sitio web y su investigación en el documental *Watch the Water* y las entrevistas de Health Ranger, se eliminó y borró toda evidencia en su sitio web sobre su investigación sobre el COVID-19. La misma investigación que era tan crítica que el Departamento de Defensa, la OMS y el Wellcome Trust, que les pagaban millones, fue eliminada de repente.

Cuando revisé por primera vez el sitio web de Ophirex a principios de 2022, presentaban de manera destacada dos estudios de investigación principales para su medicamento antiveneno oral llamado Varespladib que estaban en la etapa de "Desarrollo". El primer estudio se denominó B.R.A.V.O., que es un acrónimo de Broad-spectrum Rapid Antidote: Varespladib Oral for Snakebite (Antidoto rápido de amplio espectro: Varespladib oral para mordeduras de serpiente). Mientras escribo este libro, Ophirex todavía muestra de forma destacada este mismo estudio en su sitio web.

El segundo estudio que solía mostrarse de forma destacada durante el COVID se titulaba "S.T.A.I.R.S." ¡Fue un estudio que Ophirex eliminó de su sitio web después de que animé a audiencias de todo el mundo a visitarlo y revisarlo! Gracias a WaybackMachine (una herramienta de archivo de Internet), puedo confirmar que el estudio S.T.A.I.R.S. estuvo destacado en su sitio hasta 2023. Por alguna razón, Ophirex no quiere que sepas sobre su estudio S.T.A.I.R.S., al que llegaré pronto.

Me intrigó la cantidad de empresas globales que estaban financiando el desarrollo de este medicamento. ¿Cómo esta pastilla antiveneno oral salva la vida de una víctima de mordedura de serpiente? Incluso ahora, en el sitio web de Ophirex, hay una página que explica el mecanismo del medicamento antiveneno oral, y leer este capítulo debería hacer que se le hunda el corazón, como me pasó a mí. Recién salido de la imprenta, léalo usted mismo.

El medicamento de Ophirex, que nuestro Departamento de Defensa, Wellcome Trust y la OMS han estado financiando desde 2015, está diseñado para desactivar "la sPLA2 del veneno, sin importar de qué tipo sea o cómo se vea por fuera".Lea el segundo párrafo en la siguiente captura de pantalla. ¿Alguien tiene COVID-19?

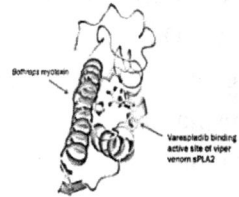

The right molecule to inhibit sPLA2

All venom sPLA2 toxins have the same groove in the "active" part of the venom, which is critical for the venom to work and has not changed over millions of years. Varespladib fits into this universal groove like a wedge, disabling the venom sPLA2 – no matter what type it is or what it looks like on the outside.

In animal models challenged with snake venoms from across the globe, varespladib has shown unparalleled efficacy, rescuing animals from 100% (or more) lethal doses of venoms. In our large animal (porcine) studies, we saw varespladib repeatedly reverse venom-induced paralysis, restore blood clotting, and save lives, outperforming gold standard antivenoms.

Salvador et al. 2019

"En modelos animales expuestos a venenos de serpientes de todo el mundo, el varespladib ha demostrado una eficacia sin precedentes, rescatando a los animales de dosis letales de venenos del 100 % (o más). En nuestros estudios con animales grandes (porcinos), vimos que el varespladib revertía repetidamente la parálisis inducida por veneno, restauraba la coagulación sanguínea y salvaba vidas, superando a los antivenenos de referencia".

EL ESTUDIO S.T.A.I.R.S.

En este capítulo, les presenté a los investigadores de la Universidad de Arizona que descubrieron el biomarcador (marcador sanguíneo) responsable de las muertes de todos los pacientes de COVID-19. Descubrieron que una enzima llamada sPLA2 es responsable de los resultados perjudiciales y mortales para la salud. Sorprendentemente, durante años, el Ejército de los EE. UU., la OMS y el Wellcome Trust global habían estado financiando la investigación para encontrar una solución a esta misma enzima con el fin de crear un "antídoto oral" para la inminente pandemia de COVID-19. Habían invertido en un medicamento oral para el veneno de serpiente cinco años antes de que se propagaran por todo el mundo las proteínas del veneno de serpiente llamadas proteínas de la espícula.

Ahora que ya conoces con precisión el propósito y el objetivo de su píldora antídoto (sPLA2), debo revelar el segundo estudio que eliminaron de su sitio web. Se trata del estudio S.T.A.I.R.S. al que hice referencia anteriormente. Aquí tienes la página web de Ophirex en Waybackmachine, que puedes consultar tú mismo.

El estudio S.T.A.I.R.S. de Ophirex utilizó su medicamento antiveneno oral para víctimas de mordeduras de serpiente y trató a pacientes con COVID-19 con él, ¡y funcionó! Aquí hay una captura de pantalla de un enlace en waybackmachine.org que muestra el resumen del estudio y una dirección web para la misma página.

web.archive.org/web/20220416080337/https://clinicaltrials.gov/ct2/s how/NCT04969991

En caso de que sea demasiado pequeño para leer, la oración resaltada dice:

> "Se trata de un estudio de fase 2, multicéntrico, aleatorizado, doble ciego y controlado con placebo, de 2 partes, diseñado para evaluar la seguridad, la tolerabilidad y la eficacia del varespladib oral, además del tratamiento estándar, en pacientes hospitalizados con COVID-19 grave causado por el SARS-CoV-2".

¿Qué encontraron los investigadores de Arizona en la sangre de todos los pacientes de COVID-19 que murieron en los hospitales? Niveles letales de sPLA2, la misma enzima del veneno de serpiente que se está financiando para tratar el fármaco oral de Ophirex. Para mí, este fue el momento revelador definitivo. Supe que el Departamento de Defensa, la OMS y el Wellcome Trust estaban pagando un antídoto para su virus venenoso, al que llamaron SARS-CoV-2.

Si esta información no es una revelación sorprendente, ¿cuánto más claras pueden ser las revistas médicas al revelar la similitud entre las mordeduras de serpiente (veneno) y los síntomas de COVID-19? *El British Medical Journal* creó este artículo en medio de la pandemia. Lea el título del artículo en la siguiente captura de pantalla para responder a este acertijo.

Commentary

BMJ Global Health ## Snakebites and COVID-19: two crises, one research and development opportunity

Diogo Martins [1,2] Julien Potet [3] Isabela Ribeiro[4]

As the world battles COVID-19, other long-standing global health challenges continue to cause illness, suffering and death. Among them is the neglected crisis of snakebite envenoming (SBE): in the year after the COVID-19 pandemic was declared, an esti-

Summary box

► Despite inherent differences, Snakebite Envenoming and COVID-19 have much in common in terms of research and development (R&D) challenges and opportunities.

BMJ Glob Health: first published as 10.1136/bmjgh-2021-0

¿Leíste el título? Permíteme resaltar el primer punto del cuadro de resumen de la captura de pantalla en la esquina inferior derecha.

"A pesar de las diferencias inherentes, **el envenenamiento por mordedura de serpiente y el COVID-19 tienen mucho en común** en términos de desafíos y oportunidades de investigación y desarrollo (I+D)". [énfasis añadido]

El *British Medical Journal* (BMJ) revela las similitudes entre el COVID-19 y las mordeduras de serpiente. Una vez más, no se menciona ningún murciélago. Bueno, déjame preguntarte algo. ¿Qué similitudes existen entre las mordeduras de serpiente y el COVID-19 que hacen que su investigación y desafíos sean similares? Los esfuerzos de investigación y desarrollo en medicina son únicos. Estudia el proceso de la enfermedad e intenta comprender qué está causando los síntomas.

Según BMJ, las mordeduras de serpiente y el COVID-19 comparten muchas similitudes en la investigación. Al investigar las mordeduras de serpiente, te darás cuenta de que los síntomas del COVID-19 los reflejan y ambos comparten la misma causa interna de muerte o enfermedad. Por lo tanto, la investigación de ambos tiene "mucho en común". Tanto los pacientes con mordeduras de serpiente como los de COVID-19 tienen varios venenos de cobras, serpientes krait y más en sus cuerpos. Por lo tanto, sus descubrimientos y desafíos en la investigación de ambos serían los mismos.

¿Qué pasa con la referencia a las oportunidades de desarrollo? ¿Qué se desarrolla en última instancia como resultado de los esfuerzos y descubrimientos de la mayoría de las investigaciones médicas? Los medicamentos o vacunas se "desarrollan" a partir de investigaciones para tratar la enfermedad que se está estudiando. El BMJ sugiere que el estudio de las mordeduras de serpiente y el COVID-19 dará como resultado hallazgos de investigación similares y desafiantes, que conducirán a una cura que aborde ambos problemas.

Entra Ophirex y su medicamento Varespladib, el "salvador" oral que aborda la sPLA2 que se encuentra en los venenos de las víctimas de mordeduras de serpiente. Y milagrosamente, según las dos primeras fases de los ensayos a los que se hace referencia en su sitio, ¡también funciona para las víctimas del COVID-19! Sostengo que las similitudes entre el COVID-19 y las mordeduras de serpiente son los venenos de serpiente que se encuentran en ambas.

LA ROSA ENTRE LAS ESPINAS

El descubrimiento más emocionante de toda mi investigación sobre el COVID-19 y las proteínas del veneno fue la enorme cantidad de estudios que demuestran que existen muchas curas y antídotos naturales para los venenos de todo el mundo. Durante más de cien años, la ciencia ha estado estudiando y publicando estas soluciones naturales para los venenos en humanos. Era una extensa base de datos de investigación que había reunido.

Después de un año y medio de mi investigación para estos antídotos, me reuní en privado con el Dr. Ed Group y su increíble equipo en GlobalHealing.com. Comenzamos a buscar y probar varias plantas y minerales de todas partes para crear una fórmula increíble. No se parece en nada a la píldora financiada por el Departamento de Defensa o la OMS y propiedad de Ophirex.

Nuestro producto se llama Foreign Protein Cleanse. Cada ingrediente fue obtenido y agregado para tratar un efecto secundario específico de los venenos encontrados en todos los pacientes con COVID-19. En el Capítulo 12, explicaré cada ingrediente en detalle y cómo cada ingrediente ayuda específicamente a mejorar y salvar vidas.

Hablando de salvar vidas, ¿has oído a los médicos de todo el mundo referirse a las vacunas contra el COVID-19 como "inyecciones anticoagulantes"? Ahora es el momento de que te explique todo lo que necesitas saber sobre este problema de coagulación sanguínea relacionado con el COVID y las vacunas, y las soluciones conocidas. Si tienes sangre fluyendo por tus venas y quieres que esa sangre siga fluyendo con normalidad durante el resto de tu vida, debes leer el siguiente capítulo.

Ahora vamos a profundizar en las vacunas contra el COVID-19 y te mostraré exactamente lo que creo que está causando todos los casos de coagulación sanguínea potencialmente mortales que se han reportado en todo el mundo. ¿Quieres adivinar lo que encontré? ¡Estoy muy emocionada de mostrártelo!

CAPÍTULO 8

Houston, ¡Tenemos un problema de coagulación!

UNA AUTORIZACIÓN DE EMERGENCIA PARA CAUSAR DAÑO

A FINALES DE 2020, la FDA concedió la autorización de uso de emergencia de las vacunas contra el COVID-19 y los estadounidenses empezaron a recibir las inyecciones el 14 de diciembre de ese mismo año. Durante el verano de 2021, un médico increíblemente valiente de la Columbia Británica (Canadá) empezó a expresar su preocupación por sus propios pacientes. El doctor Charles Hoffe se dio cuenta de que muchos de sus pacientes se quejaban de síntomas que parecían indicar una gran coagulación sanguínea interna.

Actuando solo y en beneficio de sus pacientes, realizó un sencillo análisis de sangre a todas las personas a las que había vacunado contra el COVID-19. Los resultados alarmantes le llevaron a hacer público que el 62 % de sus pacientes vacunados contra el COVID presentaban marcadores elevados de coagulación sanguínea en las pruebas de laboratorio. También mencionó que la coagulación sanguínea se verificaba mediante un análisis de sangre llamado prueba del dímero D, del que nunca había oído hablar antes.

Como cualquier buen investigador o médico, sentí la necesidad de aprender más sobre esta prueba del dímero D. ¿Qué era y cómo se interpretaban los resultados de la prueba? En pocas palabras, quería saber qué indica una prueba de dímero D elevado. ¿Y cuáles son las causas de los dímeros D elevados?

Me puse en contacto con un par de cardiólogos que conocía personalmente y les pregunté sobre esta prueba de dímero D. Me confesaron que ambos también habían buscado información sobre esta prueba, debido a los hallazgos del Dr. Hoffe. No debe haber sido una prueba muy común.

Era hora de tomar un curso intensivo sobre pruebas de dímero D, comenzando en línea. En mi búsqueda, escribí "Cómo interpretar los dímeros D elevados". Esperaba aprender qué laboratorios realizan este tipo de prueba, qué significa un resultado elevado y también qué buscar cuando los resultados son elevados. Sabía que estaba relacionado con la confirmación de coágulos, pero desconocía la explicación de la industria médica y farmacéutica sobre por qué la sangre de un paciente produce estos llamados dímeros D elevados.

Esto es lo que arrojó mi pregunta en Google: un artículo publicado originalmente en 2019 y revisado posteriormente en 2022.

Interpretación: El dímero D es el producto de degradación (descomposición) de la fibrina reticulada (proteína de la coagulación)...

Esto significa que el dímero D es una forma de medir los coágulos dentro del cuerpo humano que se están descomponiendo específicamente. Solo dos cosas descomponen los coágulos sanguíneos:

1) El "anticoagulante" natural del propio cuerpo, llamado plasmina, o

2) Medicamentos recetados como heparina, warfarina o Coumadin, que deben ser recetados por un médico.

En cualquier caso, los dímeros D solo aparecen elevados en un análisis de sangre si el cuerpo, por sí solo o con la ayuda de medicamentos, está disolviendo los coágulos. Lo que necesito que entiendas es que la prueba del dímero **D NO** te dice qué está **causando** los coágulos. Solo te dice que hay un coágulo o que hay múltiples coágulos en alguna parte del cuerpo y que se están descomponiendo.

Solo después de revisar el artículo anterior en *Medscape*.com pude entender qué significaban los dímeros D elevados.

Interpretation

D-dimer is the degradation product of crosslinked fibrin; therefore, it reflects ongoing activation of the hemostatic system. Since there is constant minimal physiologic fibrin formation and degradation in vivo, healthy individuals have a minimal D-dimer level.

Elevated D-dimer levels reflect ongoing activation of the hemostatic and thrombolytic system, providing clinical utility in the following:

- Evaluation of thrombus formation

- Ruling out DVT (discussed further below)

- Monitoring anticoagulative treatment (a decreasing value indicates effective treatment)

- Disseminated Intravascular coagulation (DIC)

El artículo de *Medscape* presta especial atención a los cuatro puntos porque ayudan a orientar las recomendaciones para un médico que supervisa la atención de un paciente en el que se ha detectado un aumento de dímeros D. El primer punto establece que el médico debe evaluar de inmediato al paciente para detectar *la formación de trombos*, que es un término médico para los coágulos de sangre. Depende de su médico encontrar dónde se encuentra el coágulo de sangre mediante pruebas de detección como Doppler, ecografía, resonancia magnética, tomografía computarizada u otras.

El segundo punto dice que si su paciente tiene dímeros D elevados, descarte la TVP, que significa trombosis venosa profunda. TVP significa literalmente un coágulo de sangre en la profundidad de una vena, que generalmente se encuentra en la parte inferior de las piernas de un paciente. Una vez más, el dímero D elevado no le dice qué está causando la coagulación, solo que hay coagulación en alguna parte.

El tercer punto dice que los médicos deben "controlar el tratamiento anticoagulante", lo que significa verificar si el paciente está tomando algún medicamento recetado para disolver coágulos sanguíneos, como warfarina, heparina o Coumadin. Si están siendo tratados con esos medicamentos, el laboratorio simplemente está indicando que se asegure de que la dosis sea correcta para el paciente porque esos medicamentos disuelven coágulos, y la disolución de coágulos conduce a un aumento o elevación de los dímeros D. ¿Qué sucedería si estos medicamentos estuvieran en una dosis demasiado alta para el paciente y estuvieran descomponiendo los coágulos demasiado rápido? Podría diluir la sangre tanto que el paciente se desangraría hasta morir por hemorragia interna y externa.

Esto fue un gran problema para el Dr. Hoffe porque el 62% de sus pacientes vacunados contra el COVID-19 tenían niveles elevados de dímeros D. Si todos sus pacientes también estuvieran tomando warfarina, heparina u otros medicamentos anticoagulantes, este habría sido un hallazgo normal en sus análisis de sangre. Nunca habría concedido una sola entrevista a los medios expresando su preocupación por los niveles elevados de dímeros D si sus pacientes estuvieran tomando estos medicamentos anticoagulantes.

La verdad es que NINGUNO de sus pacientes debería haber tenido niveles elevados de dímeros D a menos que les estuviera recetando a todos un medicamento anticoagulante. Pero no era así, por eso tuvo que advertir al mundo sobre las vacunas de ARNm. La propia plasmina de sus pacientes estaba ocupada descomponiendo los coágulos que se formaron **después** de que recibieron las inyecciones contra el COVID-19.

El cuarto punto indica a los médicos que busquen una posible "coagulación intravascular diseminada". Esto simplemente se refiere a pequeños coágulos de sangre en los vasos sanguíneos pequeños de todo el cuerpo.

¡ALLÍ ESTABA EN LA BALA NÚMERO 5!

Les mostré los primeros cuatro puntos del artículo de *Medscape,* pero en realidad son cinco. Mientras me desplazaba hacia abajo, me sorprendí cuando llegué al número cinco. Allí estaba impreso. Léanlo ustedes mismos en el recuadro inferior izquierdo de la siguiente captura de pantalla: ¡Envenenamiento por veneno de serpiente!

Interpretation

D-dimer is the degradation product of crosslinked fibrin; therefore, it reflects ongoing activation of the hemostatic system. Since there is constant minimal physiologic fibrin formation and degradation in vivo, healthy individuals have a minimal D-dimer level.

Elevated D-dimer levels reflect ongoing activation of the hemostatic and thrombolytic system, providing clinical utility in the following:

- Evaluation of thrombus formation

- Ruling out DVT (discussed further below)

- Monitoring anticoagulative treatment (a decreasing value indicates effective treatment)

- Disseminated intravascular coagulation (DIC)

- Snake venom poisoning

¿Cuántos médicos saben que cuando los resultados de laboratorio de sus pacientes muestran niveles elevados de dímeros D, se supone que deben buscar envenenamiento por veneno de serpiente? ¿Y cuáles son las probabilidades de que el 62 % de todos los pacientes del Dr. Charles Hoffe hayan sido mordidos por serpientes después de ser vacunados contra el COVID-19? No es necesario que responda. La probabilidad es del cero por ciento.

Cuando revisé las entrevistas del Dr. Hoffe en línea, descubrí rápidamente que había administrado la vacuna Moderna contra el COVID-19 a todos sus pacientes, lo que me llevó a mi siguiente línea de pensamiento. Bueno, si el artículo de Medscape les dice a los médicos que busquen "envenenamiento por veneno de serpiente", eso es exactamente lo que hice. Para averiguar si puede haber veneno de serpiente responsable de los niveles elevados de dímeros D encontrados en las personas vacunadas contra el COVID-19, primero tuve que averiguar quién fabricó las vacunas, para luego poder profundizar en sus estudios de investigación. Pensé que me dirían qué ponen dentro de sus inyecciones. *¡Es hora de averiguar quién creó las vacunas Moderna contra el COVID-19!*

Varios artículos en línea mostraban los nombres de los dos científicos de la Universidad de Pensilvania que fueron los creadores. Nunca había oído hablar de estas dos personas, y probablemente usted tampoco. Los científicos que inventaron las vacunas de ARNm contra el COVID-19 son Katalin Kariko y Drew Weissman y por eso recibieron el Premio Nobel de Medicina en octubre de 2023. Su tecnología de ARNm se utilizó para fabricar las vacunas de Pfizer y Moderna contra el COVID-19.

Ahora que tenía sus nombres y caras, mi siguiente pensamiento fue: ¿Katalin Kariko y Drew Weissman tienen algún estudio de investigación publicado sobre el desarrollo de esta tecnología de ARNm y se menciona alguna mención del veneno de serpiente en sus estudios de investigación? Podría ser útil si tuvieran algo que revelara el posible uso de veneno de serpiente en los ingredientes de sus vacunas contra el COVID-19, en particular las vacunas que el Dr. Hoffe había inyectado a sus pacientes.

La siguiente captura de pantalla es uno de los primeros estudios con los que me encontré:

Published online 3 August 2011   *Nucleic Acids Research, 2011, Vol. 39, No. 21*   **9329–9338**
doi:10.1093/nar/gkr586

Nucleoside modifications in RNA limit activation of 2′-5′-oligoadenylate synthetase and increase resistance to cleavage by RNase L

Bart R. Anderson[1], Hiromi Muramatsu[2], Babal K. Jha[3], Robert H. Silverman[3], Drew Weissman[1] and Katalin Karikó[2,*]

[1]Department of Medicine, 3610 Hamilton Walk, 522B Johnson Pavilion, University of Pennsylvania, Philadelphia, PA 19104, [2]Department of Neurosurgery, 371 Stemmler Hall, University of Pennsylvania, Philadelphia, PA 19104 and [3]Department of Cancer Biology NB40, Lerner Research Institute, Cleveland Clinic, 9500 Euclid Avenue, Cleveland, OH 44195, USA

Received April 17, 2011; Revised June 27, 2011; Accepted June 30, 2011

La instantánea de arriba es un artículo de Pubmed.gov, un sitio web que archiva artículos científicos publicados y revisados por pares. Para recuperar este artículo, escribí solo estas palabras clave: Katalin Kariko, Drew Weissman e investigación sobre veneno de serpiente, y apareció este estudio de 2011. Todo lo que buscaba era cualquier referencia al "veneno de serpiente", y no tuve que leer mucho. En la página siguiente hay una captura de pantalla de su método para fabricar su tecnología de ARNm para COVID-19.

> The presence of Ψ has been shown to enhance the stability of RNA secondary structures, but has not previously been demonstrated to cause resistance to nucleases. RNA containing Ψ was cleaved efficiently by RNase A, RNase H (36), RNase T1, RNase T2, nuclease P1 and snake venom phosphodiesterase, although there is some indication that pancreatic diesterase and snake venom phosphodiesterase may cleave Ψ-RNA with reduced efficiency (37). A previous report based on cleavage of a $C_{11}N_2C_7$ oligo RNA showed that RNA containing 2′-deoxy-2′-α-fluorouridine was bound by RNase L but cleaved slowly, whereas RNA containing 2′-O-methyluridine was not bound by RNase L (38). Here, we used a similar approach

Allí, a simple vista, estaban las palabras escritas con mucha claridad: veneno de serpiente. Los dos científicos ganadores del Premio Nobel tenían componentes de veneno de serpiente enumerados en todos y cada uno de los artículos de investigación, desde 2009 hasta 2020, en sus inyecciones. ¿Y quién estaba financiando estos estudios para hacer inyecciones de terapia génica de ARNm que ahora leo que pueden contener "fosfodiesterasa de veneno de serpiente"?

Los Institutos Nacionales de Salud (NIH) habían financiado los estudios de investigación de Drew Weissman y Katalin Kariko para crear "ARNm para terapia génica", como se subraya en la captura de pantalla a continuación.

FUNDING

National Institutes of Health (R01AI50484 and R21DE019059 to D.W.; T32GM07229, T32DK07748 and T32RR007063 to B.R.A.; R01NS029331 and R42HL87688 to K.K.; R01CA044059 to R.H.S). Funding for open access charge: National Institutes of Health (grant R42HL87688 to K.K.).

Conflict of interest statement. K.K. and D.W. have formed a small biotech company RNARx that receives funding from the National Institutes of Health to explore the use of nucleoside-modified mRNA for gene therapy.

ic.oup.com/nar/article/39/21/9329/1093

Penn Medicine News

News Releases | News Blog | Publications & Special Projects | Internal Newsletters | Subsc

Katalin Karikó and Drew Weissman, Penn's Historic mRNA Vaccine Research Team, Win 2023 Nobel Prize in Medicine

Highest Honor Bestowed for Foundational Discoveries that Gave the World a Vaccine to Fight COVID-19 Pandemic

October 02, 2023

PHILADELPHIA – The University of Pennsylvania messenger RNA pioneers whose years of scientific partnership unlocked understanding of how to modify mRNA to make it an effective therapeutic—enabling a platform used to rapidly develop lifesaving vaccines amid the global COVID-19 pandemic—have been named winners of the 2023 Nobel Prize in Physiology or Medicine. They become the 28th and 29th Nobel laureates affiliated with Penn, and join nine previous Nobel laureates with ties to the University of Pennsylvania who have won the Nobel Prize in Medicine.

Nearly three years after the rollout of mRNA vaccines across the world, **Katalin Karikó, PhD**, an adjunct professor of Neurosurgery in Penn's Perelman School of Medicine, and **Drew Weissman**,

Photo Credit: Peggy Peterson Photography for Penn Medicine

La captura de pantalla en la página anterior está tomada de *Penn Medicine News* y se refiere a su obtención del Premio Nobel de Medicina en 2023 y su trabajo en la Universidad de Pensilvania.

Fue un descubrimiento emocionante porque finalmente entendí qué hacer a continuación para ayudar a las personas con estas "inyecciones anticoagulantes". Supuse que la solución sería fácil de encontrar porque sabía que estos dos no estaban realmente ordeñando serpientes en su laboratorio de la Universidad de Pensilvania para obtener veneno. En cambio, sabía que estaban obteniendo de alguna empresa el componente muy específico del veneno llamado "fosfodiesterasa del veneno de serpiente" para su invención. Estos dos científicos no me parecieron expertos en serpientes.

¿Qué hace la fosfodiesterasa del veneno de serpiente en el cuerpo humano, de todos modos? No lo sabía y tuve que buscarlo para ver si ayudaba a explicar lo que se estaba informando en todo el mundo: coágulos de sangre por las inyecciones contra el COVID-19.

Aquí hay una captura de pantalla de una publicación que encontré en línea titulada "FOSFODIESTERAS (PDES) DE VENENOS DE SERPIENTE: APLICACIONES TERAPÉUTICAS".

Review Article

Phosphodiesterases (PDEs) from Snake Venoms: Therapeutic Applications

Author(s): Bushra Uzair, Barkat A. Khan*, Noureen Sharif, Faiza Shabbir and Farid Menaa

Volume 25, Issue 7, 2018

Page: [612 - 618]   Pages: 7

DOI: 10.2174/0929866525666180628160616

Price: $65

Purchase PDF

Abstract

Background: Snake venom, a highly poisonous and active venomous snake's secretion, is a complex mixture of inorganic cations, carbohydrates, lipids, proteins, peptides, toxins and hydrolytic enzymes of importance including Phosphodiesterases (PDEs). These snake venom hydrolytic enzymes interfere in different physiological processes. Snake venom PDEs have several roles to metabolize extracellular nucleotides and to regulate nucleotide based intercellular signalling mechanisms including platelet aggregation, which can lead to death and debilitation in cardiac arrest and strokes in patients having cerebro-vascular and cardiovascular diseases, hypertension and atherosclerosis which is the primary cause of life-threatening diseases such as, stroke and myocardial-infarction.

Conclusion: PDEs are used to synthesize modified oligonucleotides, which are useful in potential therapeutic applications. Characterization of PDEs from different snake venoms has potential in identifying new anticoagulants that target specific active sites, which leads to the treatment of haemostatic disorders. Here, we review the snake venom PDEs potential therapeutic activity against platelet aggregation which could provide ideal platforms to design drugs for treatment or to fight against unwanted clots formation.

Keywords: PDEs, cAMP, cGMP, ADP, oligonucleotides, platelet aggregation.

Citando la captura de pantalla:

> "Las fosfodiesterasas del veneno de serpiente tienen varias funciones... incluida la agregación plaquetaria (¡coagulación sanguínea!), que puede provocar muerte y debilitamiento en caso de paro cardíaco y accidentes cerebrovasculares". [énfasis añadido]

Este componente del veneno de serpiente, que según la ciencia provoca coagulación sanguínea, también aparece en cada uno de los estudios de investigación de los inventores de las vacunas de ARNm contra el COVID-19. Los dímeros D elevados pueden ser evidencia de "intoxicación por veneno de serpiente".

Mi siguiente tarea fue ver si podía identificar proveedores de fosfodiesterasa de veneno de serpiente. Cuando busqué en Google "proveedores de fosfodiesterasa de veneno de serpiente", me apareció una empresa llamada Innovative Research. Se trata de una empresa que fabrica o recolecta venenos directamente de serpientes.

La empresa dice que la fuente de fosfodiesterasa de veneno de serpiente que venden en su sitio es de serpientes de cascabel. Mire la página de su producto a continuación. Dice que hay cuatro cosas conocidas que destruyen la toxicidad de la fosfodiesterasa de veneno de serpiente que están vendiendo. La empresa de veneno advierte a los investigadores que la exposición a nutrientes específicos puede destruir la toxicidad de esta toxina de veneno de serpiente.

A continuación se muestra una lista de antídotos de fácil acceso para los problemas causados por la vacuna con veneno de serpiente subrayada en la captura de pantalla y citada por separado debajo de la imagen. Me emocionó difundir la noticia de que "el glutatión, el NAC, la vitamina C y el EDTA" ofrecían esperanza a las personas vacunadas en todo el mundo que luchaban contra la coagulación sanguínea.

Snake Venom Phosphodiesterase | Purified Lyophilized

IDBRPDEILY100UN
Innovative Research
$160⁰⁰

Volume

100 un

Quantity

1

ADD TO CART

Snake Venom Phosphodiesterase I Purified lyophilized from Innovative Research is prepared by process of Williams, Sung and Laskowski, JBC, 236, 1130 (1961) and treated to inactivate contaminating 5Æ-nucleotidase activity according to Sulkowski and Laskowski, Biochim. Biophys. Acta, 240, 443 (1961). This is a lyophilized in vials. This product is useful successively hydrolyzing 5Æ-mononucleotides from 3Æ-OH-terminated riboand deoxyribo-oligonucleotides. The enzyme has an optimal pH range of 9.8-10.4 and a molecular weight of 115 kDa. Phosphodiesterase is inhibited by reducing agents such as glutathione, The enzyme has an optimal pH range of 9.8-10.4 and a molecular weight of 115 kDa. It is inhibited by reducing agents such as glutathione, cysteine and ascorbic acids and completely inhibited by 5 mM EDTA. ATP, ADP and AMP are partial inhibitors. The enzyme has an absolute requirement for Mg2+. More Details: Source: Rattlesnake Venom Storage Conditions: -20⬜C Please note ¢ this product replaces our old product number IRWBE0012 (same product, new number). At Innovative Research, we provide reliable, consistent products that deliver reliable, consistent results.

www.innov-research.com/products/snake-venom-phosphodiesterase-i-purified-lyophilized

Fue increíblemente emocionante descubrir que había cuatro posibles soluciones enumeradas para desintoxicar y reducir la toxicidad de este componente del veneno de serpiente que coagula la sangre en las vacunas contra el COVID-19. ¡Ahora estábamos llegando a alguna parte! El glutatión, el NAC, la vitamina C y el EDTA podrían ser una solución para las personas de todo el mundo que luchan contra la coagulación sanguínea. Pregúntele a su médico si el glutatión, el NAC, la vitamina C y el EDTA son adecuados para usted.

No solo hay esperanza en la imagen de arriba, sino que también hay una advertencia muy seria. Hay una declaración que quizás no haya leído en la captura de pantalla anterior y creo que es importante que la conozca. Por eso, la destaco aquí:

> **La enzima (veneno de serpiente) tiene un requerimiento absoluto de Mg2+ (magnesio).**

El proveedor le está informando al comprador que la fosfodiesterasa del veneno de serpiente (que cuesta $160.00/botella) requiere magnesio (Mg2+) para ser tóxica para el cuerpo humano. Por lo tanto, si recibió las inyecciones de ARNm contra el COVID-19 y está tomando suplementos de magnesio para ayudarlo a recuperarse, ¡podrían estar empeorando sus síntomas! De hecho, algunos pacientes vacunados afirmaron que sus dolores de pecho, falta de aire, arritmias y síntomas cardíacos se intensificaron cuando tomaron suplementos que contenían magnesio.

Cualquier persona que haya recibido alguna de las vacunas de ARNm contra el COVID-19 y que esté luchando con algún síntoma desde que las recibió, le recomiendo que deje de tomar TODOS los suplementos de magnesio durante tres meses mientras continúa su recuperación. Varios pacientes vacunados que dejaron de tomar sus suplementos de magnesio informaron una resolución completa del dolor de pecho, las palpitaciones cardíacas y las arritmias en cuestión de días.

NOTA: Solo recomiendo dejar de tomar magnesio durante tres meses a quienes recibieron una inyección física con una vacuna de ARNm y desde entonces han experimentado síntomas físicos. El magnesio es un nutriente clave del que la mayoría de las personas carecen en cantidad suficiente.

Espero que este capítulo haya proporcionado alguna orientación y esperanza de posibles soluciones a quienes están preocupados por sí mismos o por sus seres queridos que fueron vacunados contra el COVID. En los próximos capítulos se ofrecerán más antídotos y soluciones, pero primero analicemos las vacunas de "ARNm" contra el COVID-19. Puse "ARNm" entre comillas a propósito en la última oración. Se ha hablado mucho en todo el mundo sobre estas nuevas vacunas de terapia génica con tecnología de ARNm.

El término ARNm nos fue impuesto por primera vez en nuestras vidas durante la campaña de vacunación contra el COVID. ¿Sabías que el NIH afirma en su sitio web que NO hay ARNm en las "vacunas contra el COVID-19"? Si eso es cierto, tengo dos preguntas y tú también deberías tenerlas.

Primero, si las vacunas de ARNm contra el COVID-19 no tienen ARNm, ¿por qué las llaman vacunas de ARNm? La segunda pregunta debería ser, si no hay ARNm en las vacunas de ARNm contra el COVID-19, ¿qué contienen? Si compraste una dona con la etiqueta "dona rellena de gelatina", ¿esperarías que hubiera "gelatina" dentro de la dona cuando la mordiste? Si te dijeran que tu vacuna contra el COVID-19 tenía una nueva tecnología genética llamada ARNm que podría protegerte a ti y a tus seres queridos del nuevo coronavirus mortal llamado SARS-CoV-2, ¿no esperarías que te inyectaran la tecnología de ARNm?

¿Te molesta descubrir que el ARNm no es en absoluto lo que te inyectaron? ¿Qué pasaría si también descubrieras que TAMPOCO te inyectaron ninguna parte del virus SARS-CoV-2? Si no hay ARNm en las inyecciones contra el COVID, y no hay ningún virus SARS-CoV-2 en las inyecciones, ¿qué inyectaron entonces a miles de millones de personas en todo el mundo? Te lo mostraré.

CAPÍTULO 9

¡Una vacuna antiviral que no contiene virus!

La esencia de la mentira está en el engaño,
no en las palabras.
JOHN RUSKIN

LAS VACUNAS DE ARNM CONTRA EL COVID no contienen el virus SARS-CoV-2. Los Institutos Nacionales de Salud lo admiten. A continuación, su declaración completa:

> "Las vacunas de ARNm no contienen el virus SARS-CoV-2, por lo que no se puede contraer COVID-19 a través de una vacuna de ARNm".

La primera vez que lo leí me quedé alucinado, porque si es verdad, ¿qué contienen exactamente las vacunas? Tenía que saber qué contienen. Hay un documento en el sitio web del NIH; aquí hay una captura de pantalla y la dirección del sitio web donde puedes encontrarlo para tu propia revisión.

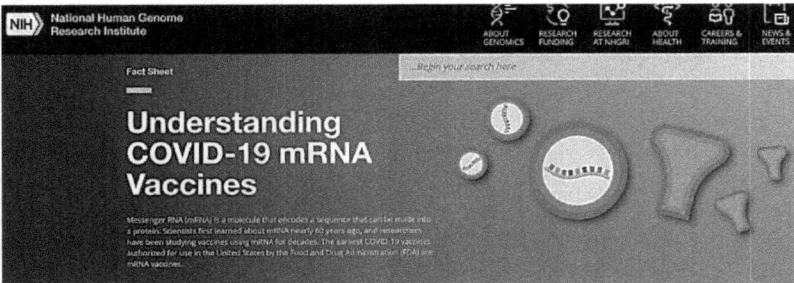

www.genome.gov/about-genomics/fact-sheets/Understanding-COVID-19-mRNA-Vaccines

A continuación hay una frase extraída directamente del documento para ayudarle a comprender para qué se diseñaron las vacunas.

> "Las vacunas de ARNm **inyectan en las células** (del cuerpo) **instrucciones para generar una proteína** (proteína de pico) que normalmente se encuentra en la superficie del SARS-CoV-2, el virus que causa el COVID-19". [énfasis añadido]

A todo el mundo se le dijo que un virus estaba matando a todos y que todos los habitantes de la Tierra necesitaban una vacuna para protegerse de dicho virus. Pero no vacunaron a nadie contra el virus, que era la supuesta amenaza. Según la cita del NIH, estaban inyectando a los humanos instrucciones genéticas para producir la proteína de pico que supuestamente se encuentra en el exterior del virus y en su superficie.

LA CURA ANTES DE LA ENFERMEDAD

A estas alturas, ya deberías entender el concepto de que los gobiernos de todo el mundo estaban trabajando en equipo para hacernos tragar esta vacuna y hacerla llegar a los cuerpos de miles de millones de personas. Sin embargo, al mismo tiempo, sabían que el virus nunca fue la principal preocupación durante la pandemia. Según este documento del NIH mencionado anteriormente, ¡las vacunas de ARNm se desarrollaron durante varias décadas!

¡Un momento! ¿Qué información habría tenido la ciencia décadas antes que les hiciera saber que la proteína de superficie del supuesto futuro virus COVID-19 sería la causa de la enfermedad y el sufrimiento durante un brote futuro? Comenzaron a trabajar en vacunas que "inyectarían instrucciones" en sus células, instruyéndolas para que produjeran las proteínas de superficie del virus, conocidas como proteínas de pico, hace muchas décadas. No me di cuenta de que los profetas y videntes de la actualidad que podían ver el futuro trabajaban todos en el NIH, ¿y tú?

¿Cómo pudieron saber que debían trabajar en esta vacuna en particular décadas antes?

Entonces, ¿cuáles son estas "instrucciones" que están en las inyecciones para COVID-19? Estas instrucciones se llaman *plásmidos de ADN*. ¿Cómo lo sé? El NIH lo dice en este artículo que se encuentra en su sitio web.

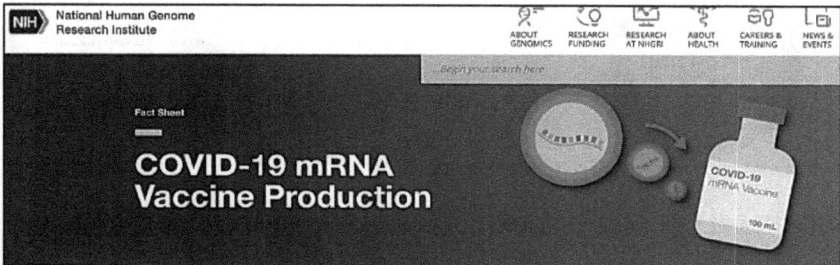

www.genome.gov/about-genomics/fact-sheets/COVID-19-mRNA-
Vaccine-Production

De este documento cito:

> "Una vez que los investigadores analizaron la secuencia viral utilizando métodos de bioinformática (análisis genético) de vanguardia, **seleccionaron el gen de la proteína de pico como su candidato a vacuna**". [énfasis añadido]

El párrafo siguiente continúa contándoles lo que ponen en las vacunas para indicarles a sus células que fabriquen las proteínas de pico. Cito:

> "**El gen de la proteína de la espícula objetivo** se fabrica sintéticamente y **se inserta en un plásmido, o un pequeño fragmento circular de ADN**. Los plásmidos se

> utilizan en la producción de vacunas de ARNm porque son fáciles de replicar y contienen de manera confiable la secuencia del gen objetivo". [énfasis añadido]

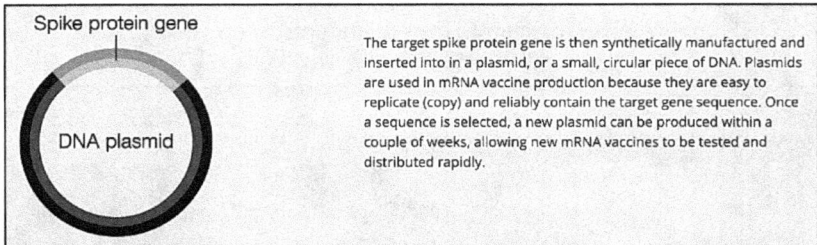

Spike protein gene

DNA plasmid

The target spike protein gene is then synthetically manufactured and inserted into in a plasmid, or a small, circular piece of DNA. Plasmids are used in mRNA vaccine production because they are easy to replicate (copy) and reliably contain the target gene sequence. Once a sequence is selected, a new plasmid can be produced within a couple of weeks, allowing new mRNA vaccines to be tested and distributed rapidly.

Observa el plásmido de ADN circular que se muestra en la instantánea de la página anterior. ¿Sabías que en estas inyecciones se colocaron plásmidos de ADN? En este documento de los NIH también se explica cómo un plásmido de ADN *instruye a tus células para que produzcan las proteínas de la espiga.*

Una vez que estos plásmidos de ADN se inyectan en el cuerpo humano, la pieza circular de ADN infectará tus propias células, bacterias y levaduras en tu cuerpo y luego les indicará que produzcan las proteínas de la espiga que se encuentran en la superficie del virus SARS-CoV-2. Mira nuevamente la imagen anterior en la página 140 de los NIH, centrándote en la imagen del plásmido de ADN. En el anillo circular hay una pieza resaltada con la etiqueta "gen de la proteína de la espiga". En cada inyección de ARNm de COVID-19 hay miles de millones de plásmidos de ADN microscópicos, y cada plásmido de ADN tiene la instrucción del gen de la proteína de la espiga colocada en su interior.

En un capítulo anterior, aprendimos que unos investigadores en Francia descubrieron que las proteínas Spike del virus SARS-CoV-2 eran idénticas a tres cosas: la cobratoxina (veneno de la cobra real), la bungarotoxina (veneno de la serpiente krait) y partes de varias proteínas del virus de la rabia. El NIH afirma que eligieron los genes de la proteína Spike para insertarlos en plásmidos de ADN. Y, estos plásmidos de ADN luego instruirían a sus células para que fabricaran las proteínas Spike, y se descubrió que las proteínas Spike eran proteínas de veneno de serpiente. Entonces, si eso es cierto, ¿qué podemos suponer que se está produciendo dentro de ellas? Resumamos rápidamente:

• Los NIH afirmaron que estaban colocando plásmidos de ADN en las inyecciones de ARNm.

• También afirman que esos plásmidos contienen los genes de la proteína de pico de COVID-19.

• Los científicos franceses de ADN confirmaron que las proteínas de pico eran proteínas neurotóxicas del veneno de la cobra real y la serpiente krait. ¡Entonces los genes del veneno de la cobra real y los genes del veneno de la serpiente krait están literalmente en las inyecciones, incrustados dentro de los plásmidos!

• Y, a su vez, los plásmidos de ADN están instruyendo a las células en el cuerpo de la persona vacunada para que fabriquen las proteínas de pico, que se descubrió que son idénticas a las neurotoxinas del veneno de serpiente.

¿Recuerdas este gráfico que se mostró anteriormente en el libro que revelaba a qué eran idénticos los genes de la proteína Spike?

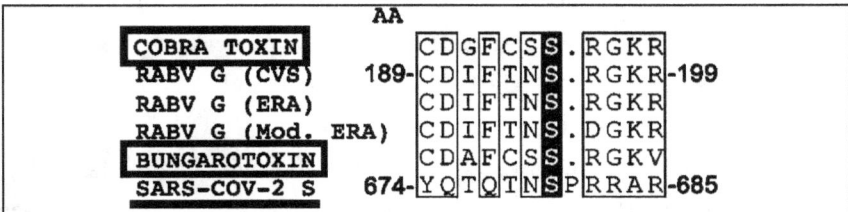

		AA											
COBRA TOXIN		C	D	G	F	C	S	S	.	R	G	K	R
RABV G (CVS)	189-	C	D	I	F	T	N	S	.	R	G	K	R -199
RABV G (ERA)		C	D	I	F	T	N	S	.	R	G	K	R
RABV G (Mod. ERA)		C	D	I	F	T	N	S	.	D	G	K	R
BUNGAROTOXIN		C	D	A	F	C	S	S	.	R	G	K	V
SARS-COV-2 S	674-	Y	Q	T	Q	T	N	S	P	R	R	A	R -685

Figure 1.

The neurotoxin motifs. Amino acid sequence alignment of the motifs found in toxins from snakes of the Ophiophagus (cobra) and Bungarus genera, in G from three RABV strains and in S from SARS-CoV-2.

Después de enterarme de que las vacunas contra el COVID contenían plásmidos de ADN, me pregunté si la ciencia había inyectado plásmidos de ADN en mamíferos antes. La presencia de genes de cobratoxina en los plásmidos de ADN debería provocar que las células reciban instrucciones para producir cobratoxina o ARNm de cobratoxina, lo que provoca enfermedades, lesiones o incluso la muerte del animal o la persona. Tenía que saber si algún científico había utilizado esta tecnología con éxito antes de la pandemia.

Seguramente, si el NIH admitió que este tipo de tecnología de vacunas de ARNm se había probado durante décadas, entonces ya debían haber realizado estudios específicos de plásmidos de ADN mezclados con cobratoxina en mamíferos antes de la pandemia. Seguro que habían hecho esta investigación y los resultados fueron devastadores. El primer estudio que utilizó plásmidos de ADN con genes de cobratoxina inyectados en mamíferos se publicó en 2003, casi dos décadas exactamente antes de que ocurriera el COVID, tal como admitió el NIH.

Es muy importante que entiendas esta ciencia de los plásmidos de ADN, y haré todo lo posible para que sea lo más simple posible. Los plásmidos de ADN, en mi opinión, pueden ser la creación más horrible y aterradora de la ciencia moderna. Son literalmente un Caballo de Troya, un arma furtiva diseñada con una carga que puede hacer que tu cuerpo se mate a sí mismo de muchas maneras. Antes de sumergirme en los plásmidos de ADN y antes de continuar, tengo que hacer una pausa y enseñarte lo que la ciencia y la medicina publican ahora sobre "ratones y hombres". Me encanta leer estudios de investigación y me encanta mostrar los aspectos más destacados de los estudios a la audiencia cuando hago presentaciones.

Antes de mostrarte más estudios de investigación sobre plásmidos, tengo que enseñarte una verdad conocida por la investigación médica pero que muy pocos médicos entienden. Los científicos investigadores realizan estudios tanto en animales como en humanos. Con demasiada frecuencia, los médicos descartan rápidamente cualquier estudio de investigación que se haya realizado en animales como ratones, afirmando que es un estudio animal y no tiene relevancia para los humanos. Eso es simplemente incorrecto en muchos niveles.

¿Sabes por qué los humanos investigan en animales como ratones antes de hacer estudios en humanos? La respuesta puede sorprenderte a ti y también a algunos médicos. Se explica en el siguiente artículo titulado "¿POR QUÉ NECESITAMOS PROBAR FÁRMACOS EN RATONES CUANDO PODEMOS PROBARLOS EN CÉLULAS Y TEJIDOS HUMANOS?"

Why do we need to test drugs on mice when we can test on human cells and tissues?

Scientists have learned many things about human biology and disease from studying tissues, such as blood or tumors, in a petri dish. But to study how a disease really works, scientists need a living model system that can stand in for people. For example, isolating HIV, the virus responsible for causing AIDS, in a test tube, won't provide information about how HIV attacks the body.

https://www.jax.org/why-the-mouse

De este artículo cito:

> "Los científicos estudian enfermedades como el sida, el cáncer, las enfermedades cardíacas, el Alzheimer y muchas otras enfermedades mortales utilizando ratones de laboratorio. Los humanos y los ratones pueden no parecerse, pero casi todos los genes de los ratones comparten funciones con los genes de los humanos. **Por lo tanto, los humanos y los ratones contraen las mismas enfermedades por las mismas razones**". [énfasis añadido]

Si le sucede a un ratón, los científicos saben que lo más probable es que le suceda a un ser humano. Repito: **"Los seres humanos y los ratones contraen las mismas enfermedades por las mismas razones"**. Esto es un hecho. Y este hecho es la razón por la que las compañías farmacéuticas, los investigadores y los científicos realizan investigaciones en "ratones" antes que en "hombres". Saben que lo más probable es que le sucedan las mismas cosas a un ser humano.

Ahora que entiendes esto, te mostraré una investigación realizada en animales como ratones utilizando plásmidos de ADN. Realizaron esta investigación antes de decidir inyectar a miles de millones de hombres y mujeres en la Tierra con las inyecciones de COVID-19 mezcladas con plásmidos. Lo que estos investigadores de plásmidos de ADN hicieron en 2003 demuestra perfectamente por qué la mayoría de los humanos que murieron después de las inyecciones de ARNm de COVID-19 murieron dentro de las 48 horas posteriores a la segunda inyección de ARNm y no a la primera dosis.

Aquí está el primer y más importante estudio de plásmido de ADN que cubriremos:

---

doi:10.1016/j.ymthe.2003.08.022   MᴇᴛHOD

In Vivo Trans-splicing of 5' and 3' Segments of Pre-mRNA Directed by Corresponding DNA Sequences Delivered by Gene Transfer

Robert G. Pergolizzi,[1,3] Alexander E. Ropper,[1] Rachel Dragos,[1] Alicia C. Reid,[2] Katsutoshi Nakayama,[3] Yadi Tan,[1] John R. Ehteshami,[4] Struhan H. Coleman,[4] Randi B. Silver,[2] Neil R. Hackett,[1] André Menez,[5] and Ronald G. Crystal[1,3,*]

[1]Belfer Gene Therapy Core Facility, [2]Department of Physiology, and [3]Department of Genetic Medicine, Weill Medical College of Cornell University, New York, New York 10021, USA
[4]Hospital for Special Surgery, New York, New York 10021, USA
[5]Département d'Ingénierie et d'Études des Protéines, CEA, Saclay, France

---

www.cell.com/molecular-therapy-family/molecular-therapy/pdf/S1525-0016(03)00300-9.pdf

No intentes descifrar el significado del título de este artículo. Te lo diré porque este estudio está lleno de jerga científica difícil de entender para la mayoría de las personas. Sin embargo, los profesionales médicos y los científicos deberían leer este estudio en su totalidad. Si quieres saber por qué tus pacientes empeoraron después de las inyecciones de ARNm contra el COVID-19 o fallecieron poco después, este estudio explica literalmente lo que sucedió.

Para refrescar la memoria, aquí hay otra imagen de un plásmido de ADN y en la esquina inferior izquierda de la imagen se muestra un plásmido de ADN dentro de una célula bacteriana.

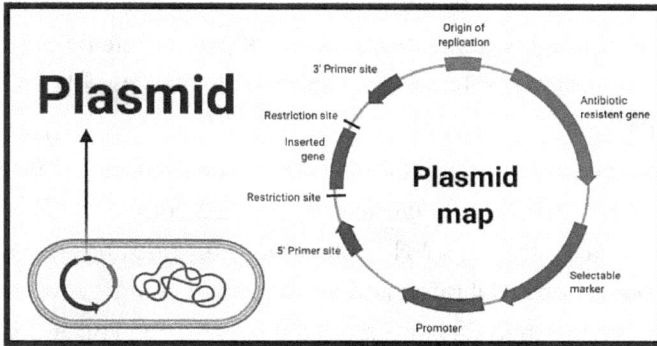

microbenotes.com/plasmids/

En 2003, los científicos decidieron ver qué pasaría si inyectaran a ratones plásmidos de ADN que contenían instrucciones genéticas para producir veneno de cobra real. ¿El propio cuerpo del ratón comenzaría a producir veneno de cobra real? Recuerde, los plásmidos de ADN se utilizan para dar instrucciones a cualquier célula para que fabrique algo que la célula normalmente no produce. Los ratones no producen veneno de cobra real, por lo que estos científicos querían saber si los plásmidos de ADN podían, de hecho, hacer que un ratón produjera veneno de cobra real. No solo veneno de cobra real; querían saber si estos ratones podían producir "ARNm de cobratoxina" que se encuentra en el veneno de cobra. Se descubrió una y otra vez que la misma cobratoxina era uno de los "genes de la proteína de pico" del COVID.

En lugar de colocar la cobratoxina completa en plásmidos de ADN e inyectarlos dentro de los ratones, estos científicos hicieron algo totalmente diferente. Estos científicos tomaron la cobratoxina del veneno de una cobra real y cortaron la proteína del veneno de la cobratoxina en dos pedazos. Luego tomaron estas dos diminutas mitades de la cobratoxina y colocaron cada mitad de la proteína del veneno en dos plásmidos de ADN separados. Así que ahora tenían dos plásmidos de ADN muy diferentes. Cada uno contenía solo la mitad de la mortal cobratoxina. ¿Me siguen hasta ahora? Espero que sí. Si no, vuelvan a leer cualquier párrafo antes de continuar.

A continuación, los científicos tomaron el primer lote de plásmidos de ADN que tenía lo que llamaremos la primera mitad de la cobratoxina incrustada. Luego quisieron ver si, cuando inyectaban a ratones con el plásmido de ADN que contenía solo la mitad de la cobratoxina, el cuerpo del ratón descubriría cómo fabricar la proteína completa del veneno de la cobratoxina a partir de solo la mitad que se encontraba en el plásmido. Y si el propio cuerpo del ratón podía construir la cobratoxina completa a partir de solo la mitad de la proteína del veneno en el plásmido, ¿qué le sucede al ratón?

Separaron a los ratones en dos grupos diferentes. Inyectaron a cada ratón solo uno de los plásmidos de ADN que tenían la mitad de la cobratoxina. Después de seis horas, todos los ratones parecían vivos y bien. Los científicos mataron a los ratones y comprobaron si alguno de ellos tenía en su cuerpo la toxina de cobra completa. Ninguno de los ratones inyectados con los plásmidos de ADN que contenían sólo la mitad de la toxina de cobra terminó produciendo la toxina de cobra completamente mortal. Por eso seguían vivos después de seis horas.

Ahora que los científicos sabían que inyectar un plásmido de ADN que sólo contenía la mitad de la toxina de cobra no instruía al cuerpo del ratón a producir la toxina de cobra completa, era hora de la segunda prueba. ¿Qué pasaría en un ratón si le inyectaran los dos plásmidos de ADN que habían creado (cada uno con sólo la mitad de la toxina de cobra completa)? Tomaron otro grupo de ratones y les inyectaron los dos plásmidos de ADN (cada uno con la mitad de la toxina de cobra) para ver si el cuerpo del ratón literalmente "unía" las dos partes de la toxina de cobra y formaba la toxina de cobra completa pero mortal.

En la última frase, puse entre comillas la palabra "unión". Lo hice porque la palabra "Trans-splicing" está en el título de este estudio de investigación. No estoy seguro de que lo hayas entendido. También hacen referencia en el título a los dos plásmidos de ADN diferentes que están estudiando. Los designan como "3" y "5" y luego afirman que los dos plásmidos contienen "segmentos de pre-ARNm". Pre-ARNm, como antes del ARNm real.

Recuerde, las inyecciones de COVID se llamaban inyecciones de ARNm. Este estudio fue para determinar si inyectar dos plásmidos de ADN que contenían lo que denominaron "Pre-ARNm" conduciría a la producción completa de ARNm de cobratoxina en el propio cuerpo del ratón. Las primeras dos palabras del título son "In Vivo", que literalmente significa en el cuerpo de un animal o humano.

Espero que pueda seguirme. Porque para entender lo que les sucedió a tantas personas en todo el mundo después de ser vacunadas contra el COVID-19, debe comprender este artículo. ¡Y poder comprender el título por sí solo es muy importante!

El título dice "IN VIVO", es decir, en el cuerpo de los ratones de este estudio, "trans-splicing", es decir, reconectando dos plásmidos de ADN llamados "3" y "5", y luego la palabra "Pre-ARNm". Escribamos ahora el título de una manera que todos puedan entender.

> "En el interior del cuerpo de los ratones se inyectaron dos plásmidos de ADN que contenían partes de la cobratoxina, llamadas 'Pre-ARNm', y los dos plásmidos de ADN se empalmaron en el cuerpo del ratón mediante algo llamado 'transferencia genética'".

¿Fue más fácil de digerir? Espero que sí, porque lo que pasó después parece sacado de una película de terror.

> **¡TODOS los ratones inyectados con ambos plásmidos de ADN MURIERON en menos de 6 horas!**

Los ratones empezaron a fabricar ARNm del veneno de la cobra real en cuestión de minutos. Tanto es así que la cantidad de ARNm de la cobratoxina que se producía en sus cuerpos acabó matando a todos los ratones en menos de seis horas. Cito el estudio:

> **"Los animales que recibieron ambos plásmidos de ADN,** pero ninguno de los plásmidos de ADN por sí solo, **produjeron ARNm de a-cobratoxina maduro..."** [énfasis añadido]

¡El empalme se produjo dentro del cuerpo de los ratones! Los propios cuerpos de los ratones, después de haberles inyectado dos plásmidos de ADN diferentes, ahora estaban fabricando la neurotoxina completa del veneno de la cobra real, a la que llamaron "ARNm de la cobratoxina".

Estos ratones produjeron **ARNm de alfa-cobratoxina maduro**. **¡ARNm!** Esto es muy importante.

El NIH afirma: **"Los plásmidos de ADN son lo que ponemos dentro de las vacunas de ARNm contra el COVID-19"**. Hablando específicamente de las vacunas contra el COVID-19 en los EE. UU., solo se utilizaron tres vacunas diferentes durante la pandemia: Johnson & Johnson, Pfizer y Moderna. De las tres vacunas, ¿cuáles se denominaron vacunas de ARNm? Solo dos de las tres: Pfizer y Moderna.

¿Qué más era diferente entre las vacunas de ARNm (Pfizer y Moderna) y la vacuna de Johnson y Johnson? ¿Recuerdas que la vacuna contra el COVID-19 de Johnson y Johnson se administraba en una sola dosis? ¿Recuerdas que SÓLO las vacunas de ARNm (vacunas de plásmido de ADN) se administraron en 2 dosis separadas, separadas por dos semanas?

En este estudio de 2003, al igual que con las inyecciones de ARNm de COVID-19, se tuvieron que administrar dos inyecciones de plásmido de ADN diferentes. Durante la pandemia, nos dijeron que las personas tenían que recibir una inyección de plásmido de ADN y luego dos semanas después otra inyección de plásmido de ADN para ser consideradas completamente vacunadas. ¿Recuerdas cuando inyectaron a los ratones con un solo plásmido de ADN? No pasó nada. Cuando se inyectaron ambos plásmidos de ADN, todos los animales murieron en seis horas debido a que el ARNm de la cobratoxina madura se empalmó y se produjo en el cuerpo del animal.

Cuando observas todas las lesiones reportadas a quienes recibieron las inyecciones de ARNm de COVID-19, más del 80% de todas las muertes ocurrieron dentro de las 48 horas posteriores a recibir la *segunda inyección* (después de que se inyectó el segundo plásmido de ADN en la persona). Al igual que en este estudio con ratones, la mayoría de los horribles efectos secundarios de las vacunas de ARNm contra el COVID-19 ocurrieron después de la segunda inyección de plásmidos de ADN.

NO SON LO QUE PARECEN

Otra conclusión de este estudio de 2003: como se mencionó anteriormente, las vacunas de Pfizer y Moderna se denominaban vacunas de ARNm. Sin embargo, ¡no contienen ARNm! Podrían contener pre-ARNm, y este estudio respalda esa sospecha. Les propongo que no hay ARNm en las vacunas de ARNm contra el COVID-19. Los plásmidos de las dos inyecciones de ARNm separadas para el COVID se usaron para indicarle al cuerpo humano que produjera ARNm de cobratoxina y otras proteínas de ARNm del veneno.

Creo que todas las agencias de salud de los EE. UU. sabían esto antes de administrar estas vacunas de plásmidos con veneno a los estadounidenses. Sabían que muchos seres humanos posiblemente morirían en cuestión de horas si AMBAS inyecciones de ARNm de plásmido de ADN para el COVID-19 se administraban al mismo tiempo, tal como sucedió con los ratones en este estudio. Debido a que este estudio se realizó "décadas antes", como afirmó el NIH, ya sabían que tenían que administrar a cada persona dos inyecciones diferentes con dos plásmidos de ADN diferentes para el COVID. Era demasiado arriesgado administrar ambas vacunas al mismo tiempo. Pusieron una distancia de dos semanas entre la primera y la segunda dosis de ARNm para el COVID, y solo después de la segunda dosis se consideraría que alguien estaba "completamente vacunado".

Realmente espero que puedas seguir esto, porque si es así, esta agenda de ARNm para el COVID-19 debería parecer cada vez más malvada. Si las vacunas iniciales de Pfizer y Moderna, de hecho, contenían SÓLO uno de los dos plásmidos de ADN, el cuerpo (como en el estudio con ratones) nunca podría haber sido capaz de producir el ARNm maduro de la cobratoxina. Se requeriría una segunda inyección de la otra mitad de la proteína del veneno. Eso es lo que la segunda dosis de Pfizer en este escenario tendría que contener: la otra mitad de la proteína de la espiga de la cobra para completar el ARNm de la proteína de la espiga del veneno para que se produzca en el cuerpo de la persona vacunada.

¿Había alguna evidencia de que la primera y la segunda dosis de Pfizer o Moderna fueran, de hecho, dosis diferentes? Esa era mi siguiente pregunta. Si el objetivo fuera conseguir que el cuerpo humano fabricara proteínas de la cobratoxina, por ejemplo, sería esencial que todas las personas recibieran las dos vacunas de ARNm de plásmido de ADN correctas (pero muy diferentes) contra el COVID-19.

Si la primera y la segunda dosis de ARNm fueran, de hecho, diferentes y distintas, entonces los fabricantes tendrían que etiquetar claramente las dos dosis como diferentes. Esto permitiría a quienes administraban las vacunas saber cuál se debía administrar en la primera o segunda visita. ¿Pfizer y Moderna crearon vacunas de ARNm diferentes y estaban claramente marcadas como "dosis de la semana 1" y "dosis de la semana 2" o algo similar?

Bueno, debo darle crédito al Dr. Henry Ealy y a su equipo de investigación. Los documentos de Pfizer y Moderna revelan que, de hecho, etiquetaron claramente la primera y la segunda dosis de una manera específica para que las personas que administrarían las vacunas evaluaran rápidamente cuál se debía administrar primero y cuál se debía administrar dos semanas después. Ambas empresas utilizaron un sistema de tapas con código de colores en cada vial de vacuna de ARNm para que los administradores pudieran distinguir fácilmente entre la primera y la segunda dosis.

¿Les sorprende esto? ¡A mí sí! Todo el mundo suponía que las dosis de ARNm eran todas iguales y que necesitábamos dos dosis para que estas vacunas de nueva tecnología funcionaran de manera eficaz. No. Los fabricantes eran conscientes de su carácter distintivo y tenían que asegurarse de que se administrara la dosis correcta en el momento adecuado. ¿A cuántos de ustedes les dijeron que iban a recibir dos dosis completamente diferentes? ¿Por qué Pfizer y Moderna se esforzarían en crear tapas de colores únicos si, de hecho, la primera y la segunda dosis eran todas iguales? La respuesta es que no lo habrían hecho.

Es importante señalar que las dosis de refuerzo del COVID-19 solo requieren una inyección. A los animales del estudio de 2003 mencionado se les inyectaron ambos plásmidos de ADN, pero al mismo tiempo, ambos plásmidos en una sola inyección, lo que, por supuesto, provocó la muerte de todos los animales en seis horas. La razón de las reacciones tan negativas a tantas dosis de refuerzo puede ser que se estén administrando ambos plásmidos de ADN en una sola dosis. Por muchas razones, recomiendo encarecidamente a quienes reciban vacunas de ARNm o dosis de refuerzo que no las reciban.

HACIENDO "HISS"-TORIA EN INGENIERÍA GENÉTICA

Se descubrieron *otros* venenos en la sangre, las heces y la orina de pacientes con COVID-19 además de la cobratoxina. Quería saber si los investigadores habían probado plásmidos de ADN infundidos con los otros venenos encontrados en pacientes con COVID, como la proteína del veneno de bungarotoxina (veneno de serpiente krait) y las conotoxinas (veneno del caracol cóno oceánico). No voy a profundizar tanto en estos estudios como en el estudio del plásmido de ADN de la cobratoxina.

Ese estudio debería ser suficiente para explicar la ciencia de los plásmidos de ADN. ¡Los dos próximos estudios contienen pruebas de que los animales y los humanos también pueden producir ARNm de bungarotoxina y ARNm de conotoxina a partir de plásmidos de ADN infundidos con esas mismas proteínas de veneno! Estos estudios también se realizaron en las dos décadas previas a la pandemia. La captura de pantalla a continuación es del estudio de la bungarotoxina de 1999, y la dirección web a continuación es para una revisión más detallada del estudio:

Abstract

The genetic engineering methods to produce the snake neurotoxin obviously have potential advantages over the traditional methods of extracting neurotoxin from snakes. This work was to study the expression and the feasibility of scaled production of snake neurotoxin in the routine expression systems such as E.coli with the -bungarotoxin as an example. First, on the basis of the reported amino acid sequence of alpha-bungarotoxin, DNA sequence of -bungarotoxin was deduced and four partially complementary oligonucleotide fragments were designed. The coding region of -bungarotoxin was obtained by renaturing the DNA fragments, nick filling-in, ligation and PCR. The coding region of -bungarotoxin was cloned into plasmids pGEX-2T, named pDZ04, and transformed E.coli BL21 in order to study the expression of alpha-bungarotoxin gene. The results of SDS-PAGE analysis showed that the recombinant plasmid pDZ04 could express efficiently in BL21,

pubmed.ncbi.nlm.nih.gov/12136173/

¡Aquí hay un estudio de plásmido de ADN utilizando proteínas de veneno de conotoxina de 2003!

Colloquium

Efficient oxidative folding of conotoxins and the radiation of venomous cone snails

Grzegorz Bulaj*†, Olga Buczek*, Ian Goodsell*, Elsie C. Jimenez*‡, Jessica Kranski†, Jacob S. Nielsen†, James E. Garrett†, and Baldomero M. Olivera*§

*Department of Biology, University of Utah, Salt Lake City, UT 84112; †Cognetix, Inc., 421 Wakara Way, Salt Lake City, UT 84108; and ‡Department of Physical Sciences, College of Science, University of the Philippines Baguio, Baguio City, Philippines

The 500 different species of venomous cone snails (genus *Conus*) use small, highly structured peptides (conotoxins) for interacting with prey, predators, and competitors. These peptides are produced by translating mRNA from many genes belonging to only a few gene superfamilies. Each translation product is processed to yield a great diversity of different mature toxin peptides (~50,000–100,000), most of which are 12–30 aa in length with two to three disulfide crosslinks. *In vitro*, forming the biologically relevant disulfide configuration is often problematic, suggesting that *in* The analysis carried out on *Conus* venom peptides suggests that a majority of the estimated >50,000 peptides are encoded by only ≈12 conotoxin gene superfamilies. These superfamilies have undergone rapid amplification and divergence, accompanying the parallel radiation and diversification of *Conus* species at a macroevolutionary level (*Conus* is arguably the most species-rich genus of living marine invertebrates). Each major *Conus* peptide gene superfamily comprises thousands of genes, encoding different peptides. This leads to the remarkable functional

www.pnas.org/doi/10.1073/pnas.2335845100

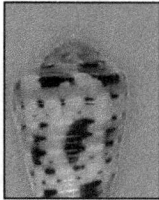

Materials and Methods

Cloning of *Conus* PDI. Full-length *Conus textile* PDI cDNAs were isolated by RT-PCR of venom duct RNA, using degenerate primers based on the amino acid sequence of the highly conserved thioredoxin-like active site motif found in PDI proteins isolated from other organisms. PCR products were gel-purified and cloned into a plasmid vector, and several cloned isolates were sequenced. The DNA sequence of the cloned PCR product

Solo mostré estos dos últimos estudios para reforzar que las cobratoxinas, bungarotoxinas y conotoxinas se encontraron dentro de los cuerpos de los pacientes con COVID. Se fabrican dentro de ratones y se pueden fabricar dentro del cuerpo de los humanos usando plásmidos de ADN, y se sabía que esto funcionaba hasta 20 años antes del COVID. Si todavía dudas de que el veneno de serpiente o la cobratoxina pudieran estar dentro de los plásmidos de ADN encontrados en las inyecciones de ARNm de COVID-19, quiero que veas y leas el nombre de la empresa a continuación que fabricó plásmidos de ADN para las vacunas contra el COVID.

Basándote solo en el nombre de la empresa, ¿qué crees que pusieron en sus plásmidos de ADN? ¿Abrazos y cariños?

www.technologynetworks.com/drug-discovery/news/cobra-biologicals-plasmids-to-begin-phase-i-clinical-trial-for-covid-19-vaccine-341177

El nombre de este fabricante de plásmidos de ADN que suministró plásmidos para las inyecciones de ARNm de COVID-19 se llama literalmente "Cobra Biologics".

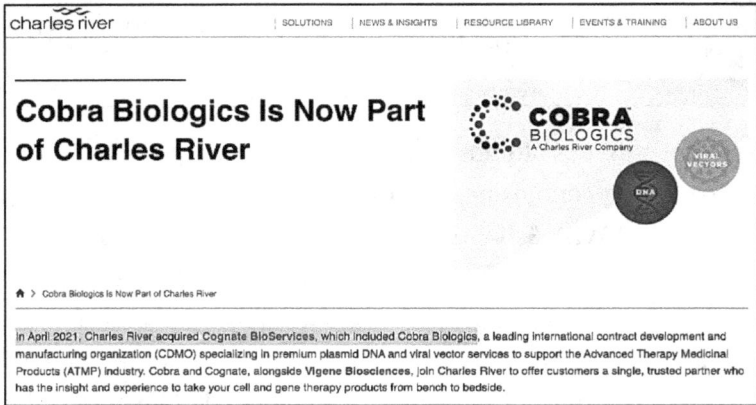

charles river | SOLUTIONS | NEWS & INSIGHTS | RESOURCE LIBRARY | EVENTS & TRAINING | ABOUT US

Cobra Biologics Is Now Part of Charles River

COBRA BIOLOGICS A Charles River Company

🏠 › Cobra Biologics Is Now Part of Charles River

In April 2021, Charles River acquired Cognate BioServices, which included Cobra Biologics, a leading international contract development and manufacturing organization (CDMO) specializing in premium plasmid DNA and viral vector services to support the Advanced Therapy Medicinal Products (ATMP) industry. Cobra and Cognate, alongside Vigene Biosciences, join Charles River to offer customers a single, trusted partner who has the insight and experience to take your cell and gene therapy products from bench to bedside.

No podría inventarme estas cosas ni aunque lo intentara. Como dicen, la vida real suele ser más extraña que la ficción. Desde que se publicó este artículo a finales de 2020, Cobra Biologics se ha fusionado con la empresa farmacéutica Charles River. Aquí está la dirección web para leer el artículo completo:

www.criver.com/cobra-biologics-now-part-charles-river

Como debe saber, Charles River está asociado con otra compañía farmacéutica de Inglaterra llamada Venomtech. Vea la captura de pantalla del sitio web a continuación, ubicada en la parte superior de la página siguiente.

www.news-medical.net/news/20220412/Venomtech-announces-new-drug-development-collaboration-with-Charles-River.aspx

Venomtech announces new drug development collaboration with Charles River

Download PDF Copy

Reviewed by Danielle Ellis, B.Sc.   Apr 12 2022

Venomtech is collaborating with Charles River Laboratories, International Inc. to help drug developers explore venom-derived compounds for a wide range of therapeutic targets. This newly formed collaboration will bring together Venomtech's biology expertise and vast venom-derived peptide library, with Charles River's drug development and screening knowhow, providing pharmaceutical manufacturers with a one-stop service to explore this unique natural resource. Millions of years of evolution have made venom-derived peptides highly specific, even for the hardest-to-hit drug targets. Venomtech's Targeted-Venom Discovery Array™ (T-VDA™) libraries provide researchers with a straightforward solution to rapidly screen thousands of individual venom fragments, with each array specifically designed to maximise hits for a specific target. Through the new collaboration, Charles River will be able to use this innovative resource – closely supported by Venomtech – to accelerate its clients' pipelines, addressing difficult therapeutic targets, uncovering new mechanisms of action and minimising off-target effects.

¿Qué crees que hacen los fabricantes de Venomtech? Cito textualmente:

> "Somos un líder mundial en investigación de venenos, con sede en laboratorios de clase mundial en Discovery Park en Kent, Reino Unido... Estamos comprometidos a ayudar a nuestros clientes en todo el mundo a lograr avances pioneros en el descubrimiento de fármacos, protección de cultivos y cosméticos".

Los venenos de animales de todo el mundo se utilizan para la producción de fármacos, vacunas, insecticidas e incluso cosméticos. Hasta hace poco, sólo un puñado de personas eran conscientes de este complejo industrial global aunque aparentemente secreto. Muchos médicos no tienen ni idea de que las empresas de todo el mundo producen cantidades masivas de venenos para elaborar los fármacos que recetan, así como vacunas, insecticidas y cosméticos.

Creo que es hora de que la profesión médica adopte pruebas universales de envenenamiento por veneno para todos los pacientes. Miles de millones de vidas y la salud mundial de la humanidad dependen de ello. Nuestros alimentos, agua, aire, productos farmacéuticos y cosméticos personales están siendo mezclados intencionadamente con proteínas de veneno. El envenenamiento por veneno ha sido un esfuerzo global durante años, y sólo se está intensificando, y muy pocas personas son conscientes de ello.

A principios de 2022, me asocié con Stew Peters, Mike Adams, Scott McKay y Ann Vandersteel para revelar mis preocupaciones, investigaciones y creencias de que la pandemia fue causada deliberadamente al contaminar nuestros sistemas de agua con toxinas venenosas que crearon la enfermedad llamada COVID-19. Mientras me preparaba para la primera conferencia anual Healing for the A.G.E.S. en septiembre de 2023, quería saber si nuestro gobierno y las agencias de salud federales habían probado si los plásmidos de ADN podían sobrevivir o no a los químicos de las plantas de tratamiento de agua. Mi suposición era que estas entidades tenían que haber realizado pruebas de sistemas de agua con plásmidos años antes de 2020 para ver si, de hecho, los plásmidos podían entregarse a través del agua a los ciudadanos. ¿Qué crees que descubrí?

No solo estaban probando la supervivencia de plásmidos en sistemas de agua en Estados Unidos en los años previos a COVID (2017-2019), sino que nuestro gobierno financió estudios sobre cómo reaccionaban los plásmidos de ADN a diferentes niveles de cloro en el agua durante esos tres años previos a la pandemia. Además, les interesaba descubrir las consecuencias de introducir plásmidos de ADN en el agua de las plantas de tratamiento. Esto se hacía exponiéndolos a la luz ultravioleta (ya sea del sol o de la tecnología) y tratando el agua con peróxido de hidrógeno. ¿Estas diversas cosas dañarían los plásmidos de ADN o los destruirían?

El cloro, la luz ultravioleta y el peróxido de hidrógeno se utilizan para tratar el agua que consumimos todos los días en nuestros hogares. Naturalmente, el gobierno sentiría curiosidad por la estabilidad de su tecnología de plásmidos de ADN a partir de las técnicas de las plantas de tratamiento de agua. Tendrían que asegurarse de que su tecnología de plásmidos viajara desde la planta de tratamiento de agua, sobreviviendo a los diversos tratamientos del agua.

Y luego llegaría finalmente a su familia, a su hogar, a su ducha, a su bañera, a su refrigerador y a su grifo antes de que anunciaran la pandemia. Bueno, aquí hay solo un par de esos estudios de investigación de plásmidos de ADN/plantas de tratamiento de agua realizados en 2017 y 2019.

Science of The Total Environment
Volume 685, 1 October 2019, Pages 419-427

ELSEVIER

Short Communication

Higher functionality of bacterial plasmid DNA in water after peracetic acid disinfection compared with chlorination

Chiqian Zhang [a] [1], Pamela J.B. Brown [b], Zhiqiang Hu [a] ✉

Show more ⌄

+ Add to Mendeley ⌨ Share 🗩 Cite

https://doi.org/10.1016/j.scitotenv.2019.05.074 ↗   Get rights and content ↗

**www.sciencedirect.com/science/article/abs/pii/S0048969
719320868**

Water Research
Volume 123, 15 October 2017, Pages 783-793

ELSEVIER

Inactivation efficiency of plasmid-encoded antibiotic resistance genes during water treatment with chlorine, UV, and UV/H_2O_2

Younggun Yoon [a] [1], Hay Jung Chung [a] [1], Doris Yoong Wen Di [a], Michael C. Dodd [b], Hor-Gil Hur [a], Yunho Lee [a] ✉

Show more ⌄

+ Add to Mendeley ⌨ Share 🗩 Cite

https://doi.org/10.1016/j.watres.2017.06.056 ↗   Get rights and content ↗

www.sciencedirect.com/science/article/abs/pii/S004313541
7305328

SPRINGER LINK

Find a journal   Publish with us   Q Search

Home > Frontiers of Environmental Science & Engineering > Article

Research Article | Published: 10 June 2019

Degradation of extracellular genomic, plasmid DNA and specific antibiotic resistance genes by chlorination

Menglu Zhang, Sheng Chen, Xin Yu, Peter Vikesland ✉ & Amy Pruden ✉

Frontiers of Environmental Science & Engineering **13**, Article number: 38 (2019) | Cite this article

link.springer.com/article/10.1007/s11783-019-1124-5

NO DESESTIME LOS DATOS

Para concluir este capítulo, aquí hay un artículo producido por el Health Ranger, Mike Adams.

from Natural News

Follow Cairns News

VenomTech company announces massive library of SNAKE VENOM peptides for pharmaceutical development; "nanocarriers" stabilize snake venom in WATER (PubMed)

SEARCH CAIRNS NEWS

Search   Q

cairnsnews.org/2022/04/14/venomtech-part-3-of-snake-venom-in-covid-19-vaxx/

El artículo fue una respuesta a la fuerte reacción negativa que enfrenté por parte de varios medios de comunicación, profesionales médicos y científicos después de mi serie inicial con Mike y mis afirmaciones sobre la posibilidad de introducir venenos en los sistemas de agua para crear la pandemia. NOTA: Puede encontrar el artículo completo en:

www.naturalnews.com/2022-04-13-venomtech-company-announces-massive-library-of-snake-venom-peptides-for-pharmaceutical-deployment.html

Agradezco a Mike su increíble apoyo, su disposición a escuchar mi investigación y su compromiso de compartirla con los demás. Es apropiado terminar este capítulo con una cita del propio Health Ranger.

> Así pues, a aquellos de los medios corporativos (e incluso de los medios alternativos) que están expresando su conmoción y consternación por la afirmación del Dr. Ardis de que el veneno de serpiente es el origen más probable de la investigación sobre la mejora de la ganancia de función del SARS-CoV-2 o incluso de las vacunas contra el covid, les digo que ignoran el estado del arte en materia de biociencias.
>
> El uso de veneno de serpiente en productos farmacéuticos no es una "teoría de la conspiración". Es una práctica común, que representa lo que la mayoría de los expertos en biociencias describirían como la vanguardia del descubrimiento de fármacos. Por cierto, que conste que aquí no estamos atribuyendo ninguna acusación nefasta a la empresa Venomtech. Las mencionamos únicamente para demostrar a los escépticos que el veneno de serpiente se utiliza, de hecho, ampliamente como

recurso para el desarrollo farmacéutico (y lo ha sido durante décadas).

Lo que ha afirmado el Dr. Ardis no es ciencia ficción. Así es la situación de las biociencias en 2022. Cualquiera que descarte la teoría del "veneno de serpiente" en relación con los tratamientos o vacunas contra el COVID-19 ignora por completo los recursos que se utilizan en los procesos actuales de descubrimiento de fármacos.

MIKE ADAMS, GUARDABOSQUES DE SALUD

CAPÍTULO 10

Mi zarza ardiente era una galleta de la suerte

La esencia de la mentira está en el engaño,
no en las palabras.

JOHN RUSKIN

¿COINCIDENCIA O CITA DIVINA?

HUBO EVIDENCIA DE PROGRAMACIÓN predictiva en Hollywood y los medios tradicionales muchos años antes de la pandemia de COVID-19, incluso en un programa muy popular que actualmente se encuentra en Netflix llamado *The Blacklist*, que se emitió originalmente en NBC. No fue hasta cinco meses después de descubrir por primera vez la relación del veneno con el COVID que vi un episodio específico de *The Blacklist* por primera vez. Estoy convencido de que Dios orquestó toda la situación que me llevó a ver este episodio. Mi vida cambió de muchas maneras en 24 horas después de ver este popular programa de televisión y aprenderá por qué.

Luego, algo aún más profundo sucedió en un restaurante chino al día siguiente de ver este episodio. Como Dios hablando con Moisés a través de una "zarza ardiente" de todas las cosas, Dios me envió un mensaje personal que se encontró en una galleta de la suerte. Supongo que cuando sea el momento adecuado, Él usará cualquier medio que quiera o necesite para llamar nuestra atención.

Dios estaba al tanto de mi vacilación de cinco meses para hablar públicamente sobre el aspecto venenoso del COVID y sus vacunas. Esperaba que el público y los medios de comunicación reaccionaran con firmeza cuando finalmente compartiera mi investigación, pero esa no fue la razón principal por la que mantuve la boca cerrada durante tanto tiempo. Dios sabía que tenía verdaderas preocupaciones de seguridad al hablar de este tema.

También sabía cómo disipar todas mis preocupaciones en menos de 24 horas. Sabía que si veía un programa de televisión específico y abría una galleta de la suerte específica, todas mis teorías sobre el veneno y el COVID se verían validadas.

En el restaurante chino, abrí una galleta de la suerte. Y cuando las migajas cayeron sobre la mesa, allí, impreso en el pequeño papel de la suerte que había dentro, estaba el nombre de un investigador de COVID-19 asesinado. Cuando leí su nombre, mi corazón se aceleró y comencé a entrar en pánico. Antes de profundizar en los detalles de la galleta de la suerte, permítanme explicar los eventos que me llevaron a ver *The Blacklist* la noche anterior a abrir la galleta de la suerte.

Unos meses antes de ese fatídico día, mi padre se había sometido a una operación de reemplazo de rodilla y, mientras lo visitaba en su casa, me dijo: "Bryan, sé que no te gusta ver la televisión, pero tu madre y yo hemos estado viendo un programa de televisión llamado *The Blacklist*. ¡Ambos pensamos que te encantaría!".

Durante la mayor parte de mi vida, vi muy poca televisión y, si lo hacía, normalmente se trataba de deportes. Mis padres lo sabían y les pareció un poco "raro" que mi padre me recomendara un programa de televisión. Le pregunté: "¿Por qué crees que me gustaría este programa?". Me dijo que pensaban que la personalidad del personaje principal era una que me gustaría. Después de esa visita, mi investigación silenciosa sobre las conexiones del veneno del COVID continuó durante meses y estaba demasiado absorto como para ver ese programa de televisión porque estaba ocupado con la investigación, los viajes, las entrevistas y las presentaciones en escenarios de todo el país.

Pero guardarme toda la investigación sobre el veneno para mí me estaba volviendo literalmente loco. Había pasado los dos años anteriores viajando semanalmente, advirtiendo y testificando sobre las amenazas del Remdesivir y las vacunas para el público. No pude contenerme y no contarle al mundo sobre los síntomas del COVID-19 y sus conexiones con los venenos de serpiente y los antídotos que estaba descubriendo.

Como tenía que hablar con alguien que no fuera mi esposa para que me escuchara y se asegurara de que todavía estaba cuerdo, le envié un mensaje de texto a Mike Adams. No le dije por qué quería visitarlo; solo le pedí una reunión privada lo antes posible. Unos días después, estaba en mi auto rumbo a Austin para discutir mis hallazgos en privado, por primera vez, con el Health Ranger.

Nos reunimos en un lugar no revelado y acordamos no usar teléfonos celulares, computadoras portátiles ni otras vías de comunicación tradicionales. Juntos, fuimos a un gran campo abierto y durante las siguientes cinco horas, Mike escuchó todas mis últimas investigaciones. No traje ninguna nota ni los resultados de mi investigación para mostrarle. No lo necesitaba.

Mi cerebro estaba lleno de décadas de investigación e información. Escuchó atentamente cada palabra. Me conmovió profundamente su disposición a escuchar durante horas y despejar su agenda para escuchar mis pensamientos en ausencia de cualquier documentación, que estaba toda en mi computadora portátil.

Después de escucharme pacientemente durante horas y ver lo ansioso que estaba, me entregó un cuaderno y describió una lista de varias tareas minuciosas y exhaustivas que debía completar una vez que regresara a Dallas. Basándose en sus propias experiencias al exponer los engaños encontrados en la industria alimentaria, había encontrado formas de protegerse a sí mismo y a su familia. En los meses previos a esta reunión con Mike, tenía más miedo y ansiedad dentro de mí que en cualquier otro momento de mi vida. Estas emociones diarias eran nuevas para mí, pero a Mike le resultaban muy familiares.

Después de regresar a casa, mientras leía la lista de "cosas por hacer", mi ansiedad y confusión empeoraron. Estaba completamente abrumado por la extensa lista y no tenía idea de por dónde empezar. Así que, en cambio, no hice nada. También dejé de investigar. Durante las dos semanas siguientes, me preocupaba abrir mi computadora portátil o usar mi teléfono celular porque había tenido una sensación de pesimismo durante meses. Y tenía la persistente sensación de que mis actividades en línea estaban siendo monitoreadas por personas en lugares dudosos en todo el mundo.

No era paranoia. Varias veces en los últimos dos años, hice presentaciones en escenarios y en edificios del Capitolio durante el COVID, y a menudo mostré sitios web del gobierno en pantallas y resalté declaraciones encontradas en esos sitios web. Así como Ophirex había eliminado evidencia de su estudio sobre el COVID-19 con su píldora de veneno de serpiente, la FDA, el NIH y otros harían lo mismo dentro de las 24 horas posteriores a mis presentaciones ante audiencias y funcionarios electos. Recibía una notificación de que los sitios web del gobierno que había citado y destacado el día anterior habían sido completamente eliminados y dados de baja.

Se estaban modificando esos sitios web y los únicos cambios que se hacían eran las declaraciones o los gráficos que yo mostraba específicamente a la audiencia. Definitivamente tenía la atención de varias agencias y estaban eliminando información tan rápido como la mostraba al público. No era de extrañar que me preocupara que la gente o las agencias rastrearan lo que estaba estudiando o aprendiendo en línea durante ese tiempo.

Durante esta pausa de dos semanas de la investigación, tuve mucho tiempo para hacer algo más cada noche. Mi esposa y yo comenzamos a ver el programa del que me hablaron mis padres, *The Blacklist*. Lo encontramos en Netflix y comenzamos a verlo de corrido. ¡No lo creerías, mi padre tenía razón, me encantaba este programa! Especialmente el personaje principal, Raymond Reddington, interpretado por el actor James Spader.

Mis días seguían llenos de entrevistas en los medios en las que se hablaba de los protocolos del hospital, pero ahora pasábamos las noches con Raymond Reddington y sus amigos del FBI. A mí me encantaba el programa, pero a mi esposa, Jayne, no tanto. Ella aprovechaba ese tiempo para echarse una siesta.

En el programa, Reddington es una especie de genio criminal que ayuda al FBI a resolver casos de actividad criminal para su propio beneficio personal y expandir su propio imperio criminal. Una noche, dos semanas después de empezar a ver el programa, mientras Jayne dormitaba cómodamente, de repente me senté en el borde del sofá y grité: "¡Cariño, despierta! ¡Van a decir ESO!". No podía creer lo que estaba viendo en la pantalla. ¡Fue lo más emocionante en meses!

Hasta el día de hoy, no puedo creer lo que vi esa noche y lo que pasó al día siguiente. Cuando terminó este episodio en particular, mi esposa y yo sabíamos que Dios le había susurrado a mi padre meses antes que me dijera que viera este programa de televisión. No había ninguna otra razón por la que mis padres me hubieran hablado de ningún programa de televisión, y mucho menos de este. Siempre he oído que Dios trabaja de maneras misteriosas, pero trabajar a través de un programa de televisión...bueno, no lo vi venir.

Permítanme recapitular los primeros minutos de este episodio, filmado en 2016. Comienza con Reddington bebiendo un cóctel. La pantalla se vuelve negra y la siguiente escena es Reddington despertando en una habitación improvisada de la UCI, luchando por respirar. Está siendo atendido por un médico que está tratando de salvarle la vida. Reddington se despierta y el médico le dice que ha sido envenenado, pero no tienen idea de con qué.

No puedo explicarlo, pero a los pocos minutos del episodio, supe que se descubriría que Reddington fue envenenado con veneno de serpiente y el FBI lo averiguaría. Y tuve que mantener despierta a Jayne porque, durante los siguientes 40 minutos del programa, le repetía la misma frase: "¡Van a decir ESO!".

El "eso" que sabía que iban a decir era veneno de serpiente krait. De alguna manera, sabía que lo descubrirían. ¡Lo que había concluido y compartido con Mike Adams sobre la pandemia de COVID-19 y el veneno de serpiente era algo que sabía que iba a suceder allí mismo, frente a mí, en este programa de televisión!

El médico estabiliza a Reddington hasta cierto punto con corticosteroides, y Reddington le pregunta al médico: "¿Cuánto tiempo puede mantenerme con vida?".

"Es difícil decirlo. Un día. Tal vez dos", responde el médico.

Molesto por lo que oye, Raymond salta de la cama del hospital, se quita las vías intravenosas y se aleja. Más tarde, secuestra a una mujer y juntos entran en una farmacia porque está demasiado débil y tose terriblemente. Ella le pregunta qué necesita y él responde: "Corticosteroides y un broncodilatador". (¿Alguien quiere budesonida?)

¡En ese momento le grité a mi esposa que se despertara y mirara! Podía sentir la creciente excitación y emoción del descubrimiento consumiendo todo mi cuerpo, y cada célula vibraba de anticipación. ¡Necesitaba que mi esposa estuviera despierta para compartir este momento increíble conmigo! No creerás lo que dijo Raymond en la farmacia. ¡Estaba tan sorprendido que casi me caigo del sofá! Para mi sorpresa, cuando la mujer le da a Reddington las pastillas de esteroides, él usa la frase "¡CORONA DE MUERTE!". Se mete las pastillas en la boca y cae al suelo inconsciente.

Después de escuchar "Corona de muerte", hasta Jayne estaba completamente despierta y pegada a la pantalla mientras el FBI pasaba el resto del programa tratando de averiguar con qué fue envenenado Reddington. Como es típico en Hollywood, los federales intervienen y salvan el día. Más adelante en el programa, un agente del FBI informa al equipo con qué fue envenenado Reddington y qué está causando su misteriosa enfermedad respiratoria.

El agente explica que es una reacción a un péptido del veneno de una serpiente llamada "krait de cabeza roja". En ese mismo momento, se proyecta una imagen de una serpiente krait en la pantalla. Cuando el equipo del FBI lo presiona, el agente le dice al grupo que solo hay un lugar en Estados Unidos donde este veneno de serpiente específico podría haberse obtenido: ¡Pensilvania!

En la vida real, en 2020 se culpó a China de ser el país de origen de la pandemia de COVID-19. ¿Crees que es una coincidencia que unos años después de que se emitiera este programa en 2016, se culpara al veneno de la serpiente krait de una misteriosa enfermedad respiratoria? Aunque el programa relacionaba a Pensilvania con el veneno de la serpiente krait y la enfermedad llamada "corona de la muerte", todavía no había oído ninguna mención de una conexión de Pensilvania con el COVID-19.

Personalmente, ya había descubierto una gran conexión que involucraba al estado de Pensilvania con el COVID, pero no lo había discutido abiertamente. Unas semanas después, sería la primera vez que hablé de Pensilvania y el COVID-19, y fue durante mi entrevista con Stew Peters. Era una entrevista para un documental visto por millones llamado *Watch the Water*.

¿Cuál es la conexión entre la referencia del programa a Pensilvania y la pandemia de COVID-19 en la vida real? Bueno, para empezar, los dos científicos que ganaron el Premio Nobel de Medicina por inventar las inyecciones de terapia génica de ARNm COVID-19 para el trabajo de COVID en la Universidad de Pensilvania. ¿Qué contienen las vacunas contra el COVID-19? Según el sitio web de los NIH, en lugar de incluir el virus real en las inyecciones, solo se incluyeron plásmidos de ADN infundidos con proteínas de pico que, según descubrieron investigadores chinos y franceses, son bungarotoxina obtenida de la serpiente krait china. Esa no es la única conexión. El presidente Donald Trump firmó la "Operación Warp Speed", que permite la producción en masa de una terapia génica de vacuna no probada para todos los estadounidenses durante el COVID. ¿De qué universidad se graduó Trump? De la Universidad de Pensilvania. En la siguiente sección, conocerá una conexión aún más inquietante con un encubrimiento del COVID-19 que involucra a Pensilvania y que incluye mi galleta de la suerte.

¿Cómo sabría Hollywood, en 2016 (cuando se filmó el episodio), que el veneno de una serpiente asiática "rara" llamada krait china causaría un paro respiratorio y la muerte si la ingiriera un humano? ¿Y cómo sabrían describir la crisis de salud del personaje principal como "corona de la muerte"? Esa frase nunca se había utilizado en la sociedad antes de ese programa, que se emitió a principios de 2017, al menos que yo pudiera encontrar en línea

En ese programa se revela mucha más información crucial que se relaciona directamente con el COVID, incluido el motivo por el cual tantos pacientes con COVID-19 también sufrían conjuntivitis, también conocida como "ojo rosado". En el mismo programa, demuestran que las personas pueden enfermarse tanto al beber veneno como al absorberlo a través de los ojos. El veneno en los ojos causa irritación y conjuntivitis. *¿Cómo pudo el veneno de serpiente entrar en mis ojos durante el COVID?*, te preguntarás. Te duchas y te lavas la cara todos los días con agua en tu casa, ¿no es así? ¡Cuidado con el agua!

EL EMPUJE DE DIOS PARA SACAR A LA LUZ LA VERDAD

Ver este programa fue casi una experiencia extracorporal para mí, y sin embargo, al mismo tiempo, fue increíblemente motivador y perturbador. Me costó dormir toda la noche, pero lo que sucedió al día siguiente me llevó a pasar más noches sin dormir de las que podía imaginar. Mi esposa y yo dejamos su auto con un mecánico para que lo revisara y, de camino a casa, paramos a comer algo en un restaurante chino.

"¡Come los postres primero!" es el credo que sigue mi esposa. Jayne estaba conmigo y ya había abierto su galleta de la suerte cuando me uní a ella en la mesa. "Supongo que seguiré tu ejemplo y leeré mi fortuna antes de comer también", dije.

Ahora bien, no soy realmente un tipo de galletas de la suerte, pero le seguí el juego. Agarré ambos extremos para abrir la galleta y saqué el pequeño trozo de papel que había dentro. La impresión en el reverso de la fortuna estaba frente a mí. Cuando mis ojos se enfocaron en las *dos palabras* en el reverso de la fortuna, sentí como si me hubieran dado un puñetazo en el estómago. El papel estaba doblado en forma de V (como la forma de la galleta de la suerte) y estaba en el borde de la mesa. Rápidamente lo giré para leer la fortuna en el otro lado del papel. Jayne comenzó a comer, pero pronto se dio cuenta de que no tocaba mi comida. Me preguntó: "¿Estás bien? ¿No tienes hambre?".

"Ya no", dije. Quería saber qué pasaba. Le dije: "Hay algo escrito en el otro lado de ese papel que no debería estar allí". Le entregué el trozo de papel. En el reverso de la fortuna había dos palabras: "Liu Bing".

Después de leerlo, dijo: "No tengo idea de qué es esto".

Le dije: "Busca ese nombre en Google en tu teléfono. Agrega la palabra COVID y luego presiona [enter]".

Mientras se desplazaba por los artículos, su comportamiento cambió rápidamente y se podía ver que se sentía cada vez más ansiosa y nerviosa. Incluso sus ojos comenzaron a llorar. Me miró y preguntó: "¿Qué vas a hacer?".

Dije: "Voy a decirle al mundo la verdad. ¡Bing Liu fue asesinado antes de poder hacerlo!".

Mi esposa dijo: "Está bien". Luego susurró: "Tengo miedo".

Yo dije: "Yo también, pero no puedo ignorar los empujoncitos de Dios". A esa altura, mi esposa me preguntaba a menudo cuándo convertiría mi investigación obsesiva sobre venenos y COVID en entrevistas publicadas en los medios. Cinco meses antes de encontrarme en este restaurante chino, me topé con la historia del asesinato de Bing Liu y lo que estaba investigando en el momento de su muerte repentina. Mientras leía esos artículos en los medios sobre su impactante asesinato, me invadió una sensación de muerte inminente. Fue un recordatorio de que debía ser cauteloso en mis conversaciones y recopilar la mayor cantidad de información posible antes de hablar abiertamente. A partir de ese momento, me había guardado toda la investigación sobre el veneno de serpiente para mí. Bing Liu, un científico nacido en China, formaba parte de un equipo de la Universidad de Pittsburgh (en Pensilvania) que estudiaba los orígenes del COVID. En las primeras etapas de la pandemia, su equipo analizó la sangre de muchos pacientes fallecidos en hospitales de Nueva York y estaba preparando una conferencia de prensa para contarle al mundo sus hallazgos. En mayo de 2020, la noche anterior a la conferencia de prensa programada, lo encontraron muerto en su casa con siete agujeros de bala en el pecho y tres en la cabeza.

¿Por qué lo mataron? Los medios dijeron que su muerte fue un asesinato-suicidio. Una pelea de amantes. Bueno, él y su equipo descubrieron a principios de mayo de 2020 que la gente no estaba muriendo por complicaciones simplemente por un virus respiratorio de murciélago. Todos los pacientes con COVID-19 de moderado a grave tenían algo en común que los casos leves de COVID-19 no tenían. Aquellos que murieron por casos moderados a graves tenían niveles letales de veneno de serpiente en la sangre. Haberme encontrado con la historia de Bing me generó mucha ansiedad. La historia de Bing fue la principal razón de mis meses de silencio.

Mi ansiedad fue palpable durante los siguientes cinco meses... hasta que abrí esa galleta de la suerte. En ese momento, no tenía ninguna duda, ninguna preocupación, ningún pánico ni ningún miedo. Dios estaba al tanto de la verdad, y fue entonces cuando me di cuenta de que era hora de decirle la verdad al mundo.

Todavía tengo ese pequeño trozo de papel de la galleta de la suerte, un recordatorio personal del momento en que Dios me sacudió y reemplazó todo miedo con determinación y confianza para revelar la verdad, sin importar el costo.

El ego es el orquestador
de toda ignorancia autoinfligida.
CARL JUNG

LA PUNTA DEL ICEBERG

Pensé que el uso de venenos en vacunas o medicamentos era nuevo y solo estaba relacionado con la pandemia de COVID-19. No tardé mucho en descubrir que durante décadas se habían disfrazado y envasado venenos de todo tipo en medicamentos recetados/vacunas, cosméticos e insecticidas en todo el mundo. No tenía ni idea de que se habían realizado investigaciones médicas con venenos al menos desde el siglo XIX. ¿Sabías que, desde 1981, millones de personas en todo el mundo han estado ingiriendo un medicamento recetado para la presión arterial alta elaborado con veneno de serpiente? Los medicamentos inhibidores de la ECA se elaboran a partir del veneno de serpiente. Si estás tomando un medicamento recetado inhibidor de la ECA para la presión arterial alta, o el nombre del medicamento que estás tomando termina en "–pril" (es decir, captopril o lisinopril), ¡estás ingiriendo un medicamento elaborado con veneno de serpiente seco de un reptil mortal que se encuentra en Brasil!

Si esto es nuevo para ti, ¿por qué tu médico no te lo dijo? Puede parecer extraño que no te lo hayan dicho, pero he aprendido que la mayoría de los médicos que recetan inhibidores de la ECA tampoco tienen ni idea. ¿Por qué los médicos que recetan y los pacientes no saben de qué está hecho este medicamento? Ya sabes la respuesta; es la misma razón por la que cualquiera oculta información intencionalmente.

Debes saber esto: el veneno de cualquier criatura, ya sea ingerido, inyectado, tragado o aplicado tópicamente sobre la piel, causa estragos en el cuerpo humano. Desde 1956, el campo médico, la industria farmacéutica y la FDA conocen un secreto mortal sobre los efectos del veneno en los humanos (incluidos los medicamentos para la presión arterial alta hechos con veneno de serpiente). Lo que has leído hasta ahora en este libro es solo la punta del iceberg en lo que respecta a los venenos en la medicina.

¿Has oído hablar de Ozempic o Wegovy? Se trata de dos medicamentos que las personas se inyectan semanalmente y que están hechos con el veneno de un lagarto mortal que se encuentra en los desiertos de América del Norte, conocido como el lagarto monstruo de Gila. Para aquellos de ustedes que toman Ozempic o Wegovy, me gustaría hacerles una pregunta. ¿Creen que tienen sobrepeso o son diabéticos porque su cuerpo tiene deficiencia del veneno del monstruo de Gila que causa cáncer de tiroides? En el próximo capítulo, aprenderán más sobre los venenos en la medicina y algunas de las muchas razones por las que creo que nadie debería confiar en ninguno de ellos.

CAPÍTULO 11

Pregúntele a su médico si Venom es adecuado para usted

> Decir la verdad y hacer llorar a alguien es mejor que decir una mentira y hacer sonreír a alguien.
>
> GECKO & FLY

Esta portada de la edición del 11 de enero de 1999 de la *Revista Time* muestra el título: "EL FUTURO DE LA MEDICINA". El subtítulo dice: *"Cómo nos cambiará la ingeniería genética en el próximo siglo".*

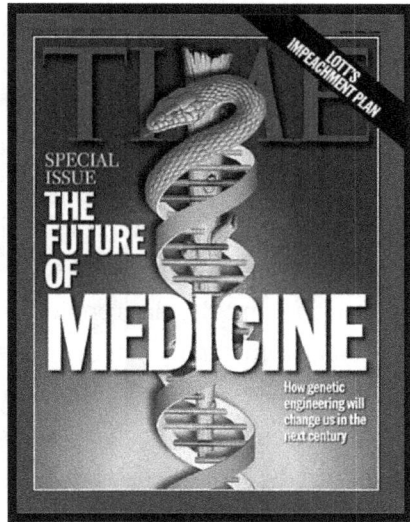

HABLANDO CON AQUELLOS que creen en un Dios o en un ser supremo que nos creó, deberían sentirse mortificados por el subtítulo de la portada de esta conocida revista. Sugiere que Dios cometió un error el sexto día al crear al hombre y a la mujer y que necesitamos "ingeniería genética" para alterarnos en el próximo siglo. ¿Por qué la creación perfecta de Dios necesitaría ser "cambiada" en el próximo siglo? ¿Se equivocó cuando nos diseñó la primera vez? Pensé que fuimos creados a imagen de Dios. Pensé que la mayoría de la gente cree que Dios es perfecto, y si fuimos hechos a Su imagen, ¿no somos creados también perfectamente?

El subtítulo no sólo debería ofender a quienes creen en un creador supremo; los evolucionistas deberían considerarlo extremadamente espantoso. Según los evolucionistas, los humanos son considerados la especie más suprema y avanzada de la Tierra. Un principio llamado "selección natural" es responsable de la evolución y el avance de nuestra especie. Cuando se trata de la "supervivencia del más apto", los humanos supuestamente son "los más aptos" de todas las especies de la Tierra.

Y no pase por alto la imagen de la portada de esta revista; debería preocupar a todos. La imagen perturbadora es una ilustración de lo que significa el título en la portada: *El futuro de la medicina*. Observe que la doble hélice de ADN diseñada por Dios o creada por la evolución ya no son dos hebras de ADN humano. La mitad de la doble hélice se transforma en el ADN de una serpiente, como lo ilustra la mitad de la hélice que se transforma en la cabeza de una serpiente.

Recuerden, evolucionistas, supuestamente evolucionamos de los monos a formas de vida superiores llamadas seres humanos. Darwin no dijo que evolucionamos de las serpientes, una forma de animal mucho más baja en el árbol de la cronología evolutiva. Y a los que creen que Dios nos creó a su imagen y semejanza: ¿qué piensan de que las compañías farmacéuticas y su complejo médico industrial hayan publicado que "el futuro de la medicina" es cambiar su ADN diseñado por Dios en ADN mitad humano y mitad serpiente?

No importa en qué grupo o partido se encuentre, creacionista o evolucionista, los esfuerzos de la medicina por alterar nuestro ADN pueden haber comenzado con la promoción enérgica, coercitiva y acosadora de las vacunas contra el COVID-19 y su terapia génica de ARNm. ¿Le dijeron que su ADN necesitaba ser modificado para vencer a el COVID-19? ¿O le dijeron que las inyecciones de ARNm estaban simplemente diseñadas para prevenir y protegerlo del COVID-19? Si todavía no ha sumado dos más dos, el artículo de la *Revista Time* afirma: "Cómo la ingeniería genética nos cambiará en el próximo siglo".

Este artículo fue escrito en 1999 y describe cómo algo nos cambiará en el próximo siglo. Y usted está leyendo/escuchando este libro en el próximo siglo. ¡Así que el artículo "El futuro de la medicina" en realidad habla de cambios para usted y para mí en este siglo! ¿Pediste que te cambiaran? ¿Dios se equivocó? ¿La ciencia y la medicina se han dado cuenta de que los seres humanos habrían estado mejor diseñados si fueran mitad humanos y mitad serpiente, genéticamente? Evolucionistas, yo también les pregunto. ¿Se equivocó la evolución? ¿Deberían los simios y las serpientes haberse apareado en su lugar para crear una especie de homínido de nivel superior en lugar de los seres humanos de hoy?

EVITA LOS VENENOS A TODA COSTA

Tengo que advertirles sobre los peligros de consumir cualquier medicamento, vacuna, cosmético o insecticida elaborado a partir de veneno a cualquier precio. Deben entender lo que la medicina sabe sobre los venenos una vez que están dentro de los humanos. En 1956, el Dr. Stanley Cohen y Rita Levi-Montalcini realizaron un estudio sobre embriones de pollo en desarrollo. Este estudio tenía como objetivo descubrir qué le sucedería a un embrión de pollo en desarrollo si el sistema nervioso del pollo se expusiera repentinamente a una pequeña cantidad de veneno de serpiente. ¿Qué les sucedió a los pollos? ¡Se produjeron cánceres cerebrales de rápida formación! Aquí hay una captura de pantalla del título del estudio realizado en 1956.

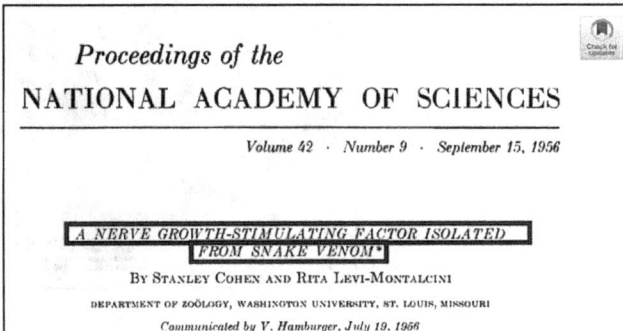

Proceedings of the
NATIONAL ACADEMY OF SCIENCES

Volume 42 · Number 9 · September 15, 1956

A NERVE GROWTH-STIMULATING FACTOR ISOLATED FROM SNAKE VENOM*

By Stanley Cohen and Rita Levi-Montalcini

DEPARTMENT OF ZOÖLOGY, WASHINGTON UNIVERSITY, ST. LOUIS, MISSOURI

Communicated by V. Hamburger, July 19, 1956

En este estudio, examinaron el efecto que pueden tener diferentes cantidades de veneno en las células nerviosas del cerebro. Tomaron 16 células nerviosas de los cerebros de embriones de pollo de 7 días y colocaron cuatro de cada célula nerviosa en placas de Petri separadas. Luego, introdujeron tres cantidades diferentes de venenos de serpientes de cascabel y mocasines de agua.

Tomaron cuatro placas de Petri.

- La placa de Petri n.° 1 tenía células nerviosas del embrión de pollo que NO había estado expuesto a veneno de serpiente en absoluto.
- En la placa de Petri n.° 2, colocaron las células nerviosas con 700 microgramos de veneno de serpiente.
- En la placa de Petri n.° 3, colocaron células nerviosas y 300 microgramos de veneno de serpiente.
- En la placa de Petri n.° 4, colocaron las células nerviosas con 250 microgramos de veneno de serpiente.

Luego, esperaron 18 horas y fotografiaron las células nerviosas bajo un microscopio para ver qué había sucedido.

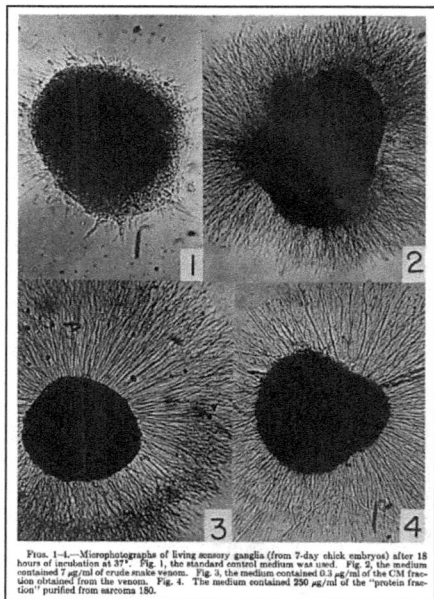

Figs. 1-4.—Microphotographs of living sensory ganglia (from 7-day chick embryos) after 18 hours of incubation at 37°. Fig. 1, the standard control medium was used. Fig. 2, the medium contained 7 μg/ml of crude snake venom. Fig. 3, the medium contained 0.3 μg/ml of the CM fraction obtained from the venom. Fig. 4. The medium contained 250 μg/ml of the "protein fraction" purified from sarcoma 180.

Como puedes ver en la captura de pantalla de la página anterior, la célula nerviosa en la placa de Petri N.° 1 se ve muy diferente de las demás. Así se ve una célula nerviosa normal que no estuvo expuesta a ningún veneno de serpiente. La célula nerviosa en la placa de Petri n.° 2 recibió la dosis más alta de veneno de serpiente. *En orden de menor a mayor cantidad de veneno de serpiente agregado*, la placa de Petri n.° 4, luego la n.° 3 y luego la n.° 2, cada una muestra un crecimiento y una expansión más intensos. ¡Observe la diferencia de crecimiento de la célula nerviosa en la placa de Petri n.° 2 y recuerde que este crecimiento agresivo ocurrió en 18 horas!

¿Alguna vez ha escuchado la frase "Turbo Cancer" mencionada desde la introducción de las vacunas COVID-19 en diciembre de 2020? En 1956, estos dos científicos demostraron que en menos de un día, se puede acelerar la tasa de crecimiento de las células nerviosas de manera exponencial y problemática (es decir, para formar tumores) en los tejidos nerviosos al exponerlas al veneno de serpiente. Treinta años después, en 1986, el mismo Dr. Stanley Cohen y Rita Levi-Montalcini recibieron el Premio Nobel de Medicina por su descubrimiento de 1956, que la exposición al veneno de serpiente crea cánceres turbo del cerebro y el sistema nervioso.

¿Sabe qué organización pagó a estos científicos para estudiar los efectos del veneno de serpiente en las células nerviosas en 1956? Puede que le sorprenda. Pero antes de decirle quién financió este estudio sobre el veneno de serpiente, también debe saber que a estos mismos dos científicos se les pagó cinco años después para que hicieran un estudio similar con veneno de serpiente, solo que esta vez en mamíferos, no en aves.

Su siguiente estudio se publicó en 1961. Demostraron que el veneno de serpiente puede causar la formación rápida de cánceres y tumores en cualquier órgano del cuerpo de un mamífero (no solo en el cerebro de un pollo). Los humanos son considerados mamíferos, y en 1961, confirmaron que la piel, el cerebro, los ovarios, el estómago, el intestino, los riñones o los huesos de un mamífero desarrollarían cánceres cuando se expusieran a cualquier cantidad de veneno de serpiente. La comunidad científica les honró con el máximo galardón de la medicina, el Premio Nobel, por este descubrimiento. No recibieron un premio por curar el cáncer. Recibieron el Premio Nobel de Medicina por descubrir que el veneno de serpiente provoca un aumento de las tasas de cáncer y de crecimiento de tumores en humanos y animales. Descubrieron un método para crear más cáncer en humanos y animales utilizando veneno de serpiente. ¿Quiere saber quién pagó para que se hiciera esta investigación en 1956? Léalo usted mismo, directamente del artículo de 1956.

> * This work has been supported by Grant B-463 from the National Institute of Neurological Diseases and Blindness of the National Institutes of Health, Public Health Service, by a grant of the American Cancer Society, recommended by the Committee on Growth, National Research Council, and by a contribution from an institutional grant of the American Cancer Society to Washington University. The able assistance of Miss Barbara Bankhead is gratefully acknowledged.
>
> [1] R. Levi-Montalcini, H. Meyer, and V. Hamburger, *Cancer Research*, 14, 49–57, 1954.
> [2] S. Cohen, R. Levi-Montalcini, and V. Hamburger, these PROCEEDINGS, 40, 1014–1018, 1954.

¿Le sorprende saber que la Sociedad Estadounidense del Cáncer pagó por investigaciones para saber si el veneno de serpiente puede acelerar el crecimiento de tumores cancerosos? ¿Cuál es la razón detrás de financiar a científicos para explorar métodos para aumentar la cantidad y la velocidad de los tumores cancerosos en personas o animales? ¿Y luego recompensarlos con un Premio Nobel por descubrir no una cura para la enfermedad, que es literalmente la declaración de misión de la Sociedad Estadounidense del Cáncer, sino invertir dinero para averiguar si los venenos de serpiente pueden crear cánceres y hacerlos más agresivos? Desde su creación en 1913, se han donado miles de millones de dólares a la Sociedad Estadounidense del Cáncer. Preferiría ver que ese dinero se gastara en la investigación de curas, no en formas de crear más y peores casos de la enfermedad.

La Sociedad Estadounidense del Cáncer estaría en la ruina financiera si invirtiera miles de millones para encontrar una cura y luego le dijera al mundo que la encontró. ¿Por qué alguien seguiría donando dinero a la Sociedad Estadounidense del Cáncer? Una cura en realidad plantearía un problema para todos los hombres y mujeres a quienes se les paga para dirigir estas organizaciones llamadas "sin fines de lucro". Cada miembro de la junta y presidente de estas juntas recibe salarios anuales sustanciales y bonificaciones de las organizaciones para supervisar las donaciones y la expansión corporativa. Pero si se descubriera una cura, ya no habría financiación de miles de millones de dólares anuales para estas sociedades y organizaciones de investigación, y por lo tanto habría una pérdida de salarios y bonificaciones.

Permítanme darles un ejemplo perfecto para ilustrar este punto. ¿Han oído hablar alguna vez de la organización sin fines de lucro llamada "The American Scurvy Society"? ¿Alguna vez le han pedido que haga alguna donación a esta organización? ¿Han oído hablar de esta organización que se anuncia en televisión, radio, cines o redes sociales, o alguna vez han oído hablar de un teletón anual de The American Scurvy Society? No.

El escorbuto mató a más de dos millones de personas en todo el mundo en un período muy corto. Sin embargo, hoy en día, no existe una organización que recaude millones o incluso miles de millones de dólares (como la Sociedad Estadounidense del Cáncer) anualmente para pagar a los científicos para que investiguen el escorbuto. Tampoco hay ejecutivos o miembros de la junta que reciban salarios elevados por donaciones hechas a una fundación sin fines de lucro dedicada al escorbuto. ¿Por qué?

Los marineros descubrieron que la enfermedad mortal llamada escorbuto podía prevenirse y curarse por completo si cada marinero simplemente comía una lima, naranja o cualquier fruta cítrica cada día. Muchos años después de que el escorbuto desapareciera en la oscuridad, los científicos descubrieron lo que había dentro de las frutas cítricas que curaron el mundo del escorbuto. Se descubrió que cada fruta cítrica contenía alrededor de 10 mg de una sustancia llamada ácido ascórbico, conocida por la mayoría como vitamina C. El escorbuto no era más que una deficiencia nutricional de vitamina C. Para ponerlo en perspectiva, una cápsula de vitamina C de tamaño promedio contiene aproximadamente 1000 mg. ¡Eso es 100 veces más vitamina C en una cápsula de lo que se encuentra en una naranja, lima o limón promedio! Casi de la noche a la mañana, el escorbuto se curó con tan solo consumir una fruta cítrica al día. Se salvaron millones de vidas y, como resultado, nunca más un cajero, camarero o camarera le preguntó a nadie: "¿Le gustaría donar un dólar a la Sociedad Americana del Escorbuto?" No hay necesidad de donar dinero para una cura para el escorbuto porque la cura ya se conoce. Una vez que la ciencia conoce una cura, ¿por qué habría necesidad de que existiera una organización de ese tipo?

Busque en Internet todas y cada una de sus organizaciones benéficas sin fines de lucro favoritas y hospitales sin fines de lucro. A continuación, busque en Internet el salario de cada presidente/director ejecutivo y de cada miembro de la junta. Luego pregúntese: ¿por qué todos estos hospitales sin fines de lucro (organizaciones sin fines de lucro) mendigan sus monedas de cinco y diez centavos como donaciones en cada supermercado, restaurante familiar y por toda la televisión? Mientras están desesperados por sus donaciones, ¿por qué el director ejecutivo y los miembros de la junta de estas empresas reciben salarios superiores a un millón de dólares cada año? Descubrirás que gran parte del dinero que donas se está malversando en los bolsillos de los ejecutivos y miembros de la junta directiva de cada uno de estos hospitales e instituciones de salud sin fines de lucro. Te disgustará.

Creo que estás empezando a comprender el concepto general. Si las organizaciones benéficas y los hospitales, incluidos esos hospitales infantiles muy conocidos, se encuentran constantemente carentes de suministros médicos esenciales, deberían ponerse en contacto con los miembros de la junta directiva y el presidente para donar parte de sus salarios al hospital y a los niños necesitados. Es un sindicato de delincuencia médica de arriba hacia abajo reflejado en todas estas organizaciones.

Explotan a los niños enfermos en sus anuncios para amasar millones de dólares. Y, lamentablemente, millones más nunca llegan a los pacientes a los que estaban destinados. Cada vez que veas sus anuncios de televisión, lo más probable es que te sientas más culpable que aquellos en la junta directiva que, a sabiendas, se llevan millones de las donaciones supuestamente destinadas a los enfermos.

DE 1956 A 2020: EL MISMO COMPONENTE DE VENOM

Hay algo muy importante que debo mostrarles desde dentro del estudio del veneno de serpiente de 1956. En la introducción, los dos científicos revelan qué componente específico del veneno estarán probando. *Esto tiene implicaciones enormes para todos los que recibieron las vacunas contra el COVID-19 creadas por Katalin Kariko y Drew Weissman.* Lea la oración resaltada en la captura de pantalla que se muestra a continuación.

A NERVE GROWTH-STIMULATING FACTOR ISOLATED FROM SNAKE VENOM*

BY STANLEY COHEN AND RITA LEVI-MONTALCINI

DEPARTMENT OF ZOÖLOGY, WASHINGTON UNIVERSITY, ST. LOUIS, MISSOURI

Communicated by V. Hamburger, July 19, 1956

Introduction.—In the past our efforts have been directed toward the purification of an agent contained in mouse sarcomas 180 and 37 which has remarkable growth-promoting effects on sympathetic and spinal ganglia of the chick embryo.[1, 2, 3] In the course of attempts to characterize this material, use was made of crude snake venom as a source of phosphodiesterase. Treatment of the sarcoma factor with snake venom enhanced its activity, and subsequent tests showed that snake venom alone contains a very potent growth-promoting agent. In fact, it can be shown that crude venom is approximately 3,000–6,000 times as active as crude tumor homogenates (on a dry-weight basis) in promoting nerve fiber outgrowth in spinal ganglia in vitro. In the following, we are presenting the results of a partial purification and characterization of the snake-venom factor.

dress 72.180.83.194.

¡FOSFODIESTERASA DE VENENO DE SERPIENTE!

La fosfodiesterasa del veneno de serpiente es el mismo componente del veneno mencionado en los estudios de ARNm para la vacuna de terapia génica (COVID-19) de Katalin Kariko y Drew Weissman. En 1956, se utilizó el mismo componente del veneno para demostrar que podían crear CÁNCERES CEREBRAL TURBO en menos de 18 horas de exposición al veneno de serpiente. Ahora vemos cánceres turbo en todas partes, se hace referencia a ellos en artículos en las redes sociales, entrevistas de profesionales médicos y en revistas médicas. ¡Dos más dos siempre son cuatro! Y la fosfodiesterasa del veneno de serpiente más los cuerpos humanos siempre es igual a cáncer turbo. ¡Y lo saben desde 1956!

Dos grupos de científicos, ambos realizando estudios de investigación con décadas de diferencia y ambos revelando el uso de la fosfodiesterasa del veneno de serpiente, han sido galardonados con el Premio Nobel de Medicina. Me pregunto si la investigación del veneno de serpiente es el modelo que deben replicar otros si ellos también quieren ganar un Premio Nobel de Medicina algún día. ¡Parece que la fosfodiesterasa del veneno de serpiente puede ser la clave para el premio!

Resumamos lo que se aprendió en 1956 y 1961. El Dr. Cohen y Rita identificaron y clasificaron dos efectos secundarios del veneno de serpiente y dieron nombres para describir estos efectos. Llamaron al efecto secundario cancerígeno agresivo del veneno de serpiente un "factor invisible" (es decir, efectos secundarios). El efecto secundario del veneno de serpiente qué causa un crecimiento tumoral agresivo en las células nerviosas se denominó "factor de crecimiento nervioso" (NGF). El NGF hace que los tumores cancerosos crezcan a un ritmo acelerado y afecta principalmente a las células del sistema nervioso, incluido el cerebro, la médula espinal y los nervios de todo el cuerpo. En 1961, descubrieron que el veneno de serpiente tenía otro efecto secundario de factor invisible que causaba un rápido crecimiento de tumores cancerosos en la superficie de todos los órganos internos y la piel de un mamífero o un ser humano. Llamaron a este efecto secundario cancerígeno del veneno de serpiente "factor de crecimiento epidérmico" (EGF).

El próximo científico que me gustaría presentarles es Paul F. Reid. Este hombre, como sabrán, recibió dinero del gobierno de los Estados

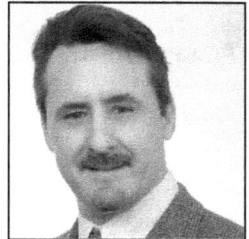

Unidos a principios de los años 90 para realizar una tarea muy específica utilizando veneno de serpiente. Cito su biografía:

> **"De 1993 a 1996,** el Dr. Reid trabajó en el Instituto de Investigación Médica de Enfermedades Infecciosas de los Estados Unidos (USMRIID) en Fort Detrick, Maryland, gracias a una subvención del Consejo Nacional de Investigación de Washington, D.C. En virtud de la subvención, **fue responsable de la expresión y purificación de una variedad de componentes neuroactivos del veneno de serpiente en sistemas bacterianos y de levadura,** y de la purificación del material expresado **con la expansión a la producción de vacunas a gran escala".** [Énfasis añadido]

walkersresearch.com/profilePages/Show_Executive_Title/Executivep rofile/P/Paul_F_Reid_400124957.html

Sí, el gobierno de los Estados Unidos pagó al Dr. Reid 30 años antes del COVID para que hiciera una cosa: producir grandes cantidades de veneno de serpiente utilizando bacterias y levaduras que luego podrían usarse para crear vacunas antivirales. No para un proyecto pequeño, sino para la "producción de vacunas a gran escala".

Supongo que los estadounidenses que pagaron impuestos en la década de 1990 nunca supieron que sus impuestos se estaban utilizando para pagarle a Paul F. Reid para que extrajera toxinas nerviosas del veneno de serpientes y las convirtiera en la fabricación a gran escala de vacunas para ciudadanos estadounidenses. ¿Lo logró Paul F. Reid? De hecho, a él y a su empresa, Receptopharm, se les concedió esta patente en 2010. Era una patente para una vacuna antiviral hecha con veneno de cobra real.

En lugar de mostrarles imágenes de cada parte de la patente, voy a destacar citas de su patente de vacuna antiviral con veneno de cobra real. Aquí hay un enlace para que puedan profundizar en el tema si lo desean:

patents.justia.com/patent/7758894

El título de su patente dice: "Venenos de elápidos (cobras) modificados como estimuladores de la reacción inmunitaria". En la patente, aprenderá para qué se inventó el veneno de la cobra real en una jeringa. Leamos juntos algunos de los puntos destacados de su patente de vacuna contra la cobra real. Comenzando con la primera declaración de la sección titulada **"RESUMEN DE LA INVENCIÓN"**, dice:

> **"Un objetivo principal de la invención** es proporcionar un método **para prevenir y tratar enfermedades infecciosas, como resfriados y gripes,** infecciones bacterianas y parasitarias, y similares". [énfasis añadido]

¿Alguna vez tu abuela o tu madre te dijo que si te resfriabas o tenías gripe, el veneno de la cobra real y su mordedura eran un remedio "seguro y eficaz"? Espero que esta afirmación y patente te parezcan tan absurdas como a mí cuando las descubrí por primera vez. ¿Qué pasó con el descanso, la risa y la vitamina C para los resfriados y los casos de gripe? La próxima vez que tú, tu hijo o tu bebé sufran mocos, pregúntale a tu médico si el veneno de la cobra real es adecuado para tu hijo. Sigamos leyendo.

> **"La cobratoxina y la alfa-bungarotoxina (elapid, krait) tienen la mayor afinidad por los receptores de nicotina...** Por lo tanto, **se supone que la vacuna contra la cobra real podría emplearse** en el marco de una estrategia de prevención y control de infecciones como la que se adopta actualmente **para la temporada de gripe**

en poblaciones de ancianos, inmunodeprimidas y lactantes". [énfasis añadido]

¡Tuve que incluir la cita anterior de su patente que indica que tanto la cobratoxina como la bungarotoxina se dirigen a los receptores de nicotina! ¿Le molestó leer que afirma que su vacuna contra el veneno de la cobra real "podría usarse durante la temporada de gripe para tratar a las PERSONAS MAYORES, INMUNODEFRIDAS y a los INFANTES"? Esto me enfurece personalmente, ya que tengo cinco hijos y parientes mayores a los que quiero mucho. ¿Se imagina inyectar una inyección que contenga veneno de cobra real a su propio bebé o a un ser querido mayor? Lea atentamente la siguiente declaración que se encuentra cerca del final de la patente:

"En el caso de infecciones virales como la gripe, la vacuna (contra la cobra real) ofrecería ventajas con respecto a las estrategias basadas en vacunas, ya que **no tiene que ser específica para un virus o un subtipo y sería fácilmente accesible durante brotes y pandemias".** [énfasis añadido]

Entendiste todo eso? Esto es importante. Vamos a desglosar esta declaración juntos. Afirma que durante un brote de una infección viral como la influenza, su vacuna King Cobra "ofrecería ventajas SOBRE las estrategias basadas en vacunas" que ya se utilizan para las temporadas de gripe y resfriado común. No sé qué piensan ustedes, pero ¿pensaban que las vacunas anuales actuales contra la gripe eran inadecuadas para controlar la gripe cada año? ¿Se preguntaron alguna vez si una inyección de veneno de King Cobra sería más efectiva que la estrategia de vacunación contra la gripe que se aplica actualmente?

No hemos terminado de desglosar esta oración. El resto de la oración aclara lo que creen que es *la ventaja* de inyectar a los bebés y a los ancianos con inyecciones de King Cobra en lugar de las vacunas contra la gripe actuales. En su opinión y en sus propias palabras, la vacuna con veneno "no tiene que ser específica para el virus o el subtipo". ¿Saben lo que significa la frase "específica para el virus o el subtipo"?

Permítanme explicarlo. Las vacunas contra la gripe actuales no son las mismas todos los años. En cambio, lo que sucede anualmente es que las organizaciones de todo el mundo literalmente ADIVINAN qué variante o versión de la gripe creen que circulará el año siguiente. Hay varias variantes del virus de la gripe de las que quizás nunca haya oído hablar. Y, al igual que esas, las diferentes variantes del supuesto virus COVID-19 (alfa, beta, ómicron, etc.) supuestamente requieren nuevos tratamientos que incluyen vacunas/refuerzos actualizados contra el COVID-19.

Cuando está a punto de salir un nuevo virus de la gripe, alguien adivina cuál será y les dice a los fabricantes de vacunas que comiencen a producirlas con un año de anticipación. ¿Sabía que se ha informado que las vacunas anuales contra la gripe tienen una tasa de éxito de solo el 4%? Ahora debería entender por qué. Parece que estas personas son tan buenas para predecir la próxima variante anual de la gripe como lo sería un meteorólogo para predecir los patrones climáticos con un año de anticipación. Vea esto.

En el propio sitio web de los CDC, encontré este gráfico que muestra los diferentes subtipos del virus de la gripe a los que hace referencia esta patente. Cada año, los fabricantes producen una nueva vacuna contra la gripe basándose en una estimación fundamentada de qué variante puede aparecer en la próxima temporada de gripe. Cada año, los fabricantes de medicamentos reciben información sobre el subtipo, la variante o el clado del próximo virus de la gripe. Esto les permite saber qué tipo de vacuna contra la gripe deben elaborar para esa temporada de gripe.

A continuación se muestra la lista de las diferentes versiones de subtipos específicos de la gripe que se conocen actualmente:

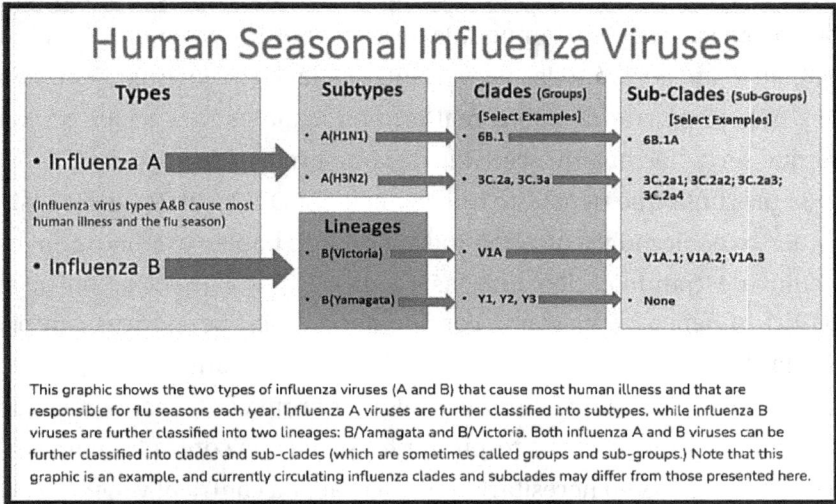

Human Seasonal Influenza Viruses

Types	Subtypes	Clades (Groups) [Select Examples]	Sub-Clades (Sub-Groups) [Select Examples]
• Influenza A (Influenza virus types A&B cause most human illness and the flu season)	• A(H1N1)	• 6B.1	• 6B.1A
	• A(H3N2)	• 3C.2a, 3C.3a	• 3C.2a1; 3C.2a2; 3C.2a3; 3C.2a4
	Lineages		
• Influenza B	• B(Victoria)	• V1A	• V1A.1; V1A.2; V1A.3
	• B(Yamagata)	• Y1, Y2, Y3	• None

This graphic shows the two types of influenza viruses (A and B) that cause most human illness and that are responsible for flu seasons each year. Influenza A viruses are further classified into subtypes, while influenza B viruses are further classified into two lineages: B/Yamagata and B/Victoria. Both influenza A and B viruses can be further classified into clades and sub-clades (which are sometimes called groups and sub-groups.) Note that this graphic is an example, and currently circulating influenza clades and subclades may differ from those presented here.

www.cdc.gov/flu/about/viruses/types.htm

Entonces, al releer la última declaración de patente que destaqué de la vacuna con veneno de King Cobra para la gripe y el resfriado común, revisemosla con esta nueva comprensión de lo que significa virus o subtipo específico.

> "En el caso de infecciones virales como la gripe, la composición (vacuna contra la cobra real) ofrecería ventajas con respecto a las estrategias basadas en vacunas...no tiene que ser específica del virus o del subtipo Y sería fácilmente accesible durante brotes y pandemias".

Esta patente establece que la razón por la que inyectar veneno de cobra real a las personas durante la temporada de gripe es más ventajoso que las estrategias de vacunación actuales es que las vacunas actuales contra la gripe deben modificarse o cambiarse cada año para mantenerse al día con las diferentes variantes, subtipos o clados. Con una inyección de veneno de cobra real, no tendría que crear una nueva vacuna en cada brote o temporada de gripe, porque el veneno de cobra real, afirman, curará todas las variantes o clados de la gripe. También dice que el veneno de cobra real en una aguja es una mejor opción porque sería "fácilmente accesible durante brotes y pandemias".

¿Se pregunta qué tiene esto que ver con el COVID-19? Todo. Ha visto a nuestro gobierno y a otros en todo el mundo hablar y publicar en los medios de comunicación que las vacunas y los refuerzos contra el COVID-19 deben actualizarse continuamente porque el virus cambia constantemente o evoluciona hacia diferentes variantes. Esta patente explica literalmente que durante cualquier brote viral o pandemia que se parezca a la gripe (virus respiratorio), su vacuna contra la cobra real sería una cura. ¡Sólo necesitaríamos una vacuna contra el veneno de la cobra real porque todas las variantes del virus podrían tratarse con éxito con el veneno de la cobra real!

CONTINÚA LA INVESTIGACIÓN SOBRE EL KING COBRA

Desde entonces, me he enterado de que muchos científicos poseen patentes que afirman que el veneno de la cobra real se puede inyectar en seres humanos para tratar otras enfermedades. Conozcamos a otro científico que, a principios de los años 90, recibió una patente diferente para el factor del veneno de la cobra real que se utilizaría como tratamiento contra el cáncer. Esta me sorprendió.

La página siguiente muestra la patente de 1994, junto con la descripción de la invención. No intente leer y comprender el párrafo descriptivo. Resumiré las afirmaciones de esta patente. Todo lo que necesita entender ahora es el título. La patente es para una tecnología que incluye la inyección de algún tipo de ADN en un mamífero.

> **JUSTIA** Patents   `Search`
>
> ### Delivery of exogenous DNA sequences in a mammal
>
> Mar 18, 1994 - VICAL Incorporated
>
> Polynucleotide sequences, comprising DNA and RNA molecules can be directly administered, for
> example by injection, to tissues, such as muscle, and expressed as a protein, polypeptide or
> polypeptide. The polynucleotides can be contained within liposomes or the polynucleotides can
> free from association with transfection-facilitating proteins, viral particles, liposomal
> formulations, charged lipids and calcium phosphate precipitating agents.

A continuación se muestra la declaración que destaca el uso propuesto de esta invención.

> **"La presente invención...** es **útil en terapia génica, vacunación** y cualquier situación terapéutica en la que un polipéptido (múltiples proteínas pequeñas) deba administrarse a células in vivo (en el cuerpo). "[énfasis añadido]

¿Qué es exactamente lo que afirman que se podría inyectar en el cuerpo humano? Léalo usted mismo:

> ...la administración de péptidos tóxicos (como la ricina, la toxina de la difteria o el **FACTOR DEL VENENO DE COBRA**) a células enfermas o neoplásicas **(cancerosas) puede tener importantes beneficios terapéuticos.** [énfasis añadido]

Dicen que estas tres toxinas y venenos conocidos, que incluyen la ricina mortal, la toxina de la difteria y el veneno de cobra, se pueden inyectar en "células enfermas o neoplásicas (cancerosas)" y que estas toxinas mortales conocidas pueden tener importantes beneficios terapéuticos. Me pregunto quién se beneficia más de esta patente: ¿los futuros pacientes enfermos o los titulares de la patente?

Antes de mostrarle los propietarios de las patentes, necesito definir lo que dicen los Centros para el Control de Enfermedades sobre el envenenamiento por ricina en un ser humano, en caso de que este veneno en particular sea nuevo para usted.

Cito del sitio web CDC.gov:

> **CÓMO ACTÚA LA RICINA**
>
> **"La ricina actúa al penetrar en las células del cuerpo de una persona y evitar que éstas produzcan las proteínas que necesitan. Sin las proteínas, las células mueren. A la larga, esto es perjudicial para todo el cuerpo y puede producirse la muerte".** [énfasis añadido]

emergency.cdc.gov/agent/ricin/facts.asp

Me pregunto si los propietarios de las patentes saben esto sobre la ricina. Me pregunto si todavía afirmarían que inyectar ricina a un paciente enfermo o con cáncer, en sus propias palabras, **"tendría importantes beneficios terapéuticos"**. ¿Qué piensa después de leer esta declaración del sitio web de los CDC?

Me pregunté *qué dice el CDC sobre la toxina de la difteria*. Si accede a este documento en el sitio web de los CDC en la dirección que aparece a continuación, leerá estas declaraciones sobre la toxina de la difteria.

www.cdc.gov/vaccines/pubs/pinkbook/downloads/dip.pdf

Cito:

> **"La mayoría de las complicaciones de la difteria, incluida la muerte,** son causadas por los efectos de la toxina... Las complicaciones más frecuentes de la difteria son la miocarditis (daño cardíaco) y la neuritis (daño nervioso)... **La muerte ocurre en el 5%-10% de los casos."** [énfasis añadido]

Si a usted o a un ser querido le diagnosticaran cáncer o cualquier otra enfermedad, ¿querría que le inyectaran ricina, toxina de difteria o factor de veneno de cobra después de leer estas citas de los CDC? Solo tengo curiosidad. Después de leer estas declaraciones, quiero recordarle que estos titulares de patentes afirman que estas toxinas "pueden tener beneficios terapéuticos importantes (no menores)". Mencioné anteriormente que me sorprendí cuando me enteré de que uno de los científicos figura como propietario de esta patente.

Los propietarios de las patentes aparecen después de la palabra "Inventores" en la captura de pantalla siguiente. ¿Reconoce a alguno de ellos? Yo sí.

JUSTIA Patents   Search

Patent History
Patent number: 5580859
Type: Grant
Filed: Mar 18, 1994
Date of Patent: Dec 3, 1996
Assignees: VICAL Incorporated (San Diego, CA), Wisconsin Alumni Research Foundation (Dane, WI)
Inventors: Philip L. Felgner (Rancho Santa Fe, CA), Jon A. Wolff (Madison, WI), Gary H. Rhodes (Leucadia, CA), Robert W. Malone (Chicago, IL), Dennis A. Carson (Del Mar, CA)
Primary Examiner: Jacqueline M. Stone
Assistant Examiner: Deborah Crouch
Law Firm: Knobbe, Martens, Olson & Bear
Application Number: 8/215,405

Lo que quiero que aprendas de este capítulo es que muchos científicos de todo el mundo están creando medicamentos y vacunas a base de veneno y ya han adquirido patentes para sus inventos médicos. Las patentes permitirán a los inventores obtener beneficios en el futuro de sus creaciones basadas en veneno que, como ya has descubierto, están listas para usarse posiblemente en la próxima temporada de gripe o resfriado, o en la próxima pandemia, o pueden sugerirse para su uso en el tratamiento del cáncer.

No son solo los científicos de todo el mundo los que están convencidos de que los venenos de serpiente y otros venenos pueden y deben usarse para tratar enfermedades de todo tipo. ¿Puedes creer que los investigadores médicos y los científicos de todo el mundo están diciendo que el uso de venenos animales en medicamentos y vacunas es crucial? Creen que la raza humana podría estar condenada si no usamos venenos en las vacunas. ¿Te parece una locura? Léelo tú mismo en la página siguiente, de esta revista médica publicada en 2017:

> Por lo tanto, la prospección (búsqueda), la proyeccion y todas las demás fases de la actividad biológica, la validación y el desarrollo clínico **de los péptidos (venenos) animales** representan **una inversión científica esencial para proteger y perpetuar a la humanidad.** [énfasis añadido]

El *American Dictionary of the English Language* define el veneno de esta manera: **"materia fatal o perjudicial para la vida; veneno"**. Los venenos no son terapéuticos y no protegen ni perpetúan a la humanidad. Por su propia definición, acaban con la vida. Supongo que estos científicos olvidaron consultar el diccionario antes de presentar sus documentos de patente. Lo que dicen sobre los venenos es el polo opuesto de la definición de este diccionario. ¿Cómo podría alguien escribir o afirmar que inyectar venenos tóxicos y mortales a seres humanos ayudaría a "perpetuar la humanidad"?

La siguiente imagen es del mismo estudio que cité anteriormente y creo que todos los médicos, médicos alternativos, padres y todos los demás en el planeta deberían revisarlo. La dirección web se proporciona en la página siguiente para su conveniencia.

da Mata et al. *Journal of Venomous Animals and Toxins including Tropical Diseases* (2017) 23:3
DOI 10.1186/s40409-016-0089-0

Journal of Venomous Animals and Toxins including Tropical Diseases

REVIEW   Open Access

Antiviral activity of animal venom peptides and related compounds

CrossMark

Élida Cleyse Gomes da Mata[1], Caroline Barbosa Farias Mourào[1], Marisa Rangel[1,2] and Elisabeth Ferroni Schwartz[1*]

jvat.biomedcentral.com/articles/10.1186/s40409-016-0089-0

Del resumen de este estudio en particular titulado "ACTIVIDAD ANTIVIRAL DE LOS PÉPTIDOS DEL VENENO ANIMAL" leemos:

> "Aunque se han identificado un gran número de compuestos que inhiben diversas infecciones virales y la progresión de enfermedades, es urgente lograr el descubrimiento de agentes más eficaces".

¿Lo has entendido? Dice: "Se ha identificado una gran cantidad de compuestos (medicamentos/vacunas) que inhiben (detienen) varias infecciones virales y la progresión de enfermedades". Pero "es URGENTE crear AGENTES MÁS EFECTIVOS". ¿Sabías que la ciencia sabe que la gran cantidad actual de medicamentos y vacunas antivirales, incluidas todas las vacunas en el programa de los CDC, no son agentes muy eficaces?

Si las cantidades de vacunas y medicamentos actuales no son eficaces, ¿por qué se exige que todos los niños estadounidenses reciban estas inyecciones desde el día en que nacen en este país? ¿Y por qué se exige que estos mismos niños asistan a cualquier escuela pública? La siguiente declaración del documento es:

> "Además, proporcionalmente a la gran variedad de enfermedades causadas por virus, **hay muy pocas vacunas virales disponibles y no todas son eficaces**".
> [énfasis añadido]

""**Hay muy pocas vacunas virales disponibles y no todas son eficaces**". ¿Están bromeando? ¿Has visto cuántas vacunas virales hay en el calendario de vacunación de los CDC para niños y adultos?

Hay literalmente TONELADAS de ellas, sin mencionar los miles de millones de supuestas vacunas antivirales contra el COVID-19 que se han producido e inyectado desde que se publicó este artículo en 2017. ¿Sabías que la ciencia afirma que "no todas son eficaces"? La industria de las vacunas se está delatando a sí misma.

¿Sabías que los autores de este artículo consideran que las vacunas con veneno animal son una solución más "natural" a los virus? Cito:

> **"Así,** se han prospectado **nuevas sustancias antivirales obtenidas a partir de productos naturales, incluidos los derivados de animales venenosos".** [énfasis añadido]

Como consumidor que busca productos más naturales para mantenerse sano, dudo que haya considerado la posibilidad de tomar suplementos con veneno de animales. Nadie lo ha hecho, excepto los científicos que aparecen en este artículo y otros que he presentado en este libro. Los consumidores no exigen medicamentos ni vacunas de criaturas venenosas. Sin embargo, las compañías farmacéuticas intentan patentar medicamentos derivados de proteínas y enzimas de veneno y comercializarlos con diferentes nombres para ocultar el veneno que contienen.

La afirmación final de este artículo es la más problemática para mí, y vale la pena repetirla.

> "Por lo tanto, la prospección, el cribado y todas las demás fases de la actividad biológica, la validación y el desarrollo clínico de **los péptidos (de veneno) animal representan una inversión científica esencial para proteger y perpetuar la humanidad".** [énfasis añadido]

Me encantaría saber cuál fue su respuesta visceral a esa última afirmación. ¿Cree que la humanidad, para estar protegida y continuar perpetuándose, necesita que le inyecten más venenos? Las compañías farmacéuticas lo creen.

Este capítulo puede haber sido una experiencia educativa, en particular si el tema de los venenos, los medicamentos y las vacunas es nuevo para usted. A continuación, se incluye un resumen de algunos medicamentos elaborados a partir de venenos animales que ya recetan en su farmacia y hospital local y que tal vez desconozca. En la página siguiente se enumeran algunos ejemplos de estos medicamentos. En la actualidad, se elaboran a partir de venenos y millones de personas en todo el mundo los toman.

- Medicamentos inhibidores de la ECA para reducir la presión arterial, como Lisinopril y Captopril (veneno de la víbora de Jararacá, serpiente brasileña),
- Ozempic, Wegovy, Byetta, Mounjaro y Zepbound (veneno del lagarto monstruo de Gila) para la diabetes y la pérdida de peso,
- Prialt/Ziconotide (veneno del caracol cónico oceánico) para el dolor,
- AZT (veneno de la esponja oceánica) para el VIH/SIDA,
- Aggrastat para los coágulos sanguíneos (veneno de la víbora africana),
- ANCROD, medicamento para después de un accidente cerebrovascular (víbora de fosa, serpiente de Malasia), e
- Integrilin para los coágulos sanguíneos (veneno de la serpiente de cascabel pigmea).

Mientras escribo este libro, se está estudiando un medicamento para la disfunción eréctil. Es un gel tópico elaborado a partir del veneno de una araña mortal (la araña bananera de Brasil). Esto es lo que dicen sobre el veneno de araña que se encuentra en el gel para el pene. Cuando el veneno de araña entra en el torrente sanguíneo de un ser humano, publican que puede ocurrir una de estas cosas:

- Accidentes cerebrovasculares,
- Convulsiones,
- Ataque cardíaco y
- Muerte.

¡No estoy seguro de que la muerte sea mejor que tener disfunción eréctil! Sin embargo, si desea ayudar a generar ganancias masivas para el complejo industrial médico, continúe inyectándose, tragando y aplicándose medicamentos a base de veneno en la piel. Aumentará el riesgo de desarrollar todas las formas de enfermedad y cáncer conocidas por el hombre. Pregúntele a su médico si el veneno es adecuado para su pene.

Para cada síntoma o enfermedad que alguna vez le haya ocurrido a un ser humano en esta tierra, la ciencia ya ha descubierto muchas curas en la naturaleza. ¡Y esas curas no incluyen venenos! Al igual que el escorbuto, la enfermedad de la antigüedad que se curaba con la vitamina C (no veneno) que se encontraba en la fruta de la Madre Naturaleza, existen remedios conocidos por la ciencia y que se encuentran en la naturaleza. La Madre Naturaleza tiene un remedio para las enfermedades cardíacas, el cáncer, los dolores de cabeza, el acné, la infertilidad, la fatiga crónica, las enfermedades inflamatorias, las enfermedades autoinmunes, la pérdida de memoria, la fiebre, las erupciones cutáneas, la tos e incluso la disfunción eréctil. Mejor aún, ¿sabías que la medicina curativa de la Madre Naturaleza no requiere copago, deducible ni una sola receta?

Supongo que hay muchas personas en todo el mundo que prefieren no usar venenos mortales para mantenerse saludables. Para quienes prefieren remedios naturales más seguros y efectivos, ¡los siguientes capítulos son para ustedes!

CAPÍTULO 12

Todo está en el nombre: limpieza de proteínas extranjeras

En tiempos de engaño, decir la verdad es un acto revolucionario.

GEORGE ORWELL

ES HORA DE presentarles un remedio natural increíble y potente que todos los que sobrevivieron al COVID-19 o sus vacunas deberían conocer. El nombre de este remedio se llama Limpieza de Proteínas Extrañjeras. Es una fórmula como ninguna otra y, a diferencia de la mayoría de las soluciones que se nos ofrecen durante el COVID, ¡esta NO te la ofrece Pfizer! ¡Este remedio te lo ofrece la Madre Naturaleza! ¿Por qué se llama **"Limpieza de Proteínas Extranjeras"** y no "Limpieza COVID"?

¿Sabías que todos los virus se clasifican como **proteínas**? Según la ciencia, los brotes virales y las pandemias son causados por virus que se transmiten de un individuo infectado a otro. Si los virus son proteínas, y si la mayoría de los virus que terminan dentro de nosotros nos los transmite otra persona, entonces, por definición, todos los virus serían literalmente **proteínas extrañjeras** para nosotros. Si así es como se propagan los virus, y todos los virus son proteínas, entonces era lógico crear una Limpieza de Proteínas Extrañjeras para todas las personas de la Tierra.

Estoy muy emocionado de contarles qué hay en esta limpieza porque no hay nada parecido. Todos los días tomo esto para asegurarse de que estoy libre de la mayor cantidad posible de proteínas extrañjeras (virus). ¿Cuál es la alternativa? Supongo que podría hacer lo que muchos médicos sugieren todos los años: vacunarme.

Pero me despedí de la industria de las vacunas hace décadas. ¿Por qué? Porque decidí confiar más en el sistema inmunológico que Dios puso dentro de mí y decir "no, gracias" a las vacunas de las Grandes Farmacéuticas. Punto.

¡Vamos a sumergirnos en esta increíble fórmula! La **lobelia silvestre** es el primer ingrediente. ¿Qué es la lobelia? Puede que la conozcas por su otro nombre, tabaco indio, pero la lobelia no contiene nicotina. La lobelia contiene una sustancia llamada lobelina, que imita los efectos de la nicotina en el cuerpo humano.

Supplement Facts

Serving Size: 1 ml
Servings Per Container: About 60

	Amount Per Serving
Proprietary Blend	1 ml*

Wildcrafted Lobelia, Organic Licorice, Wildcrafted Wormwood, Cinnamon Cassia, Mucuna Extract, Organic Lemon Balm, Turmeric CO2 Extract, Citicoline, Supercharged C60, CuI (cuprous nicotinic acid), Super Concentrated Liquid Gold

*Daily Value (DV) not established

Other Ingredients: organic vegetable glycerin, triple-distilled biophotonic structured water, organic ice pressed olive oil, organic avocado oil

Según la ciencia, las proteínas de pico de COVID-19 se unen a los receptores de nicotina en todo el cuerpo, lo que provoca síntomas. Debido a que se descubrió que la nicotina es tan eficaz para tratar COVID-19, incluimos Lobelina en nuestro producto porque se une a los mismos receptores de nicotina. La lobelina, como la nicotina, es como un portero en un bar o club. Protege sus células para que no dejen entrar a invitados no deseados. Salvaguardando sus células de la intrusión de proteínas extrañeras que intentan ingresar a sus células y a las mías.

¡El siguiente ingrediente es **Regaliz Orgánico**! Las plantas de regaliz que se encuentran en todo el mundo contienen un nutriente llamado ácido glicirrícico (GL) que la ciencia sabe que disuelve los coágulos de sangre en humanos que son creados por el veneno de serpiente. En caso de que no lo supiera, dentro de cada persona, hay al menos 12 factores de coagulación sanguínea conocidos por la ciencia. Se designan con números romanos: factores de coagulación I-XII. Este nutriente único que se encuentra en el regaliz es conocido por disolver cualquier coágulo sanguíneo creado por cualquiera de los 12 factores de coagulación sanguínea humana, ¡incluso aquellos desencadenados por el veneno de serpiente!

Solo existe un medicamento recetado en la Tierra que tiene el mismo efecto sobre los coágulos sanguíneos que el regaliz, y se llama Suramina. El documental *Plandemic* trajo la Suramina a la atención de la mayoría de las personas por primera vez, gracias a la entrevista viral de Judy Mikovits. Sin embargo, la suramina apareció en mi radar mientras investigaba antídotos naturales para los venenos de serpiente y, más específicamente, sus efectos de coagulación sanguínea.

Encontré un artículo publicado en 2007 titulado "100 años de suramina". En ese artículo, la suramina se considera un "antídoto contra el envenenamiento por mordedura de serpiente". Según los investigadores, la suramina puede servir como antídoto para los efectos de coagulación sanguínea causados por los venenos de serpiente. También revelan que en un artículo anterior de 2006, el NIH ya había publicado hallazgos similares sobre los efectos de disolución de coágulos sanguíneos del ácido glicirrícico que se encuentra en la raíz de regaliz. Y debido a mi confianza en la naturaleza por encima de los medicamentos, incluimos regaliz orgánico en nuestro depurador de proteínas extranjeras.

Antes de presentarles el siguiente ingrediente increíble, debo informarles que muchas personas toman suplementos de regaliz para tratar de prevenir el espesamiento de la sangre o porque quieren sus beneficios protectores y mejoradores de la sangre. Pero si la etiqueta de cualquier suplemento o extracto de regaliz tiene la abreviatura "DGL" en alguna parte, eso significa que se ha eliminado el ácido glicirrícico del producto.

La mayoría de los regalices que se venden en los Estados Unidos son ácido **des**glicirricínico, regaliz DGL. A pesar del conocimiento de los Institutos Nacionales de Salud sobre los beneficios del regaliz para prevenir los coágulos sanguíneos, a la mayoría de los regalices que se venden en este país se les ha eliminado el GL protector de la sangre. Si más personas consumieran regaliz con ácido glicirretínico de forma habitual, habría menos medicamentos anticoagulantes como warfarina, heparina o coumadin en el mercado. A las Grandes Farmacéuticas y al gobierno no les gustaría eso.

El siguiente ingrediente de nuestra fórmula es **el ajenjo silvestre**. El ajenjo es ampliamente reconocido como una poderosa hierba antiparasitaria, utilizada por millones de personas para combatir y eliminar parásitos con gran éxito. ¿Recuerdas todo el revuelo en torno a la ivermectina, el medicamento recetado que millones de personas afirmaron que hizo maravillas para combatir los síntomas de COVID-19 durante la pandemia? Este es el mismo medicamento que los medios afirmaron fraudulentamente que era "medicina para caballos", no destinada a humanos.

Sin embargo, durante décadas, millones de personas en todo el mundo han utilizado ivermectina y se encuentra en todas las farmacias de Estados Unidos. La encontrarás en las mismas farmacias, como CVS y Walgreens, a las que los humanos acuden todos los días para comprar "medicamentos humanos". ¿Recuerdas el estudio francés?

A pesar de que la ivermectina es un medicamento recetado y el ajenjo es una planta, tienen efectos similares en los receptores de nicotina a los que se dirigen las proteínas de serpiente o "proteínas de pico". En mis entrevistas con los medios, sugerí a las audiencias que intentaran usar suplementos herbales de ajenjo si no podían obtener ivermectina. Tengo una amplia experiencia con el ajenjo, ya que lo había usado durante más de 12 años cuando apareció el COVID. Lo usé para ayudar a pacientes de todo el mundo a curarse de síntomas y enfermedades relacionadas con parásitos y lo usé de manera rutinaria durante años para prevenir infecciones parasitarias en todos los miembros de mi familia. Durante la pandemia, de hecho recomendé el ajenjo en lugar de la ivermectina y la hidroxicloroquina. Mi experiencia clínica me ha enseñado que las plantas suelen ser tan potentes como los medicamentos, con menos efectos secundarios o ninguno.

Los dos medicamentos anteriores son relativamente seguros, pero *nada es más seguro* que la medicina vegetal en comparación. La naturaleza está completamente preparada y adecuadamente equipada para curarte. Las recetas son innecesarias para eliminar los parásitos del cuerpo. Para ser sincero, puedes curarte sin necesidad de ninguna receta. La ciencia simplemente está tratando de eludir a la Madre Naturaleza y hacerte creer que **necesitas** estos medicamentos, medicamentos y vacunas.

La naturaleza no crea sintéticos; la ciencia lo hace. Esa es la razón por la que los medicamentos sintéticos que tomamos o inyectamos a menudo causan daño a nuestros cuerpos humanos naturales. Todos los medicamentos recetados son sintéticos. Los medicamentos farmacéuticos no son de Dios; Son intentos del hombre de imitar la naturaleza y sus procesos curativos comprobados.

Los curanderos siempre consideran los medicamentos, las vacunas y la cirugía como el último recurso para tratar cualquier síntoma y enfermedad. Si un médico prescribe medicamentos o vacunas antes de los remedios naturales, no es un curandero. Es un traficante de drogas. Aquel que creó nuestros cuerpos es también Aquel que nos dotó de un sistema inmunológico que se cura a sí mismo utilizando los remedios de la naturaleza. ¿Pfizer, Moderna, AstraZeneca, Merck, Bayer, Bristol-Myers Squibb o Johnson & Johnson te dieron tu sistema inmunológico? ¿O fue Dios?

La canela y cassia orgánica es el siguiente en nuestra fórmula. Todo comenzó cuando descubrí accidentalmente la historia detrás de un popular medicamento anticoagulante que se receta comúnmente en los Estados Unidos. Este medicamento recetado se llama Coumadin y actualmente lo consumen millones de pacientes de edad avanzada en los Estados Unidos todos los días. Hace más de cien años, científicos del Instituto Louis Pasteur de París se aventuraron en la selva amazónica e interrogaron a los curanderos tradicionales sobre el uso de plantas medicinales para tratar las mordeduras de serpiente y los síntomas relacionados con el veneno. Los habitantes del pueblo, que están extremadamente aislados y carecen de recursos médicos, de alguna manera han sobrevivido a las mordeduras de serpiente durante miles de años sin salas de emergencia, hospitales o farmacias. La naturaleza es su farmacia.

Según los curanderos del pueblo, si alguien era mordido por una serpiente venenosa, tomarían un grano específico y la corteza de un árbol específico para hacer un té. Luego, la persona simplemente bebería el té para curarse. Eso es el polo opuesto de cómo la medicina moderna trata las mordeduras de serpiente; los antivenenos que utilizamos hoy en día se inyectan. El grano utilizado para hacer su té antiveneno se llama **Haba Tonka,** y la corteza que utilizan es del árbol de canela.

Después de recolectar muestras de las selvas amazónicas, los científicos franceses analizaron los frijoles y la corteza en su laboratorio. Trituraron las semillas para averiguar qué contenían y que la gente de la selva utilizaba en lugar de medicamentos recetados para rescatar a las víctimas de mordeduras de serpiente. Querían entender cómo la naturaleza y los curanderos espirituales salvaban vidas cuando la ciencia no podía reproducir nada parecido. Los investigadores de Louis Pasteur finalmente pudieron identificar los nutrientes específicos que se encuentran en estas dos plantas que crecen silvestres en la naturaleza y que previenen eficazmente la coagulación sanguínea mortal causada por venenos. Llamaron a este nutriente presente en ambas "cumarina".

Después, encargaron a científicos y químicos que descubrieran cómo fabricar una versión sintética, una "copia artificial" de este nutriente que luego pudieran patentar y recetar a los médicos. Una vez que su nueva versión sintética de la cumarina estuvo lista para ser patentada, cambiaron la ortografía del nutriente y reemplazaron la "R" de cumarina por una "D". Y así fue como la cumarina, un nutriente que se encuentra en las plantas en la naturaleza, se convirtió en un medicamento anticoagulante de venta con receta que ahora se vende a millones de personas y se llama Coumadin.

No se puede inventar esto. Después de que los científicos y las compañías farmacéuticas patentaran su cumarina artificial, y una vez que a millones de estadounidenses se les empezó a recetar este medicamento llamado Coumadin, la FDA prohibió el uso de la cumarina (el remedio natural derivado de las habas tonka) en cualquier producción alimentaria estadounidense. Y esa prohibición continúa hasta el día de hoy. Es irónico cómo la ciencia y las Grandes Farmacéuticas encontraron el nutriente anticoagulante dentro de las habas tonka y luego lo convirtieron en un medicamento de venta con receta. Sin embargo, ese mismo nutriente derivado de las habas tonka y que genera enormes ganancias para la industria médica y farmacéutica, posteriormente se prohíbe su adición a los alimentos en Estados Unidos. Ese mismo nutriente (cumarina) se puede vender a millones de personas como *medicamento*, pero no se puede vender como *aditivo alimentario*, lo que beneficiaría su salud. ¿Tiene sentido para usted?

A continuación, se muestra una captura de pantalla de la prohibición real de la FDA que se encuentra en FDA.gov. La dirección web también se proporciona debajo de la imagen.

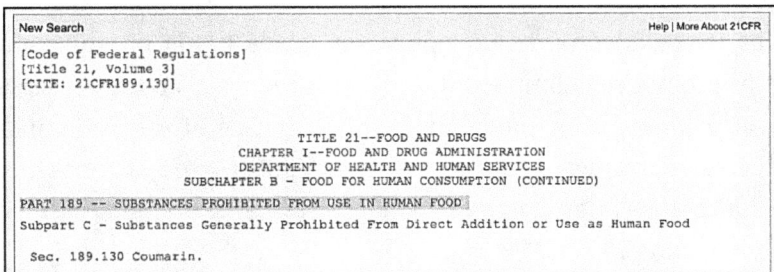

www.accessdata.fda.gov/scripts/cdrh/cfdocs/cfcfr/CFRSearch.cfm?f r=189.130

Tenga en cuenta la fecha de esta decisión: 5 de marzo de 1954. A pesar de descubrir esta prohibición mientras intentaba crear mi remedio, no me preocupaba no poder conseguir las habas tonka. No eran solo las habas tonka las que se usaban para salvar vidas en las selvas del

Amazonas. Había otra planta y yo sabía que no estaba prohibida. También sabía que la mayoría de nosotros ya la teníamos en nuestros armarios de especias. Esa planta y especia es la canela cassia, y es un ingrediente muy abundante que se encuentra en la naturaleza y en los supermercados de todas partes.

De las dos plantas, las habas tonka tienen un contenido de cumarina más alto que la canela. Creo que esta es la única razón por la que se prohíbe el uso de las habas tonka en la producción de alimentos de los EE. UU. Si bien se pueden comprar habas tonka en los EE. UU., es ilegal procesarlas y agregarlas a suplementos o alimentos. La industria de los suplementos podría fácilmente llevar a la quiebra a las compañías farmacéuticas anticoagulantes si se le diera la oportunidad de fabricar suplementos o extractos a partir de habas tonka.

Existen muchas variedades de canela, pero solo una, la **Canela Cassia**, es la que tiene más cumarina. Afortunadamente, esta variedad es el tipo de canela que más se vende en los EE. UU. Es un alivio para mí que la mayoría de las personas tengan predilección por las especias, incluida la canela. La FDA se habría enfrentado a mucho más rechazo si hubiera intentado prohibir la deliciosa y querida canela que con las amargas habas tonka. Incorporar una pizca de canela cassia en sus comidas diarias promueve la limpieza de la sangre, reduce el azúcar en sangre y previene los coágulos sanguíneos, lo que reduce el riesgo de ataques cardíacos, derrames cerebrales o muerte. Estas son algunas de las muchas razones por las que la canela cassia está presente en Foreign Protein Cleanse.

El extracto de Mucuna es el siguiente en nuestra lista de plantas incluidas en Foreign Protein Cleanse. Se agregó por una razón y solo por una: para ayudar a contrarrestar el impacto dañino de la bungarotoxina, la proteína venenosa mortal que se encuentra en el veneno de las serpientes krait. Recuerde que el estudio de investigación inicial de pacientes de Wuhan publicó que COVID-19 probablemente se originó de dos serpientes. Se afirmó que la serpiente krait china y su bungarotoxina mortal eran el origen más probable. Busqué miles de estudios de investigación en busca de antídotos naturales para la bungarotoxina y encontré varios que se realizaron antes de que comenzara la pandemia. Estos estudios revisaron los efectos salvadores de vidas de cientos de plantas conocidas en todo el mundo por proteger a los humanos de los efectos mortales del veneno de la bungarotoxina.

¿Alguna vez se ha topado con una serpiente krait en su vida? ¿Alguna vez ha conocido a alguien que haya sido mordido por una serpiente krait? Médicos de sala de emergencias, ¿alguna vez han tratado a una víctima de una mordedura de serpiente krait? Antes de la pandemia, ¿alguna vez había oído hablar de una serpiente krait? No lo había hecho.

Incluso el agente del FBI en el programa de televisión *The Blacklist* afirmó que la serpiente krait era extremadamente rara. Tengo una pregunta sobre esta serpiente súper rara que la mayoría de las personas nunca ven o que no las muerde. ¿Por qué crees que las compañías farmacéuticas y los gobiernos pagaron a los científicos durante años para encontrar antídotos para el veneno de una serpiente que la mayoría de las personas nunca encontrarían (la krait)? Solo una vez la mayoría de la humanidad ha visto su vida física amenazada por el veneno de esta serpiente sin haber sido mordida por ella. De alguna manera, el veneno de esta rara serpiente, que solo se inyecta a los humanos a través de los colmillos, terminó dentro de millones de personas enfermas con una afección llamada COVID-19.

Dos plantas conocidas por bloquear de manera más efectiva los efectos mortales de la bungarotoxina y ayudar al cuerpo a eliminarla son **Mucuna Pruriens y Ashwagandha**. Ashwagandha no se incluyó en la Limpieza de Proteínas Extranjeras. La razón por la que lo omití de la fórmula es que para agregar una dosis terapéutica de ashwagandha, habría sido necesario diluir demasiado todos los demás ingredientes, y no estaba dispuesto a hacerlo. Puede considerar agregar ashwagandha a su régimen de suplementos actual, independientemente de si está utilizando el programa de limpieza de proteínas extranjeras o no.

El siguiente ingrediente es una planta llamada **melisa orgánica,** también conocida como Melissa Officinalis. La melisa, una hierba notable, se estudia ampliamente en todo el mundo por sus propiedades de apoyo inmunológico y potencial prevención del cáncer. PubMed.gov contiene más de 200 estudios que confirman la capacidad de la melisa para prevenir y proteger a los humanos de la mayoría de los virus, incluido el herpes simple (herpes labial/ampollas febriles) y el herpes zóster (culebrilla). ¡Simplemente escriba "melisa" en una barra de búsqueda en PubMed.gov y obtendrá más de cinco mil estudios de investigación! Si está interesado en obtener más información sobre por qué me encanta la melisa, ¡hay muchos estudios en línea para explorar!

La cúrcuma, un miembro de la familia de las plantas de jengibre, es el siguiente ingrediente increíble en nuestro Foreign Protein Cleanse. El nombre de nuestro suplemento incluye la palabra "cleanse" (limpieza) y la intención detrás de esta fórmula es limpiar las proteínas del veneno de serpiente o "proteínas de pico" de su cuerpo y desecharlas por el inodoro. El hígado elimina las proteínas y toxinas extrañas de su cuerpo todos los días al pasar las toxinas a su intestino, y finalmente salir del cuerpo durante las deposiciones.

La ciencia considera que la piel es el órgano de desintoxicación más grande del cuerpo, seguida por el hígado. La fórmula de Foreign Protein Cleanse es multifacética. Ciertos ingredientes liberan específicamente las proteínas del veneno, mientras que otros se unen a las proteínas del veneno, lo que hace que sea menos probable que le hagan más daño a medida que su cuerpo las elimina. Otros ingredientes están diseñados para ayudar en la eliminación de venenos extraños que no pertenecen dentro de su cuerpo. Ahí es donde entra en juego el extracto de cúrcuma porque es increíblemente bien tolerado y una planta eficaz para desintoxicar el hígado.

Los nervios se comunican a través de una sustancia química que transfiere información entre las células del cerebro, el corazón y los órganos. Una de esas sustancias químicas es **la citicolina,** que es el siguiente ingrediente de nuestra potente fórmula. La mayoría de las personas no saben mucho sobre ella, así que aquí se la mostramos desde WebMD.com:

> La citicolina es una sustancia química cerebral que se produce de forma natural en el cuerpo. Se encuentra en los suplementos dietéticos en los EE. UU., pero originalmente era un medicamento recetado en Japón... La citicolina también podría aumentar las cantidades de otras sustancias químicas que envían mensajes al cerebro. Originalmente se usaba como medicamento para ayudar a mejorar la memoria y la función cerebral después de un derrame cerebral. Las personas usan citicolina para el deterioro de la memoria y el pensamiento relacionado con la edad, el glaucoma, el derrame cerebral, la enfermedad de Alzheimer, el trastorno bipolar, la depresión y muchas otras afecciones...

Existen muchos beneficios para la salud publicados sobre la citicolina, pero ¿por qué la incluimos específicamente en nuestra fórmula? Cuando cualquier veneno de serpiente o proteína de pico se une a los receptores de una célula (es decir, ACE2 o alfa-7 nACHR), el resultado siempre es el mismo. Mientras las proteínas del veneno estén unidas a una célula nerviosa, bloquean la transmisión o el flujo de **citicolina** (a veces abreviada como colina) para que no transmita una señal a la siguiente célula.

Toda la literatura sobre las proteínas del veneno de cobratoxina y bungarotoxina muestra que cuando estas proteínas del veneno de serpiente se unen a los receptores ACE2 o a los receptores de nicotina, bloquean la acetilcolina o cualquier colina (citicolina) para que no se mueva de una célula nerviosa a otra. Aquí hay una captura de pantalla para todos los profesionales a quienes les resultó difícil explicar por qué la suplementación con colina o acetilcolina no ayudó mucho a sus pacientes con COVID-19.

Cobra venoms are characterized by their neurotoxic activity which is a result of one or more neurotoxins found within the venom. Alpha-cobratoxin is an anticholinergic neurotoxin (alpha-neurotoxin) found in some cobra venoms. In their native state they are an antagonist of the alpha-nicotinic acetylcholine receptor. Other alpha-neurotoxins have been isolated from related species of snakes and fish-eating sea snails (Conus geographus, textilis, imperialis and striatus). Cobratoxin and alpha-bungarotoxin (elapid, krait) have highest affinity for NAchRs containing the alpha 1 and 7 subunits (for a review, see Lucas, 1995). The toxicity of these molecules is based upon their relative affinity for the receptor which far exceeds that of acetylcholine. Many studies (Sanders et al 1953, Miller et al., 1977, Hudson et al., 1983, Lentz et al., 1987, Donnelly-Roberts and Lentz, 1989, Chang et al., 1990) have demonstrated various methods for the chemical modification of cobratoxin. This is accomplished by oxidation of the cobratoxin with substances such as hydrogen peroxide, formalin and ozone, which results in an alteration in affinity for the acetylcholine receptor (AchR) and a concomitant loss in toxicity.

La cita que aparece en la instantánea de arriba está tomada directamente de la patente de Paul F. Reid sobre el veneno de la cobra real como vacuna contra la gripe y el resfriado común para "personas mayores y bebés". Reid hace la siguiente declaración sobre la cobratoxina y la alfa-bungarotoxina (las dos proteínas de la espícula del SARS-CoV-2) en su patente.

> "La toxicidad de estas moléculas (cobratoxina y bungarotoxina) se basa en su afinidad relativa por el receptor (de nicotina), **QUE SUPERA CON CRECES** la de la acetilcolina". [énfasis añadido]

Por eso, las proteínas del veneno deben liberarse primero de los receptores de nicotina por otros medios que no sean los productos de acetilcolina. La citicolina, una colina, es la sustancia química que bloquean estos venenos. Para restablecer el flujo de sustancias químicas por todo el cuerpo, debemos eliminar y limpiar los venenos. Y, de nuevo, es por eso que la Lobelia, el Ajenjo, la Mucuna Pruriens y el Liquid Gold están incluidos en la fórmula de Foreign Protein Cleanse.

Supercharged C60 es otro ingrediente increíble de nuestra mezcla única. Todo mi conocimiento sobre esta molécula de carbono proviene del Dr. Ed Group. La gente ha estado usando C60 durante años, pero yo no sabía mucho sobre él hasta que comenzó la pandemia. El Supercharged C60 no es el C60 de tu abuela. El Supercharged C60 tiene la capacidad de unirse y eliminar el óxido de grafeno y muchas otras toxinas del cuerpo. El óxido de grafeno ha sido un tema de conversación candente en los últimos años. Es un metal inorgánico que se está añadiendo a los alimentos procesados y se libera en las estelas químicas de nuestros cielos. Y, según se informa, se ha descubierto en las vacunas contra el COVID.

Dado que miles de millones de personas en la Tierra ya han recibido las vacunas contra el COVID-19 y muchas de ellas han informado de que tienen óxido de grafeno en su interior, quería incorporar este elemento desintoxicante a nuestra fórmula. Todos los seres humanos, independientemente del estado de vacunación, están expuestos a grandes cantidades de óxido de grafeno, un metal muy problemático. Tengo que mencionar a quienes están preocupados por el envenenamiento por óxido de grafeno que la Dra. Jana Schmidt ha hecho muchas presentaciones sobre un componente que se encuentra en el polen de abeja (también de la Madre Naturaleza) que contiene un nutriente que la ciencia sabe que desintoxica el óxido de grafeno de nuestros cuerpos. Se llama Glucose OxiDase, irónicamente abreviado como "G.O.D." en los artículos de investigación. En este caso, encontramos literalmente a G.O.D. dentro de la naturaleza, convenientemente empaquetado en un alimento que ya tiene un sabor delicioso: ¡el polen de abeja! Obtenga más información en www.janasallnatural.com y www.healingfortheages.com.

El Cu1 (ácido nicotínico cuproso) es el siguiente ingrediente de nuestra poderosa fórmula. No se pierda demasiado en las palabras y abreviaturas científicas. ¡Esto es cobre! Un enorme efecto secundario problemático de las proteínas del veneno en el cuerpo humano es que los venenos roban el cobre de cada célula de nuestro cuerpo. Los venenos no son lo único que nos roba el cobre; también lo hace el insecticida tóxico llamado glifosato.

Tanto el veneno como el glifosato, que probablemente sean venenos sintéticos, tienen efectos idénticos en cuatro minerales vitales del cuerpo humano. Los venenos ELIMINAN el zinc y el cobre de nuestras células, inundándolos en el torrente sanguíneo. Mientras que el cobre y el zinc salen de la célula, otros dos minerales abandonan la sangre y siguen al veneno dentro de la célula. Los dos minerales que van con el veneno a nuestras células son el hierro y el magnesio. Cuando el hierro y el magnesio salen de la sangre y siguen al veneno dentro de la célula, la célula se enfermará. El hierro se combina con el oxígeno en las células. El conocido investigador del cobre Morley Robbins lo llama "el comienzo de la enfermedad", ya que la célula comienza literalmente a "oxidarse". Una vez que el hierro está dentro de la célula, estará expuesto a una gran cantidad de oxígeno que también se encuentra dentro de la célula. ¿Qué le sucede al hierro en presencia de oxígeno? Comienza a oxidarse.

¿Adivina qué más sucede cuando el hierro sale de la sangre para seguir al veneno dentro de tus células? Si esto está sucediendo dentro de tu cuerpo ahora mismo, tu próximo análisis de sangre probablemente indicará que actualmente tienes anemia o un nivel bajo de hierro. Es poco probable que en realidad tengas un nivel bajo de hierro. La mayoría de nosotros tenemos demasiado hierro en nuestros cuerpos, pero simplemente no está en la sangre donde debería estar. En cambio, se esconde dentro de las células de tu cuerpo, "oxidando" las células de otros tejidos, como el cerebro, los ligamentos, el corazón, el páncreas, etc. La sangre puede tener un nivel bajo de hierro, pero el cuerpo en su conjunto puede tener mucho o incluso demasiado.

Si bien es cierto que tienen niveles más bajos de hierro en la *sangre*, para muchas personas, eso se debe a que el hierro se encuentra en las células junto con el veneno y el glifosato. Para que el hierro vuelva a la sangre, no debe tomar suplementos de hierro, sino de cobre. Para comprender mejor las increíbles propiedades del cobre, consulte el libro de Morley Robbins, *Cu-RE Your Fatigue*.

Debo advertirle que no todos los suplementos de cobre son iguales. La mayoría de los suplementos de cobre se denominan "sulfato de cobre" o "cobre 2". El cobre 2 no pasa por el hígado y puede ser tóxico. Sin embargo, el cobre que nuestro cuerpo utiliza sin sufrir daños es el cobre 1. A la mayoría de los médicos se les dice que tomar suplementos de cobre es una mala idea y es más tóxico que útil. Esto es cierto si toma suplementos de otras formas de cobre que no sean cobre 1. Sin embargo, no puede vivir sin cobre y tomar suplementos de 1 mg de cobre 1 al día no es malo. ¿Sabías que hay billones de células en tu cuerpo y que cada una de ellas tiene pequeños órganos llamados mitocondrias? Los textos médicos consideran que las mitocondrias son las "centrales energéticas de la célula". Se puede pensar en las mitocondrias como las baterías que alimentan a las células. La cantidad real de mitocondrias en tu cuerpo supera la cantidad total de células en tu cuerpo en una cantidad significativa.

Por ejemplo, cada célula del corazón tiene muchas más mitocondrias que todas las demás células del cuerpo. ¿Por qué las células del corazón poseen una cantidad más significativa de mitocondrias que otras células del cuerpo? Día y noche, tu corazón es responsable de hacer circular la sangre por todo tu cuerpo sin descanso. Cada célula del corazón necesita energía abundante para bombear sangre por todo tu cuerpo sin parar.

Para que las mitocondrias creen energía para la célula (lo que se llama ATP), las mitocondrias necesitan cobre para producir ATP. ¿Alguna vez te preguntaste por qué tanta gente sufre de fatiga crónica y agotamiento, especialmente desde el COVID? Las proteínas del veneno eliminan el cobre de muchas de las células y, a medida que el cobre se derrama de ellas, las mitocondrias ya no tienen el cobre que necesitan para producir suficiente combustible (ATP) para obtener energía.

Es como intentar iniciar un incendio en el vacío. El fuego necesita oxígeno para alimentarlo. En el vacío, la ausencia de oxígeno impide la creación del fuego. Al igual que las mitocondrias en cada célula, las vías químicas responsables de descomponer el azúcar en el cuerpo también dependen completamente del cobre. Todos los diabéticos deberían tomar nota en particular: necesitan cobre para controlar el azúcar en sangre. ¡Una enzima en nuestro cuerpo que activa la insulina requiere cobre! Estas son algunas de las muchas razones por las que el cobre 1 nunca podría excluirse de Foreign Protein Cleanse.

El ingrediente final de Foreign Protein Cleanse es **oro líquido superconcentrado.** ¿Por qué oro? Dudaba entre añadir plata y oro hasta que me topé con una serie de estudios publicados, empezando por este de 2015

Avens Publishing Group

J Toxins

August 2015 Volume 2, Issue 1

© All rights are reserved by Gomes et al.

Journal of
Toxins

Neutralization of *Naja kaouthia* Venom Induced Toxicity and Stress Response by *Vitex negundo*-Gold Nanoparticle (VN-GNP) in Experimental Animal Model

Kalyani Saha[1], Sourav Ghosh[1], Susmita Ghosh[1], Subir Chandra Dasgupta[2], Aparna Gomes[3] and Antony Gomes[1]*

[1]*Department of Physiology, Laboratory of Toxinology & Experimental Pharmacodynamics, University of Calcutta 92, APC Road, Kolkata 700009, India*
[2]*Department of Zoology, Maulana Azad College, Kolkata, India*
[3]*Indian Institute of Chemical Biology, Drug Development/ Diagnostics & Biotechnology Division, Indian Institute of Chemical Biology, Raja S C Mullick Road - 700 032, Kolkata, India*

*Address for Correspondence
Antony Gomes, Department of Physiology, Laboratory of Toxinology & Experimental Pharmacodynamics, University of Calcutta 92, APC Road, Kolkata 700009, India, Tel: 91-33-23508386/6387/6396/1397 (Extn: 229); Fax: 91-33-2351-9755/2241-3288; E-mail: agomescu@gmail.com

Submission: 03 June 2015
Accepted: 26 August 2015
Published: 31 August 2015

Keywords: Naja kaouthia; Snake venom; Venom toxicity; Venomstress; Gold nanoparticle; Vitex negundo

pdfs.semanticscholar.org/c1be/1b168238ce8cd1969a46a4d2
5398819e7a84.pdf

Antes de sumergirme en este estudio, analicemos primero el título. ¿Qué es el veneno de *Naja Kaouthia*? Naja Kaouthia es otra serpiente malvada, también conocida como cobra monócula.

Según el artículo, planearon inyectar veneno de cobra a los animales y luego evaluar la eficacia de un extracto de planta solo y también evaluar el mismo extracto de planta con oro agregado. Luego, verificaron cuál de los dos extractos protegía más al animal del veneno tóxico de la cobra. La planta que estaban probando se conoce comúnmente como árbol casto.

Organizaron seis grupos de ratones e inyectaron a algunos de ellos con el veneno mortal de la cobra. El primer grupo fue un "control simulado", lo que significa que no recibieron veneno de cobra. Al segundo grupo se le inyectó solo veneno de cobra. El veneno de cobra se inyectó al tercer grupo, seguido de un tratamiento con antiveneno tradicional (como el que recibiría en una sala de emergencias). El cuarto grupo recibió una inyección de veneno de cobra y luego fue tratado solo con nanopartículas de oro. Al quinto grupo se le inyectó veneno de cobra y luego se le administró solo el extracto de la planta del árbol casto. Finalmente, al sexto grupo se le inyectó veneno de cobra y luego se le administró extracto de la planta del árbol casto infundido con nanopartículas de oro.

Los ratones del grupo seis (extracto de la planta del árbol casto más grupo de nanopartículas de oro) superaron a todos los demás grupos en la neutralización y supervivencia del veneno de la cobra monócula. Tengo que mostrarles lo increíble que fue descubrir esto. Los ratones del grupo al que se le administraron solo las nanopartículas de oro (grupo cuatro) tuvieron exactamente los mismos resultados que el grupo de ratones a los que se les inyectó veneno de cobra y no se les administró ningún tratamiento (grupo dos).

Eso significaba que el oro solo no brindaba protección contra el veneno mortal de la cobra. Pero cuando se agregó oro al extracto de la planta del árbol casto, ese grupo tuvo resultados mucho mejores que el otro grupo al que solo se le administró el extracto del árbol casto. Agregar nanooro al extracto de la planta superó a todos los demás tratamientos en la preservación de las vidas de los ratones en este estudio. ¡Qué maravilloso! ¡El oro mejoró las propiedades curativas de las plantas de la Madre Naturaleza!

Me pregunté si este estudio se hubiera repetido con otros extractos de plantas además del árbol casto. ¿Se ha realizado alguna investigación sobre el uso de nanopartículas de oro mezcladas con otros extractos de plantas para neutralizar el veneno de cobra en animales? Si esto se hubiera replicado con otras plantas y nanopartículas de oro, se agregaría nanooro (no plata) a la fórmula de limpieza de proteínas extranjeras para ayudar a magnificar las capacidades curativas de los otros extractos de plantas que ya contiene.

Los estudios ya han demostrado que la combinación de extractos de plantas a base de hierbas en esta fórmula neutraliza eficazmente los venenos de la cobra real, la krait y muchas otras. Mi objetivo era desarrollar la fórmula más potente posible para contrarrestar tantos venenos tóxicos como pudiera. Si pudiera encontrar otro estudio de investigación que combinara plantas adicionales con nanopartículas de oro y lograra la neutralización del veneno de cobra, ¡estaría extasiado! Ingrese al estudio n.º 2.

¡El próximo estudio se realizó y publicó en 2021! ¿Crees que el año es una coincidencia? Yo no. En 2021, investigadores de laboratorios llevaron a cabo otro estudio sobre el veneno de cobra tratado con plantas mezcladas con nanopartículas de oro. Esto sucedió mientras todos estábamos confinados en nuestras casas debido a un virus de murciélago mezclado con proteínas de punta de cobratoxina y bungarotoxina. ¿Mmm? Es extraño que la ciencia priorizara la investigación sobre el veneno mientras nos prohibía trabajar o salir de nuestras propias casas durante el mismo año.

Indian Journal of Pharmacology

An official Publication of the Indian Pharmacological Society

Home
Current issue
Instructions
Submit article

Indian J Pharmacol. 2021 Jan-Feb; 53(1): 73–75.
Published online 2021 Apr 28. doi: 10.4103/ijp.IJP_370_18

PMCID: PMC8216123
PMID: 33976002

Cobra venom neutralization by gold nano particle-2-hydroxy-4-methoxy benzoic acid

Kalyani Saha, Sourav Ghosh, Aparna Gomes,[1] Subir Chandra Dasgupta,[2] and Antony Gomes

▸ Author information ▸ Article notes ▸ Copyright and License information   PMC Disclaimer

Bueno, este estudio de 2021 también analizó una planta diferente, llamada zarzaparrilla (llamada HMBA en el estudio), que se encuentra comúnmente en Asia. Aquí está el estudio y la dirección del sitio web:

www.ncbi.nlm.nih.gov/pmc/articles/PMC8216123/#ref5

"**La zarzaparrilla india** tenía un potencial de neutralización eficaz contra el veneno de la víbora de Russell. **El HMBA, conjugado (ligado) con partículas de oro de tamaño**

> **nanométrico, MEJORÓ la eficacia contra el veneno de la víbora de Russell... Este estudio fue un intento de establecer el potencial de neutralización experimental de un compuesto de nanopartículas de oro (hierba) (nanopartículas de oro más zarzaparrilla india) contra el veneno de Naja kaouthia (veneno de cobra).** " [énfasis añadido]

¡Simplifiquemos lo que dice esta cita! Se descubrió que la zarzaparrilla india (que los autores abreviaron como HMBA) neutralizaba por sí sola el veneno de una serpiente mortal en particular llamada víbora de Russell. En un estudio diferente, los científicos mezclaron el extracto de la planta de zarzaparrilla india con nanopartículas de oro. Descubrieron que la combinación en esta nueva fórmula (oro + extracto de planta) "mejoraba la capacidad del extracto de planta para neutralizar el veneno de la víbora de Russell".

Ahora, en 2021, armados con el conocimiento de los dos estudios anteriores, los investigadores continuaron investigando si la fórmula de oro + planta también podría neutralizar el veneno de cobra, que estaba causando mordeduras fatales en lugares como India.

Incluso antes de conocer los resultados y ser un analista en profundidad, tenía curiosidad sobre el año en que descubrieron los efectos neutralizantes mejorados del oro + planta en el veneno de la víbora de Russell antes de este estudio de 2021. Ambos estudios se realizaron y publicaron en 2016 y 2017, ¡solo unos años antes de la pandemia!

¿Y qué efecto tuvieron el extracto de la planta de zarzaparrilla india y las nanopartículas de oro sobre el veneno de la cobra? Cuando se combinaron, ¡obtuvieron los mismos resultados que el estudio del árbol casto más las nanopartículas de oro! Cito:

> El tratamiento con GNP (nanopartículas de oro) **NO OFRECIÓ PROTECCIÓN** contra los cambios inducidos por el veneno... [énfasis añadido]

Cuando combinaron nanopartículas de oro con el extracto de la planta zarzaparrilla india, esto es lo que descubrieron:

> (Extracto de planta de zarzaparrilla india) y **GNP-HMBA (nanopartículas de oro más extracto de planta)** redujeron las citocinas proinflamatorias y aumentaron las citocinas antiinflamatorias en comparación con los animales de control con veneno (animales inyectados con veneno y sin tratamiento)... **La actividad de la (fosfolipasa A2 del veneno de cobra) fue NEUTRALIZADA por** (extracto de planta de zarzaparrilla india) y GNP-HMBA (nanopartículas de oro más extracto de planta). El grado de (protección contra la fosfolipasa A2 del veneno de cobra) fue **GoldNanoParticle-HMBA (3 veces)** >HMBA (2 veces) > GoldNanoParticle (1 vez). [énfasis añadido]

Es hora de simplificar toda esta jerga científica. Los investigadores descubrieron que el extracto de la planta de zarzaparrilla india por sí solo neutralizaba la fosfolipasa A2 del veneno de cobra. Recuerde, los científicos de la Universidad de Arizona habían descubierto que el marcador sanguíneo responsable de las muertes por COVID-19 era idéntico a una enzima que se encuentra en el veneno de serpiente llamada fosfolipasa A2. Sus hallazgos revelaron que este veneno de serpiente (fosfolipasa A2) se encontró en los fallecidos por COVID-19 en niveles 20 veces más altos que los observados nunca antes en la sangre humana.

Este estudio de 2021 descubrió que el extracto de zarzaparrilla india (HMBA) por sí solo podía neutralizar esta toxina letal llamada fosfolipasa A2 del veneno de cobra. El extracto de la planta por sí solo era dos veces más potente que las nanopartículas de oro para neutralizar esta enzima del veneno de cobra (PLA2). *Pero cuando combinaron nanopartículas de oro con el extracto de la zarzaparrilla india (GNP-HMBA), ¡el efecto neutralizador fue tres veces mayor que las nanopartículas de oro solas!*

Amigos, la ciencia ha demostrado repetidamente que el oro tiene la notable capacidad de magnificar el poder curativo de las plantas, aumentando su eficacia para neutralizar los efectos mortales de los venenos de serpiente.

¡Es por eso que elegí nanopartículas de oro en lugar de plata para agregar a Foreign Protein Cleanse! Cada extracto de planta de Lobelia, Regaliz, Ajenjo, Canela y Mucuna posee habilidades únicas para neutralizar varios efectos de los venenos en el cuerpo humano. Algunos liberan venenos de nuestras células y algunos previenen y disuelven los efectos de coagulación sanguínea de los venenos, mientras que otros se unen al veneno y ayudan a desintoxicarlos de manera segura de nuestro cuerpo.

Cuando combinas los efectos probados de estas plantas para neutralizar las toxinas del veneno y mejorar sus poderes curativos con nanopartículas de oro, ¿qué obtienes? Posees el antídoto más eficaz contra el COVID-19 venenoso: las proteínas Spike, un remedio impulsado exclusivamente por la naturaleza, proveniente de plantas y minerales.

Me gustaría extender mi agradecimiento personal a los científicos que han dedicado su tiempo a estudiar el potencial de las plantas y los minerales para proteger a los humanos de las enfermedades relacionadas con el veneno. Consulte a su médico y pregúntele si el programa de limpieza de proteínas extranjeras es adecuado para usted. Si no está familiarizado con el programa de limpieza de proteínas extranjeras, asegúrese de conseguirle una copia de este libro.

Fue emocionante aprender sobre el potencial curativo comprobado de todas estas plantas para preservar las vidas de humanos en todo el mundo de las mordeduras de serpiente durante siglos. Estoy igualmente emocionado de mostrarle una lista de muchas enfermedades que la ciencia ya ha demostrado que se pueden prevenir, revertir o curar con otro compuesto vegetal que se encuentra en la planta del tabaco. ¡El compuesto del que estoy hablando es la nicotina!

La mayoría de las personas en la Tierra no tienen idea de que la nicotina no solo se encuentra en las plantas de tabaco. ¿Sabía que la nicotina también se encuentra en muchas de las verduras que usted y yo comemos todos los días? ¿Sabía, por ejemplo, que todos los tomates que ha comido alguna vez están cargados de nicotina? ¿Eso te hace preguntarte por qué los tomates no vienen con una etiqueta de advertencia como los productos de tabaco que diga: "Advertencia: este producto contiene nicotina: una sustancia química adictiva"?

Hablando de eso, ¿conoces a alguien que sea adicto a los tomates? ¿Quieres saber qué otras verduras contienen nicotina? ¡Las encontrarás en el siguiente capítulo!

CAPÍTULO 13

Justo en la "Nic-otina" del Tiempo

La integridad es decirme la verdad a mí mismo. Y la honestidad es decir la verdad a los demás.

SPENCER JOHNSON

A LO LARGO DE MI VIDA, yo, como cualquier otro estadounidense y experto en salud, he estado expuesto a la misma propaganda sobre el tabaco y la nicotina. Ha sido sorprendente ver cómo el público y los profesionales médicos han respondido a mis revelaciones sobre el papel de la nicotina en los estudios para tratar todos los síntomas del "virus de los murciélagos" al que llaman SARS-CoV-2.

A principios de 2022, en los créditos posteriores del documental *Watch the Water*, publiqué una lista de antídotos para que la gente los tuviera en cuenta; la nicotina era el número uno de esa lista. Al principio, la reacción en todo el mundo, especialmente en Estados Unidos, fue polémica. Pero eso se calmó rápidamente cuando los medios de comunicación empezaron a recibir informes de personas a las que se les habían aliviado todos los síntomas persistentes del COVID-19, a menudo en 30 minutos. En el caso de algunas personas, los síntomas desaparecieron en menos de una semana después de empezar a usar chicles, parches o bolsitas de nicotina.

Fue gratificante y emocionante para mí escuchar historias de alivio de personas de todo el mundo que habían sufrido tanto tiempo con los síntomas. Sin un final a la vista, muchas personas han estado sufriendo durante casi dos años. Muchos han informado que todos sus síntomas desaparecieron en una hora después de masticar un chicle de nicotina de 2 mg o en una semana después de usar un parche de nicotina.

No puedo decirles cuántas veces la gente me ha dicho después de escuchar sobre la nicotina: "Por fin, entiendo por qué mi padre fumador empedernido nunca enfermó de COVID-19 y por qué mi otro padre, que es un fanático de la salud, ha enfermado de COVID-19 varias veces".

Al contrario de lo que los gobiernos de todo el mundo habían dicho sobre los fumadores que corren un alto riesgo de contraer COVID-19, la realidad fue completamente opuesta. Los fumadores activos de tabaco fueron uno de los grupos menos infectados con COVID-19 y los que menos hospitalizados tuvieron por esta enfermedad. Los consumidores de tabaco también fueron uno de los grupos menos afectados por COVID-19 en términos de muertes. Los gobiernos de todo el mundo nos engañaron al decir que los fumadores corren un alto riesgo de contraer el virus de murciélago aún no aislado responsable de COVID-19.

¿Recuerda el estudio realizado en Francia que destacamos antes en el libro? Ese estudio se publicó en abril de 2020, cuatro meses después de la pandemia. Realizaron pruebas de ADN de las proteínas de la espiga y descubrieron que eran casi idénticas a las neurotoxinas del veneno de la cobra real y la serpiente krait.

Esos mismos científicos resumieron en su artículo que el hecho de que las "proteínas de la espiga" fueran idénticas a estas proteínas del veneno también les había respondido por qué los fumadores eran aparentemente inmunes al COVID-19. Los venenos neurotóxicos de esas serpientes son altamente selectivos, se unen fuerte y específicamente a los receptores de nicotina en el cuerpo, especialmente en el cerebro. Esos mismos científicos pudieron resolver el enigma de por qué la ivermectina también funcionaba; fue porque la ivermectina también era selectiva para unirse a los receptores de nicotina.

Esos mismos científicos franceses alentaron a los gobiernos de todo el mundo a financiar y realizar "estudios sobre agentes de nicotina" (parches, chicles o bolsitas) para ayudar a curar a las personas de los síntomas del COVID-19. La nicotina podría haber tenido el potencial de acabar rápidamente con la pandemia si los gobiernos de todo el mundo se hubieran preocupado por proteger a sus ciudadanos, en lugar de engañarlos.

En cambio, se lanzó una campaña de propaganda masiva justo después de la publicación del artículo francés. El esfuerzo mundial para combatir los productos de nicotina y tabaco se está fortaleciendo día a día, y esta es la razón: la nicotina ha demostrado ser la "vacuna" más eficaz que se ha encontrado para proteger a la humanidad del COVID-19. Punto. Si todo el mundo usara productos de nicotina como parches y chicles, millones, y quizás incluso miles de millones, de personas en todo el mundo nunca se habrían enfermado ni habrían dado positivo en las pruebas de COVID-19.

LAS RECOMPENSAS DE ENCONTRAR LA CURA CORRECTA

Eche un vistazo a estos resultados extraordinarios que han experimentado las personas después de usar parches de nicotina, chicles, bolsitas u hojas de tabaco:

- Muchas personas me han informado de que recuperaron por completo el gusto y el olfato en unos pocos días, y que muchas sienten alivio en menos de 45 minutos de consumir la primera pastilla de chicle de nicotina de 2 mg.
- Durante una presentación en California, una pareja de Alaska me contó con lágrimas en los ojos cómo los parches de nicotina revirtieron el Parkinson del marido en tan solo unas semanas. ¡Fue increíble!
- A principios de 2024, durante un discurso en Michigan, una mujer se me acercó en el pasillo para contarme que acababa de ver un documental llamado *The Antidote*, en el que aparecía yo junto a Jason Shurka. Quedó muy impresionada y decidió reunir a sus ellas para verlo con ella. Me dijo: "Una de mis amigas había perdido la visión de un ojo debido al COVID-19. Un médico le había dicho que la ceguera era permanente. Después de ver *The Antidote*,

inmediatamente fue y compró un paquete de chicles de nicotina de 2 mg. En tan solo un par de días después de masticar chicles de nicotina, "¡SU VISTA SE RECUPERÓ POR COMPLETO!".

• Muchas me han dicho que su artritis y otras afecciones inflamatorias han mejorado o se han revertido en cuestión de días de usar parches de nicotina.

Desde mis presentaciones iniciales sobre la conexión entre el COVID-19 y los venenos, he recibido informes de miles de curaciones milagrosas.

Antes de profundizar en este capítulo sobre otros beneficios curativos de la nicotina, creo que muchos lectores empatizarán con las respuestas iniciales de mi esposa a nuestras conversaciones sobre la nicotina. Un día de 2021, tuvo una fiebre leve que duró solo unas horas. Fuimos juntos a hacernos pruebas de PCR. Yo di negativo; ella dio positivo.

El día después de la inserción de un hisopo de algodón largo por su garganta y nariz, comenzó a experimentar una pérdida del gusto y el olfato, una condición que no tenía antes de la prueba de PCR. La fiebre de Jayne había desaparecido durante horas cuando se realizó la prueba. Mi esposa experimentó una pérdida casi total del gusto y el olfato durante los siguientes dos años después de hacerse la prueba de PCR.

Eso no fue todo. Cuando su sentido del gusto y el olfato comenzaron a declinar, se produjo un repentino y ensordecedor zumbido en sus oídos (tinnitus). Mi esposa apenas podía escuchar la televisión, la radio, las películas o incluso a mí durante casi dos años. También desarrolló una afección llamada síndrome de taquicardia ortostática postural (POTS, por sus siglas en inglés). Así es como se manifestaba el POTS. Cada vez que se daba vuelta en la cama o se levantaba de una posición sentada, o cada vez que se sentaba o daba vueltas en la mesa de quiropráctico en nuestra casa, se mareaba tanto que tenía que sostenerla físicamente en posición vertical hasta que su mundo interno dejaba de girar violentamente.

Al igual que mi esposa, muchas personas en todo el mundo están luchando por recuperar su vida cotidiana después de experimentar síntomas durante la pandemia. La casa de Ardis no fue inmune. Con casi 20 años de estudio de la salud y siendo un médico autorizado, he ayudado a miles de personas a superar síntomas y enfermedades debilitantes. Y literalmente le tiré el fregadero de la cocina a mi esposa.

Durante esos dos años, la mantuve en un régimen de ivermectina, HCQ y lo que parecía una lista interminable de suplementos. Nada en absoluto aliviaba un solo síntoma. Todos empeoraban lentamente. Odiaba no poder ayudarla. Antes de compartir mi investigación sobre el COVID-19 y sus venenos relacionados con el mundo y antes de defender los agentes de nicotina, pasé meses tratando de persuadir a mi esposa para que considerara el uso de chicles o parches de nicotina para sus síntomas. Ella se negó cada vez que lo mencioné. ¿Cuál fue su razonamiento y la causa de la resistencia? Fue una razón muy simple y comprensible. Cada vez que lo mencioné, ella siempre tenía la misma respuesta. "Cariño, no quiero ser *adicta* a la nicotina".

Menciono esto porque estoy seguro de que muchas personas pueden identificarse. Es posible que tengas exactamente el mismo pensamiento al leerlo por primera vez en este libro. Si es así, no estás solo. Mucha gente todavía cree que la nicotina es extremadamente adictiva, al igual que creen que la leche de vaca es la mejor fuente de calcio. Miles de millones de personas creen en estas dos afirmaciones por una sola razón. La población mundial, incluidos tú y yo, ha sido engañada constantemente durante años sobre la nicotina y el calcio.

Hemos sido bombardeados constantemente con el mensaje de que la nicotina es adictiva. Esa es la única razón por la que todos lo creemos. Todavía no he conocido a una persona que crea en la naturaleza adictiva de la nicotina y haya llevado a cabo un estudio de investigación real para confirmar su potencia adictiva.

Entonces, ¿por qué todos creemos que eso es verdad? Porque confiamos en los medios de comunicación y, lo que es peor, hemos confiado en la FDA y asumido que no nos mentirían sobre la nicotina ni sobre ninguna otra cosa. Antes de mi investigación, yo también lo creía. No podía culpar a mi esposa por su renuencia. Todo lo que quería era que su vida volviera a la normalidad después de dos años de sufrimiento, y creía que sucedería si ella le daba una oportunidad.

A pesar de mi extensa investigación sobre las proteínas del veneno de serpiente y los posibles beneficios de la nicotina como cura, mi esposa se mostró renuente a probarla durante los cinco meses que duró mi estudio privado. Al tercer día, después del lanzamiento del documental *Watch the Water*, todo cambió. Anteriormente había hecho muchas entrevistas con un podcaster llamado Rick Renee. Esta entrevista en particular se transmitió en línea y, mientras se realizaba "en vivo", mi muy comprensiva esposa también la escuchaba. Rick compartió conmigo un mensaje que le había enviado un seguidor de su podcast en línea *BlessedToTeach* (B2T).

El mensaje provenía de una doctora médica en Australia que vio *Watch the Water*, que se había emitido solo unos días antes. Fue enfática en que su mensaje debía llegar al Dr. Ardis. Decía algo así como esto: "Después de tener un caso leve de COVID hace más de un año, perdí el 100% de mi audición en un oído. El pronóstico de un especialista en audición es que tendré pérdida auditiva permanente en un oído por tiempo indefinido".

Mientras continuaba, mencionó: "El especialista me dijo que mi pérdida auditiva, de hecho, fue causada por COVID-19. Había perdido toda la audición en ese oído durante más de un año y había perdido toda esperanza, resignándome a que mi pérdida auditiva era muy probablemente permanente. Vi su documental *Watch the Water* y al día siguiente compré chicles de nicotina de 2 mg en una farmacia local. Después de masticar un chicle durante 45 minutos, ¡mi audición se recuperó al 100%! ¡Dios lo bendiga, Dr. Ardis!".

¡Fue emocionante y sorprendente escuchar este informe milagroso! En ningún lado había encontrado ninguna investigación que afirmara que la nicotina podría restaurar la audición en las personas. Después de que terminó la entrevista, cerré la sesión y me preparé para la siguiente, solo para descubrir que Jayne no estaba en la casa. Aunque no tenía idea de dónde había ido, pronto lo descubriría.

MOMENTO DE SANACIÓN DE UNA AMADA

Tres días después, estaba caminando por el pasillo hacia nuestro dormitorio principal cuando vi a mi esposa caminando hacia mí desde el dormitorio. Justo cuando nos estábamos acercando, ella se colocó abruptamente frente a mí como para obstruir mi camino por el pasillo. Y rápidamente dijo: "Cariño, tengo algo que mostrarte".

Le respondí: "¿Qué es?"

De detrás de su espalda, sacó una caja del tamaño de Costco de chicles de nicotina de 2 mg de la marca Nicorette. ¡Me quedé en shock!

Tan pronto como estuve seguro de lo que era, le pregunté: "¿Cuándo compraste eso?"

Ella dijo: "¡Hace tres días!"

"¿Ya lo probaste?", pregunté.

Ella asintió con la cabeza y dijo: "Cariño, he masticado cuatro piezas todos los días durante los últimos tres días".

No podía creer que hubiera comprado chicles de nicotina, mucho menos que los estuviera usando. En ese momento, estaba literalmente enterrado en entrevistas con los medios desde el amanecer hasta el anochecer. Lo único que podía decir era: "¿Y...?"

Jayne sonrió de oreja a oreja y dijo: "¡Cariño, todos mis síntomas de COVID desaparecieron!".

Fue un momento fantástico, ya que enumeré cuidadosamente todos los síntomas con los que había estado luchando durante los últimos dos años y confirmé que todos habían desaparecido. Y, para mi júbilo, ¡todos habían desaparecido!

Años después, ¡esos mismos síntomas nunca habían regresado! Había soportado dos años de sufrimiento, suplementos, ajustes quiroprácticos semanales y varios ciclos de medicamentos, todos los cuales no habían logrado restaurar su salud. ¡Mi esposa se curó con chicles de nicotina en tres días!

Mientras estaba de pie con mi muy emocionada esposa, tuve que preguntarle: "¿Qué te hizo decidir ir a Costco y comprar chicles de nicotina después de todos estos meses de negarte?".

Ella dijo: "¿Recuerdas tu discusión con Rick Renee hace unos días?".

"Sí", respondí.

"Estaba escuchando y oí a Rick leer el mensaje de un médico de Australia, que recuperó la audición 45 minutos después de masticar un chicle de nicotina. Inmediatamente tomé mis llaves y fui a Costco y compré el chicle de nicotina".

¡Pregúntele a su médico si la nicotina es adecuada para usted!

¿QUÉ PASÓ CON MI SENTIDO DEL GUSTO Y DEL OLFATO?

Lo que mi esposa experimentó en tres días fue increíble y yo estaba muy emocionado por ella. Para los millones de personas que perdieron el gusto y el olfato durante la pandemia o que aún no lo han recuperado por completo, permítanme explicarles lo que les ha sucedido. Las células nerviosas que detectan el gusto en la lengua y los nervios que detectan los olores en la nariz (llamados nervio olfativo o bulbo) tienen receptores de nicotina. Cuando las proteínas de la espiga del veneno se adhieren a ellas, bloquean la capacidad de una sustancia química nerviosa específica llamada acetilcolina para transmitir señales al cerebro para descifrar olores y sabores.

La nicotina libera proteínas venenosas, como la bungarotoxina y la cobratoxina, que impiden que muchas señales lleguen al cerebro. Cuando la nicotina libera las proteínas de la espiga o veneno, la acetilcolina puede fluir nuevamente de una célula nerviosa a otra hasta que esas señales finalmente puedan llegar al cerebro. Lo mismo sucede con la nicotina y los venenos en todo el cuerpo.

Ahora, analicemos los numerosos beneficios publicados de la nicotina y las mentiras que la rodean. En primer lugar, en 2015, la Universidad de Harvard elaboró su propio estudio sobre la naturaleza adictiva de *la nicotina y concluyó que la nicotina no es la única responsable de que los productos de tabaco sean adictivos.* Seguro que es sorprendente si no conocías este estudio antes de leer este capítulo.

Los investigadores de Harvard revisaron literalmente "siete millones de páginas" de documentos internos de los gigantes de la industria tabacalera y de la FDA. Los documentos revelaron que las empresas tabacaleras comenzaron a añadir una sustancia química sintética altamente adictiva llamada pirazinas a todos los productos de tabaco a principios de los años 70 para vender más de sus productos.

Según una investigación de Harvard, la nicotina no es la principal sustancia química adictiva de los productos de tabaco, lo que los vuelve adictivos. En cambio, Harvard propone en el estudio que las pirazinas son tan adictivas que deberían estar reguladas por la FDA. Aquí está el estudio real publicado por Harvard. ¡Lee la primera declaración del artículo!

Research paper

OPEN ACCESS

A study of pyrazines in cigarettes and how additives might be used to enhance tobacco addiction

Hillel R Alpert, Israel T Agaku, Gregory N Connolly

Correspondence to
Dr Hillel R Alpert
halpert@hsph.harvard.edu

Received 30 July 2014
Revised 31 March 2015
Accepted 1 April 2015
Published Online First
10 June 2015

ABSTRACT
Background Nicotine is known as the drug that is responsible for the addicted behaviour of tobacco users, but it has poor reinforcing effects when administered alone. Tobacco product design features enhance abuse liability by (A) optimising the dynamic delivery of nicotine to central nervous system receptors, and affecting smokers' withdrawal symptoms, mood and not sufficient to account for the intense addictive properties of tobacco smoking and the high relapse rates among smokers after quitting even when provided nicotine in forms other than tobacco.[8–16] Further evidence that tobacco dependence entails more than addiction to nicotine includes the drug's limited ability to induce self-administration in animals;[17 18] lack of positive mood effects of pure

---

"Se sabe que **la nicotina** es la droga responsable de la conducta adictiva de los consumidores de tabaco, PERO **tiene efectos de refuerzo deficientes (efectos adictivos) cuando se administra sola**". [énfasis añadido]

tobaccocontrol.bmj.com/content/25/4/444

"Pocos efectos de refuerzo" es la jerga que se usa para decir "no parece muy adictivo cuando se administra solo". ¿Le sorprende? Desde agosto de 1994, la FDA ha declarado inequívocamente que "la nicotina es adictiva", fin de la discusión. Sin embargo, aquí nos enteramos de que en realidad no es muy adictiva en absoluto.

Este estudio sugiere que la nicotina por sí sola no explica la conducta adictiva resultante de los productos de tabaco. La página siguiente contiene la conclusión de Harvard sobre las cualidades adictivas de la pirazina y una lista de las 15 sustancias químicas adictivas diferentes de la pirazina que la FDA permite a las compañías tabacaleras agregar a todos los productos de tabaco.

What this paper adds

► Nicotine is known as the drug that is responsible for the addicted behaviour of tobacco users, but it has been argued that non-nicotine factors are also essential to account for the intense addictive properties of tobacco smoking and high relapse rates among smokers after quitting.
► This study reveals how some tobacco manufacturers innovated with the use of pyrazines as additives. Pyrazines have been reported to have chemosensory and pharmacological properties and appear to be widely used now in cigarette brands.
► Pyrazines may help to optimise nicotine delivery and dosing, and promote addiction through cueing, learned behaviour and/or direct effects.

Disclaimer This research was conducted by the authors while at the Harvard School of Public Health. Dr Connolly is now Professor of Research at Northeastern University.

/tobaccocontrol.bmj.com/ on July 11, 2023 by guest. Prot

Box 1   Pyrazine compounds in manufacturers' reports of cigarette ingredients

2-acetyl-3-ethylpyrazine,[52]
Acetylpyrazine,[52 53 55 56]
2,3-diethylpyrazine,[52–55]
2,3-dimethylpyrazine,[52]
2,5-dimethylpyrazine,[52–55]
2,6-dimethylpyrazine,[52]
2-ethyl(or methyl)-(3,s and 6)-methoxypyrazine,[52]
2-ethyl-3,(s or 6)-dimethylpyrazine,[52 53 55 56]
2-ethyl-3-methylpyrazine,[52 53 55]
2-isobutyl-3-methoxypyrazine,[52]
Methoxypyrazine,[52]
2-methylpyrazine,[52 53 55 56]
(Methylthio)methylpyrazine,[52]
2,3,5,6-tetramethylpyrazine,[52–56]
2,3,5-trimethylpyrazine,[52–56]
Methoxymethylpyrazine,[52 54 56]
[52]Manufacturers' 1994 cigarette ingredients report,
[53]Manufacturers' 2011 report to the Food and Drug Administration (FDA),
[54]Philip Morris, Inc. web site,
[55]Lorillard, Inc. web site,
[56]R.J. Reynolds Tobacco Company web site.

Los autores del artículo escribieron esta declaración:

Este es el primer informe que documenta la incorporación por parte de la industria tabacalera **de compuestos de pirazina** a los cigarrillos desde principios de los años 1970, **que parecen contribuir al atractivo de los productos y a su potencial de abuso. Los efectos de las pirazinas en los cigarrillos**, tal como se describen en los documentos de la industria, **reflejan una serie de procesos** por los cuales dichos componentes no relacionados con **la nicotina podrían aumentar el potencial de abuso de los productos de tabaco.** [énfasis añadido]

Harvard incluye una sección titulada "PIRACINAS Y CONDUCTA ADICTIVA APRENDIDA", que dice:

> **Las pirazinas "pueden reforzar el hábito de fumar a través del aprendizaje asociativo... y motivar un mayor deseo o anhelo o incluso un consumo desenfrenado".**
> [énfasis añadido]

"Incluso el consumo desenfrenado" es la forma perfecta de describir una adicción: ¡no poder dejar de consumir un producto! Desde 1994, la FDA ha estigmatizado a la nicotina como la única responsable de que los productos de tabaco sean adictivos y ha publicado repetidamente "La nicotina es adictiva". Han hecho todo lo posible para convencerte de que la nicotina por sí sola es peligrosa y altamente adictiva.

¿Cuál es la razón detrás de gastar millones de dólares cada año para engañarnos sobre la adicción de los productos de tabaco comerciales? ¿Por qué no hacen que las compañías tabacaleras agreguen una advertencia a sus productos que diga: "Advertencia: Este producto contiene pirazinas, una sustancia química artificial adictiva"? ¿Por qué no te dicen que la FDA ha tenido en su posesión todos los documentos de I+D del gigante del tabaco desde la década de 1970? Lee esta declaración de Harvard:

> **La industria tabacalera** lleva mucho tiempo interesada en maximizar el atractivo, la facilidad de uso... de los productos de tabaco en un mercado altamente competitivo y no regulado, con el fin de aumentar las ventas y la cuota de mercado. Con ese fin, **los fabricantes han investigado y diseñado cigarrillos con componentes (es decir, pirazinas) que actúan** de forma independiente y sinérgica con la nicotina y **pueden aumentar el potencial de abuso.** Los resultados que ofrecen estos y otros

informes pueden ayudar a que los **reguladores como la FDA**, Health Canada, la Unión Europea y la OMS desarrollen normas para revertir estas acciones y reducir la adicción a los productos de tabaco. [énfasis añadido]

Otra revelación increíble en este artículo que me impactó fue esta declaración:

Las pirazinas, una clase de agentes quimiosensoriales, **comprenden 15 de los 599 compuestos de la lista de ingredientes de los cigarrillos** proporcionada por los fabricantes al Departamento de Salud y Servicios Humanos de Estados Unidos en 1994. [énfasis añadido]

¿Sabías que los cigarrillos no solo contienen tabaco, sino más de 599 sustancias químicas artificiales? ¿Cuántas de esas sustancias químicas añadidas son tóxicas o se sabe que son cancerígenas? Si alguien investigara las 599 sustancias químicas, es probable que muchas, si no todas, sean conocidas por causar cáncer. Si las pirazinas son una fracción de las 599 sustancias químicas que se permite añadir, me gustaría entender por qué la nicotina es señalada como la villana de la industria tabacalera. Esa es una sustancia química de las 599.

Estoy seguro de que puedo explicarte las razones detrás de la continua demonización de la nicotina por parte de la FDA. Desde 1994, los gobiernos y las agencias federales de salud han estado ocultando la verdad sobre la naturaleza adictiva de la nicotina y desalentando activamente el uso de productos de tabaco por dos razones muy importantes.

La primera y más importante razón, creo, fue la futura pandemia planificada de COVID-19. En 1990, el CDC informó que el 51% de todos los adultos en Estados Unidos fumaban cigarrillos activamente. 1994 es el año en que la FDA comenzó su campaña de desprestigio contra la nicotina. Para el año de la pandemia, 2020, el CDC informó que solo el 11% de los adultos estadounidenses fumaban cigarrillos.

¿Puede creerlo? En solo 26 años, la maquinaria de propaganda de tabaco/nicotina de la FDA logró reducir el porcentaje de adultos estadounidenses *fumadores* del 51% en 1990 a un asombroso 11% en 2020. En caso de que alguna vez se haya preguntado si la propaganda funciona, ¡aquí está su señal!

Para cumplir con el objetivo de la pandemia planificada de COVID-19, era necesario que menos estadounidenses consumieran productos de tabaco. El objetivo principal de la pandemia era administrar su arma biológica recientemente desarrollada, llamada vacunas COVID-19, a todos los hombres, mujeres y niños. Para que la mayoría de los estadounidenses aceptaran la agenda diseñada para las vacunas, tenían que ser físicamente susceptibles y enfermarse durante la pandemia declarada antes de que se introdujeran las vacunas.

Si los adultos no se enfermaran durante la pandemia planeada, no sentirían la necesidad ni la obligación de recibir una vacuna de un extraño al azar en un estacionamiento de Home Depot. Para que la agenda de la vacuna funcionara en Estados Unidos, la mayoría de los adultos estadounidenses tuvieron que enfermarse durante el COVID-19. Para aquellos que no se enfermaron, en particular el 11% restante que sigue fumando, tenían un plan diferente para obligarlos a cumplir.

El plan era asustar a todos los demás para que se inscribieran en su agenda de vacunas. ¿Cómo lo hicieron? Mostrando imágenes de personas desplomándose muertas en las calles y haciendo que los medios de comunicación mostraran repetidamente tractocamiones en la ciudad de Nueva York llenos de cadáveres. En Inglaterra, el plan era diferente. Simplemente asesinarían a 45.000 ancianos inocentes con inyecciones de midazolam y morfina, obligando a los forenses a clasificar las muertes de todos ellos como víctimas de COVID-19. Pensaron que eso debería funcionar para que la mayoría de las personas suplicaran por una vacuna que los salvara. Desafortunadamente, demasiados seres humanos fueron manipulados con demasiada facilidad.

¿Qué pasaría si en 2020 sucediera lo contrario? ¿Y si las estadísticas fueran al revés? Si el 90% de los adultos estadounidenses fueran fumadores activos al comienzo de la pandemia, entonces TODA LA AGENDA para vacunar a todo el país habría fracasado estrepitosamente. El gran y audaz objetivo de la pandemia planificada era una inyección en cada brazo. Si el 90% de los estadounidenses fueran fumadores habituales y crónicos de cigarrillos en el año 2020, la agenda de vacunación contra el COVID-19 habría fracasado estrepitosamente. ¿Cómo sabemos esto? Los científicos y los países comenzaron a informar sobre la paradoja del fumador, que se detectó al principio de la pandemia, ya en mayo de 2020.

www.economist.com/science-and-technology/2020/05/02/smokers-seem-less-likely-than-non-smokers-to-fall-ill-with-covid-19

Los medios de comunicación y los periódicos de investigación de todo el mundo, al principio de la pandemia, empezaron a publicar artículos como el que se muestra más arriba. ¡Se había descubierto el secreto! Aunque los hospitales no estaban inundados de fumadores y la mayoría de los fumadores de todo el mundo no contraían COVID-19, eso no impidió que los principales medios de comunicación engañaran a todo el mundo con afirmaciones fraudulentas como: "¡Los fumadores corren el mayor riesgo de contraer COVID-19!". A menudo gritaban que "no había mejor momento que ahora para dejar de fumar, Estados Unidos". Este mensaje se difundió por televisión, redes sociales y radio durante los tres años siguientes de la pandemia. Los gobiernos del mundo no podían permitir que las masas supieran la verdad.

En 2021, unos investigadores de Indiana analizaron más de cerca los informes publicados del primer año de la pandemia y afirmaron que los fumadores actuales parecían tener menos probabilidades de contraer COVID-19.

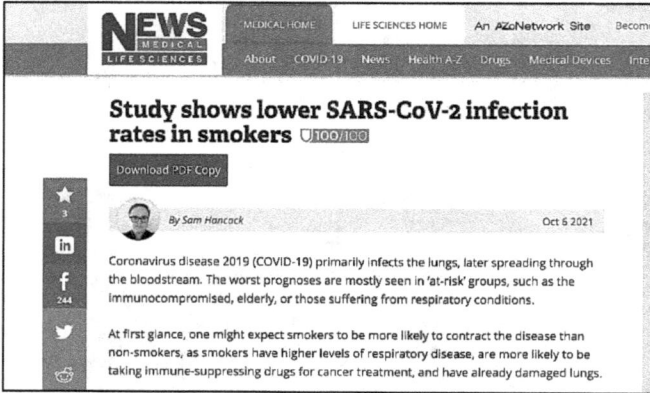

www.news-medical.net/news/20211006/Study-shows-lower-SARS-CoV-2-infection-rates-in-smokers.aspx

A continuación se incluye una cita del autor del artículo anterior, Sam Hancock, que resume el estudio de Indiana:

> "Se recogió una muestra total de **8.214 personas,** con más de **1.300 consumidores activos de tabaco.** El **11 % de ellos fumaba cigarrillos todos los días,** aproximadamente el **3 % fumaba cigarrillos algunos días. ..."Los investigadores descubrieron que las personas que fumaban cigarrillos regularmente tenían más probabilidades de estar protegidas contra el COVID-19, mostrando una menor infección actual y una infección previa que los no fumadores... Estos resultados están respaldados por estudios previos que muestran tasas de transmisión reducidas a los fumadores".** [énfasis añadido]

Los fumadores habituales de cigarrillos "tenían más probabilidades de estar protegidos contra el COVID-19". No solo eso, dijeron, *"las personas que fumaban cigarrillos regularmente... mostraron una menor infección actual y una menor infección previa".* ¡Los fumadores habituales y actuales de cigarrillos tenían menos evidencia de haber contraído alguna vez el COVID-19! ¡Notable!

¿Estás empezando a entender por qué creo que la FDA y todos los gobiernos de las naciones en desarrollo tuvieron que eludir lo que realmente estaba sucediendo? Necesitaban que menos de nosotros confiáramos y usáramos cigarrillos y productos de tabaco que contienen nicotina, sabiendo que la mayoría de los fumadores son aparentemente inmunes a enfermarse o morir por su supuesto "virus de murciélago". ¡Imagínate lo diferente que habría sido la vida solo en Estados Unidos si el 90% de los adultos estadounidenses todavía fumaran cigarrillos en 2020 en lugar del 11% informado!

Aquí hay un enlace al estudio de Indiana al que se hacía referencia en el artículo anterior:

bmcpublichealth.biomedcentral.com/articles/10.1186/s12889-021-11867-6

Después del estudio de Indiana en 2021, este estudio médico se publicó en 2022 titulado "MENOR TASA DE FUMADORES DIARIOS CON COVID-19 SINTÓTICO: UN ESTUDIO MONOCÉNTRICO DE AUTOINFORME SOBRE EL HÁBITO DE FUMAR", que se encuentra en la siguiente dirección web:

pubmed.ncbi.nlm.nih.gov/35071251/

También sé que el COVID-19 no es la única razón por la que la FDA nos ha engañado sobre la naturaleza adictiva de la nicotina desde 1994. En mi opinión, la pandemia planificada es la razón número uno. Si la FDA hubiera optado por educar al público sobre el potencial curativo de la nicotina, confirmado por científicos de todo el mundo durante muchas décadas, se recetarían muchos menos medicamentos en todo el mundo para enfermedades como la enfermedad de Parkinson, la enfermedad de Alzheimer, la esclerosis múltiple, la colitis ulcerosa, la artritis, la miocarditis, el cáncer e incluso la esquizofrenia.

La FDA ha impedido que el mundo conozca todas las conocidas y probadas cualidades curativas de la nicotina. Los múltiples poderes curativos del tabaco y la nicotina son bien conocidos y documentados por la ciencia durante siglos, pero "ellos" no quieren que lo sepas.

¿Por qué mentir? Por codicia. Las compañías farmacéuticas son acreedoras/manipuladoras de la FDA. Las Grandes Farmacéuticas son sus dueñas.

Voy a publicar aquí un estudio que debería empezar a abrirte la mente a una realidad más milagrosa sobre la nicotina. Consúltenlo en la página siguiente!

Pub**Med**®

nicotine inhibit parkinson's
Advanced

Search results   Save   Email

Review   > Mol Med Rep. 2021 Jun;23(6):398. doi: 10.3892/mmr.2021.12037.
Epub 2021 Mar 31.

Molecular insights into the benefits of nicotine on memory and cognition (Review)

Ahmad Alhowail [1]

Affiliations + expand
PMID: 33786606   PMCID: PMC8025477   DOI: 10.3892/mmr.2021.12037
Free PMC article

pubmed.ncbi.nlm.nih.gov/33786606/

He aquí una cita directa del estudio (enlace arriba):

> "La administración de nicotina puede mejorar el deterioro cognitivo en la enfermedad de Alzheimer (EA) y la discinesia (movimientos incontrolables) y el deterioro de la memoria en la enfermedad de Parkinson (EP)". [énfasis añadido]

Es muy probable que conozcas a alguien que esté afectado por o que tenga Parkinson o Alzheimer. ¿Cuál crees que es la probabilidad de que a una persona le hayan recetado chicles o parches de nicotina para mejorar su condición? Si los científicos investigadores saben esto sobre la nicotina, ¿por qué los médicos nunca la mencionarían como una posible opción de tratamiento? ¿No tienes curiosidad? ¿A algún neurólogo de los Estados Unidos o del extranjero se le ha enseñado que la nicotina puede mejorar, prevenir o incluso posiblemente revertir estas situaciones debilitantes?

Ahora, considera la gran cantidad de estadounidenses que toman medicamentos recetados solo para esas dos enfermedades, Alzheimer y Parkinson, y los miles de millones de dólares que esos medicamentos recetados generan cada año. Puedo ver eso como un gran incentivo para no hablarnos sobre el potencial curativo de la nicotina y por qué la FDA ha ocultado esta información durante tanto tiempo.

Estas no son las únicas enfermedades mencionadas en el estudio anterior que mejoran con la nicotina. Hay muchas más. Continúo con el mismo estudio:

> "La nicotina también puede activar las vías de señalización del receptor tiroideo **para mejorar el deterioro de la memoria causado por el hipotiroidismo**". [énfasis añadido]

¿Estás bromeando? A los millones de estadounidenses que actualmente toman medicamentos sintéticos u otros medicamentos recetados para la tiroides de por vida, me gustaría preguntarles: ¿Su endocrinólogo (médico de la tiroides) alguna vez les recomendó nicotina para mejorar sus problemas de memoria relacionados con la tiroides?

Si no lo ha hecho, me gustaría saber por qué. ¿Cuántos medicamentos recetados (aprobados por la FDA) se venden cada año solo en los Estados Unidos a pacientes con tiroides que funcionan mal? Solo puedo adivinar por qué la FDA decidió gastar millones anualmente en una campaña de desprestigio de la nicotina.

Millones de estadounidenses luchan con problemas de tiroides que acompañan a problemas de memoria/niebla mental. Y si supieran que pueden comprar chicles o parches de nicotina sin receta, seguramente habría menos personas que necesitaran medicamentos para la tiroides. El estudio también afirma: *"En individuos sanos, la nicotina mejora el deterioro de la memoria causado por la falta de sueño".*

Vaya, supongo que usted tampoco lo sabía. ¿A cuántos niños, adolescentes o adultos de este país se les recetan estimulantes como Adderall, Ritalin y muchos otros para mejorar la concentración y la memoria en lugar de parches o chicles de nicotina?

¿Sabía que los estimulantes como Adderall y Ritalin tienen como efecto secundario un mayor riesgo de suicidio y homicidio? Si antes no conocía esa información sobre estos dos fármacos, ahora sí la conoce. ¿Adivine qué no tiene esos horribles efectos secundarios? La nicotina. En cambio, los medicamentos con receta que mencioné también generan miles de millones de dólares en ventas al año. Añadamos a esto la abrumadora cantidad de antidepresivos que se recetan a millones de estadounidenses cada año para mejorar la concentración y el funcionamiento mental. El hecho de que los agentes de nicotina no requieran receta es otra razón por la que creo que han tenido que engañarnos y manipularnos para que evitemos los productos de tabaco creando un miedo a la adicción. Uso un parche de nicotina todos los días y lo haré durante el resto de mi vida porque he notado enormes beneficios mentales cada día. Los autores del estudio sobre la nicotina continúan:

> "Para concluir, **la nicotina tiene varios beneficios cognitivos (mentales) en individuos sanos, así como en aquellos con disfunción cognitiva asociada a diversas enfermedades**". [énfasis añadido]

Hay miles de medicamentos recetados que se comercializan a los estadounidenses para la salud mental, lo que es otra razón obvia por la que creo que la nicotina tuvo que ser bastardeada por la implacable campaña de desprestigio de la FDA. El objetivo era llenar los bolsillos de políticos codiciosos, agencias de salud codiciosas y fabricantes de medicamentos codiciosos y escandalosos. Imagínese el impacto negativo inminente en las ventas totales de medicamentos recetados que se crearía solo con este estudio.

Me complace informar que las mejoras cognitivas/cerebrales no son los únicos beneficios de la nicotina. Lejos de eso, este estudio se abarca la superficie de las propiedades curativas de la nicotina, y sí, quise decir las propiedades curativas de la nicotina. Voy a enumerar algunas enfermedades más conocidas por la ciencia que mejoran con la nicotina y las direcciones de sus sitios web si desea profundizar en esos estudios usted mismo.

¿Sabías que se sabe que la nicotina previene, mejora y revierte la esquizofrenia? A continuación, se presentan tres estudios al respecto:

pubmed.ncbi.nlm.nih.gov/28497655/

pubmed.ncbi.nlm.nih.gov/28112735/

pubmed.ncbi.nlm.nih.gov/27483346/

¿Sabes cuántos medicamentos recetados se les recetan a los esquizofrénicos de por vida? ¡Yo sí! Sin embargo, nunca he sabido de ninguno al que le hayan recetado parches o chicles de nicotina. ¿Y tú?

¿Sabías que la nicotina tiene una capacidad demostrada para prevenir la esclerosis múltiple? Aquí tienes un estudio increíble sobre la EM y el consumo de nicotina y tabaco. Tienes que leer esta cita de este estudio sobre la EM y la nicotina. ¡Es increíble!

> "Observamos además que los sujetos que combinaban el hábito de fumar con el uso de rapé tenían un riesgo significativamente menor de padecer EM que los fumadores que nunca habían usado rapé húmedo, también después del ajuste por la cantidad de tabaco fumado".

pubmed.ncbi.nlm.nih.gov/23319071/

Ahora, pregúntese: ¿cuántos medicamentos recetan los neurólogos de todo el mundo para la esclerosis múltiple cada año? ¿Cuántos de esos médicos conoce que recomienden agentes de nicotina para la EM? Para aquellos de ustedes que padecen EM, la próxima vez que visiten a su neurólogo, asegúrense de preguntarle: "Doctor, ¿la nicotina es adecuada para mí?"

Quiero compartir un poco más de esperanza para aquellos que padecen esclerosis múltiple. Los parásitos del cerebro llamados lombrices intestinales son, con diferencia, la principal causa de diagnóstico de EM en la mayoría de los estadounidenses cada año. No confíe en ningún profesional sanitario de ningún tipo, médico o de otro tipo, que diga esta frase: "Los parásitos no existen en Estados Unidos". Se les enseña eso en la facultad de medicina, pero para creerlo y decirlo en voz alta, tendría que ser un idiota literal. Puede sonar duro, pero es verdad. Lo siento, pero no lo siento.

Si su médico es tan ignorante, despídalo de inmediato. No puedo creer la cantidad de veces que he oído esto de boca de médicos, en concreto. En serio, ¿los médicos que viven en Estados Unidos que han dicho eso nunca han tenido una mascota en toda su vida? Todos los perros y gatos son examinados por un veterinario al menos una vez al año, y se les hace un control para ver si tienen dirofilariosis. ¿Qué es una dirofilariosis? Es un parásito llamado lombriz intestinal o nematodo, y a los perros y gatos se les receta un medicamento común para este parásito todo el tiempo.

Una de las marcas más comunes de medicamentos contra el gusano del corazón se llama Heartgard. Muchos de ustedes quizás no lo sepan, pero miren la etiqueta posterior de este medicamento. ¡Es Ivermectina! Todos los veterinarios (no la mayoría de los médicos) saben que los parásitos de lombrices intestinales como los gusanos del corazón en perros y gatos comúnmente infectan a sus dueños. Sí, incluso los dueños de mascotas en Estados Unidos.

Estados Unidos puede ser llamado la "tierra de la libertad", pero Estados Unidos no es una tierra libre de parásitos. Estados Unidos es un semillero de parásitos. Nunca confíe en un médico, especialmente en Estados Unidos, de cualquier especialidad, que le diga que los parásitos no existen en Estados Unidos.

En caso de que su médico crea esto, o usted sea médico y crea que "los parásitos no existen en Estados Unidos", me remito a los CDC (que están en Estados Unidos). En su sitio web hay un artículo titulado "¿Qué causa las enfermedades parasitarias?" Cito el artículo de los CDC:

> "Las mascotas pueden ser portadoras de parásitos y transmitirlos a las personas... En los Estados Unidos, los parásitos más comunes transmitidos por los alimentos son los protozoos, como Cryptosporidium, Giardia intestinalis, Cyclospora cayetanensis y Toxoplasma gondii; los **gusanos redondos**, como Trichinella y Anisakis; y las tenias, como Diphyllobothrium y Taenia. **Muchos de estos organismos también pueden transmitirse a través del agua, el suelo o el contacto entre personas**". [énfasis añadido]

¿Captaste las primeras cuatro palabras de la cita anterior? "**En los Estados Unidos...**" Mira esta última cita:

> "**Los parásitos también son causa de enfermedades transmitidas por el agua en los Estados Unidos.** Tanto el agua para uso recreativo (agua utilizada para nadar y otras actividades) como **el agua potable pueden contaminarse con parásitos y causar enfermedades**". [énfasis añadido]

www.cdc.gov/parasites/causes/index.html

Volviendo a la nicotina. ¿Sabías que se ha demostrado que la nicotina por sí sola mejora las enfermedades inflamatorias crónicas? En concreto, en el caso de la colitis ulcerosa, la artritis y la sepsis. El siguiente enlace analiza otros beneficios curativos milagrosos de la nicotina. ¿A cuántos millones de estadounidenses que padecen artritis de cualquier tipo sus reumatólogos les han recetado productos con nicotina en lugar de los corticosteroides o además de ellos?

Por ejemplo, cuando se suele recetar prednisona de por vida a los pacientes con artritis, destruye el sistema inmunológico y puede causar osteoporosis. ¿Adivinen qué no destruye el sistema inmunológico y no causa osteoporosis? La nicotina. Son sólo algunas razones más por las que creo que la FDA decide ocultar la verdad sobre la nicotina.

A continuación, se incluye un enlace y una cita del estudio titulado "NICOTINA EN CONDICIONES INFLAMATORIAS; PROPIEDADES ANTIINFLAMATORIAS Y EFECTOS PROINFLAMATORIOS".

pubmed.ncbi.nlm.nih.gov/35251010/

> "**Según estudios recientes de los últimos 20 años, la nicotina ejerce MUCHOS MÁS efectos ANTIINFLAMATORIOS que proinflamatorios, especialmente en la colitis ulcerosa, la artritis, la sepsis y la endotoxemia**". [énfasis añadido]

¿Qué pasaría si te dijera que se han realizado múltiples estudios para probar incluso el efecto de los parches de nicotina en niños y adultos autistas? ¿Sabías que los científicos han publicado que se ha descubierto que los parches de nicotina mejoran el comportamiento de los niños y adultos autistas en menos de siete días de usar un parche de nicotina de 7 mg entre los omoplatos?

¿Sabías que los estudios con parches de nicotina en adultos autistas han descubierto que sus puntuaciones sociales y comportamientos mejoran drásticamente después de una semana de uso? ¿También te han dicho que estos mismos adultos autistas y sus cuidadores han informado que usan parches de nicotina de forma continua durante años, incluso después de que concluyó el estudio?

¿Sabías también que se han utilizado parches de nicotina en niños autistas en hospitales para calmarlos en casos en los que se pensaba que era necesario sujetarlos? ¿Alguna vez has oído que su calidad de vida general es mejor cuando usan parches de nicotina a diario, incluso en dosis mucho más altas? Me pregunto por qué no lo sabías. Aquí hay un par de estudios publicados.

"TÍTULO: UN ENSAYO EXPLORATORIO DE NICOTINA
TRANSDÉRMICA PARA LA AGRESIÓN Y LA IRRITABILIDAD EN
ADULTOS CON TRASTORNO DEL ESPECTRO AUTISTA"

pubmed.ncbi.nlm.nih.gov/29536216

"TÍTULO: REDUCCIÓN DE EPISODIOS AGRESIVOS TRAS LA
ADMINISTRACIÓN REPETIDA DE NICOTINA TRANSDÉRMICA EN UN
ADOLESCENTE HOSPITALIZADO CON TRASTORNO DEL ESPECTRO
AUTISTA"

pubmed.ncbi.nlm.nih.gov/25982311/

¿Y qué hay de la diabetes? ¿Alguna vez has oído que la nicotina puede proteger contra la diabetes tipo 1 y mejorarla o incluso revertirla en algunos casos? ¿Cuántas recetas de insulina y otros medicamentos para la diabetes se prescriben cada año en Estados Unidos? ¿Y cuántas personas conoces con diabetes a las que se les han recetado agentes de nicotina para ayudar a mejorar su nivel de azúcar en sangre? ¡Las razones de décadas de engaño en torno a la nicotina deberían resultar más obvias a medida que avanza este capítulo! Lee la cita a continuación sobre la nicotina y la diabetes tipo 1 en ratones.

¿Recuerdas antes en el libro lo que los científicos investigadores afirmaron que es la razón por la que estudian a los ratones antes que a los humanos? Si sucede en un ratón, ocurrirá en un humano. Lee lo que les sucedió a estos ratones diabéticos después de que se les administrara nicotina.

"TÍTULO: LA NICOTINA REDUCE LA INCIDENCIA DE
DIABETES TIPO I EN RATONES"

pubmed.ncbi.nlm.nih.gov/11861793/

"El tratamiento con nicotina redujo la hiperglucemia (niveles altos de azúcar en sangre) y la incidencia de la enfermedad en ambos modelos de diabetes en ratones.

La nicotina también protegió contra la disminución inducida por la diabetes en el contenido de insulina pancreática observada en ambos modelos animales".
[énfasis añadido]

Para todos los diabéticos tipo 1, deben consultar a su médico si la nicotina es adecuada para ustedes.

¿Sabían también que durante la pandemia, los científicos descubrieron que la nicotina por sí sola disolvió los "turbocánceres" cerebrales, llamados blastomas gliales, a la mitad de su tamaño en menos de 72 horas? Voy a publicar el enlace del estudio aquí, así como una captura de pantalla del título del artículo. Podría escribir un libro entero solo sobre este artículo.

marine drugs MDPI

Article

α-Conotoxins and α-Cobratoxin Promote, while Lipoxygenase and Cyclooxygenase Inhibitors Suppress the Proliferation of Glioma C6 Cells

Tatiana I. Terpinskaya [1], Alexey V. Osipov [2], Elena V. Kryukova [2], Denis S. Kudryavtsev [2], Nina V. Kopylova [2], Tatsiana L. Yanchanka [1], Alena F. Palukoshka [1], Elena A. Gondarenko [2], Maxim N. Zhmak [2], Victor I. Tsetlin [2] and Yuri N. Utkin [2,*]

www.mdpi.com/1660-3397/19/2/118

Por favor, lea atentamente el título del artículo anterior. Estos científicos, durante la pandemia de COVID, inyectaron cobratoxina (proteína de la espiga de COVID) y conotoxinas (veneno de caracol cono que se encuentra en la sangre y las heces de todos los pacientes con COVID-19 positivo) en mamíferos. Estoy seguro de que es una total coincidencia que durante el COVID-19, estos científicos recibieran fondos para estudiar lo que sucede cuando se inyectan venenos de caracol cono y de cobra en los cuerpos de los mamíferos. ¿Por qué cree que las Grandes Farmacéuticas querrían saber el impacto de estos venenos específicos en los mamíferos durante el COVID-19? Espero que esto le resulte obvio.

Volviendo al estudio, los científicos inyectaron conotoxinas y cobratoxina en ratones. ¿Qué sucedió? Una vez inyectados, el veneno de cobra y el veneno de caracol cono se adhirieron a los receptores de nicotina que se encuentran en las células cerebrales llamadas células gliales C6 y, en 72 horas, ¡se formó un tumor cerebral blastoma glial agresivo! ¡Eso es un maldito "cáncer turbo", gente!

Por favor, por el amor a todos sus pacientes, comiencen con aquellos a quienes se les diagnostica estos tumores agresivos y busquen proteínas de veneno. En la página siguiente hay una imagen de las células tumorales cerebrales creadas por los venenos de la cobra y el caracol cono en los animales.

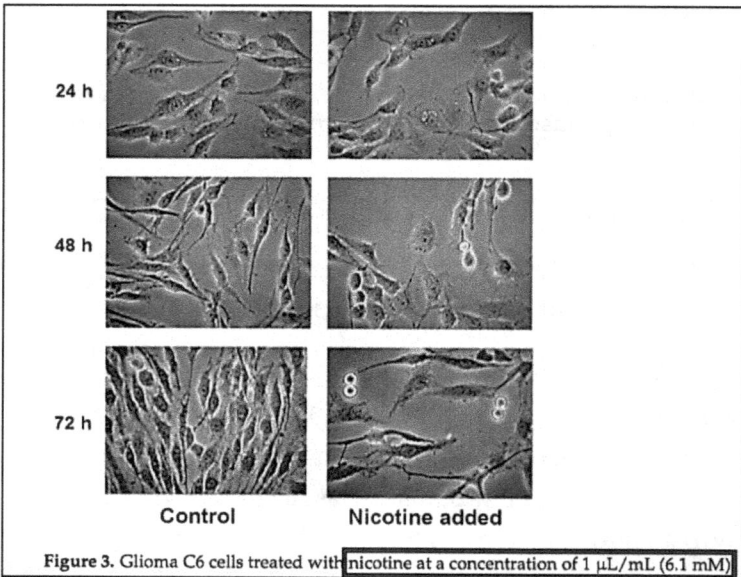

Figure 3. Glioma C6 cells treated with nicotine at a concentration of 1 µL/mL (6.1 mM)

La imagen de la página anterior es directamente del estudio de investigación. La columna de la izquierda muestra las células tumorales cerebrales aceleradas creadas en 72 horas por los venenos inyectados, y la columna de la derecha muestra las células tumorales disolviéndose a la mitad en menos de 72 horas. Si hubieran continuado con la nicotina durante otras 72 horas, ¡el tumor entero podría haberse disuelto por completo! Sin cirugía. Sin radiación. Sin quimioterapia. Solo nicotina pura.

¿A cuántos jóvenes y mayores se les ha diagnosticado un tumor cerebral o un blastoma glial y su oncólogo (médico especializado en cáncer) les ha aconsejado alguna vez que prueben parches, chicles o sueros de nicotina? Nunca he oído hablar de ninguno. ¿Sabía que el tratamiento del cáncer en Estados Unidos genera ingresos de más de mil millones de dólares al año? A nivel mundial, es una industria de un billón de dólares al año. Me pregunto cuál sería el impacto potencial que tendría el uso de nicotina en la industria del cáncer si se supiera que podría disolver el cáncer cerebral en tan solo tres días.

¿Este capítulo y lo que ha aprendido sobre el poder curativo de la nicotina le han resultado impactantes o emocionantes? Tengo que decir que la nicotina parece ser un nutriente milagroso que se encuentra en la planta de tabaco que Dios creó y nos dio.

Puede que para algunos de ustedes sea un poco exagerado decir que la nicotina es un nutriente, hasta que les diga otra verdad impactante al respecto. ¿Sabían que la nicotina se encuentra en más cosas que solo las plantas de tabaco? ¿Sabían que han comido muchas plantas cargadas de nicotina y no lo sabían? Es verdad. Apuesto a que comen varias plantas que contienen nicotina todas las semanas y que lo más probable es que las coman hoy también. ¿Sabían que muchas verduras comunes están cargadas de nicotina?

En la página siguiente se incluye una lista de algunas plantas y verduras que contienen nicotina:

- Tabaco
- Berenjena
- Calabacín

- Tomates verdes
- Coliflor
- Patatas blancas
- Tomates rojos
- Pimientos morrones
- Apio

Aquí hay una tabla que muestra las distintas cantidades de nicotina en cada una de las plantas/vegetales enumerados.

Vegetable	Highest Reported Mean Nicotine Content	Reference	Amount of Vegetable Required to Obtain 1 μg of Nicotine*
	ng/g		g
Cauliflower	16.8	Davis et al.[4]	59.5
Cauliflower	3.8	Present study	263.4
Eggplant	100.0	Castro and Monji[2]	10.0
Potato peel	4.8	Davis et al.[4]	208.0
Potato pulp	15.3	Davis et al.[4]	65.4
Potatoes	7.1	Present study	140.4
Green tomatoes	42.8	Castro and Monji[2]	23.4
Pureed tomatoes	52.0	Castro and Monji[2]	19.2
Ripe tomatoes	4.3	Castro and Monji[2]	233.0
Ripe tomatoes	4.1	Present study	244.0
Tomatoes	10.7	Sheen[3]	93.5

*One microgram of nicotine is the amount a passive smoker would absorb in about three hours in a room with a minimal amount of tobacco smoke.

Para que quede claro, si no quieres fumar cigarrillos (que son súper tóxicos y tienen al menos 599 sustancias químicas añadidas), y si no quieres masticar chicle de nicotina o usar parches de nicotina, come en su lugar estas verduras cargadas de nicotina. He dicho esto en los escenarios a los que voy. "¿Quieres saber cómo sé que la nicotina NO es adictiva?".

Todos los que conozco han comido algunas de estas verduras que tienen nicotina, y nunca he oído a ninguno de ellos preguntarle a su jefe en el trabajo: "¿Me pueden disculpar para tomar un descanso de berenjenas?". Nunca has tenido un amigo o un ser querido que se ponga a sudar y se ponga furioso, agitado mientras pasa por la abstinencia de la coliflor, los tomates, el apio o los pimientos morrones. Podrías comer diez berenjenas de una sentada y nunca sentir una necesidad incontrolable de comer más después. Las berenjenas tienen la segunda mayor cantidad de nicotina de todas las plantas del planeta. ¿Cómo es que ninguno de ellos es adicto a las berenjenas? ¿Sabes por qué? Harvard nos lo mostró.

Quiero mencionar algo a quienes sufren artritis. Anteriormente en este capítulo, proporcioné un enlace a un estudio que afirma que se ha demostrado que la nicotina mejora la artritis. La mayoría de los pacientes, una vez que se les ha diagnosticado cualquier forma de artritis, reciben una advertencia estándar por parte de su médico. Lo he escuchado decir muchas veces. Los médicos a menudo les dicen a los pacientes con artritis que eviten las verduras solanáceas.

Las verduras solanáceas tienen la segunda cantidad más alta de nicotina que cualquier otro grupo de plantas. A menudo me he preguntado si esta es la razón por la que a tantas personas mayores se les recetan esteroides por el resto de sus vidas y, al mismo tiempo, se les dice que eviten el único grupo de alimentos que realmente podría brindarles mucho alivio. Recuerde la cita anterior en este capítulo que dice que la nicotina es más ANTIINFLAMATORIA que proinflamatoria.

Muchas personas de todo el mundo me han contado sus propias mejoras milagrosas en sus diversas formas de artritis simplemente después de usar un parche de nicotina todos los días. Muchos me han dicho que después de escuchar mis entrevistas, decidieron colocarse un parche de nicotina en una articulación específica que les habían dicho que les dolía debido a la artritis, y en unos pocos días, ¡sienten un alivio milagroso! Para quienes viven con dolor crónico e inflamación, pregúntele a su médico si la nicotina es adecuada para ustedes.

Espero que la información de este capítulo haya sido tan reveladora para ustedes como lo fue para mí aprender y descubrir. Esto será lo último que trataré sobre el tema de la nicotina. No descubrí este estudio final yo mismo; me lo envió una persona del ejército, que me dijo que los poderes en Washington, D.C., estaban tratando de enterrar este estudio sobre COVID-19 para que nadie lo viera. Rápidamente me di cuenta de por qué el gobierno no querría que se publicara este estudio.

Hay un documento gratuito en thedrardisshow.com titulado simplemente "NICOTINA" y que se encuentra en la sección de Recursos para pacientes del sitio web. Si tiene curiosidad sobre cómo comenzar a usar agentes de nicotina, lo explico claramente en ese documento en mi sitio web. ¡Este próximo estudio sobre la nicotina puede ser el más emocionante de todos!

Se administraron parches de nicotina (7 mg) a múltiples pacientes con COVID-19 de larga duración. Todos los participantes tenían que haber tenido varios síntomas desde que contrajeron un caso leve de COVID-19 que luego se convirtió en estados múltiples y progresivamente peores. Cada persona en el estudio tenía que tener síntomas que empeoraban durante más de un año y medio sin alivio y tenía que haber probado medicamentos, suplementos y esfuerzos de rehabilitación física sin éxito.

Le pidieron a cada paciente que simplemente usara un nuevo parche de nicotina de 7 mg diariamente durante seis días seguidos. ¿Qué sucedió? ¡Solo el 100% de sus síntomas desaparecieron por completo en cuestión de días! ¡La mitad de todos los síntomas desaparecieron por completo al tercer día de usar el parche de nicotina único! Probablemente no debería mencionar las múltiples referencias que se hacen en el estudio sobre por qué los científicos decidieron realizar este estudio sobre el uso de parches de nicotina para tratar los síntomas persistentes del COVID-19. Creo que las razones que se encuentran en el estudio todavía molestan a algunos médicos. De todos modos, se las voy a mostrar.

En la siguiente página hay una captura de pantalla del estudio de investigación. Al principio del estudio, los científicos se toman el tiempo de explicarles a los pacientes con síndrome de Down por qué van a probar parches de nicotina para aliviar sus síntomas. Puedes leer sus declaraciones directas debajo de la captura de pantalla.

Bioelectronic Medicine

Home   About   Articles   Collections   Submission Guidelines   Submit manuscript ⟂

Hypothesis | Open Access | Published: 18 January 2023

Is the post-COVID-19 syndrome a severe impairment of acetylcholine-orchestrated neuromodulation that responds to nicotine administration?

Marco Leitzke ✉

Bioelectronic Medicine **9**, Article number: 2 (2023) | Cite this article

47k Accesses | **1** Citations | **359** Altmetric | Metrics

"Se encontraron profundas similitudes entre toxinas altamente afines a nAChR (receptores de nicotina) es decir, de VÍBORAS de los géneros Ophiophagus (COBRA) y Bungarus (KRAIT) o proteína similar a toxina muscarínica (célula muscular) y COBRATOXIN y proteínas específicas del SARS-CoV-2 al analizar la alineación de la secuencia de aminoácidos (aa) de la toxina y compararla con los motivos en la GLICOPROTEÍNA SPIKE (SGP) del SARS-CoV-2".
(Farsalinos et al. 2020; Changeux et al. 2020).

"Changeux et al. (2020) propusieron recientemente una "hipótesis de la nicotina", que implica la propensión del SARS-CoV-2 a no solo unirse a los receptores ACE2 (ACE2R) sino también a los AChR nicotínicos".
(Changeux et al. 2020) [énfasis añadido]

A partir de las dos citas, los científicos explican por qué creen que la nicotina funcionará y afirman enfáticamente que se debe a que varios científicos descubrieron en 2020 que las proteínas de pico del virus responsable de los síntomas del COVID-19 eran inquietantemente similares a dos venenos de serpiente. En la segunda cita, dicen que el SARS-CoV-2 ataca a los receptores de nicotina, no solo a los receptores ACE2, como muchos pensaban.

Pido disculpas a cualquiera que se haya sentido ofendido por este descubrimiento científico y esta verdad. Para todos aquellos que no se hayan sentido ofendidos por la verdad y crean que es liberadora, aquí está el enlace al estudio sobre los parches de nicotina que superan todos los síntomas de larga duración del COVID-19 en solo unos días y una increíble cita final de los autores.

bioelecmed.biomedcentral.com/articles/10.1186/s42234-023-00104-7

> "Según los resultados de este estudio de caso, esta opción de tratamiento (**utilizar parches de nicotina para combatir el COVID prolongado**) **parece muy superior a las medidas de rehabilitación que requieren mucho tiempo, a menudo son decepcionantes, costosas y complejas y que actualmente están disponibles para estos pacientes**". [énfasis añadido]

Pregúntele a su médico si los parches de nicotina, chicles de nicotina, bolsitas de nicotina o vegetales ricos en nicotina son adecuados para usted.

¿Aprendió algo nuevo sobre la nicotina en este capítulo? Si disfrutó lo que aprendió en este capítulo, creé una presentación completa que puede ver o descargar directamente desde la sección de Recursos para pacientes de mi sitio web, **www.thedrardisshow.com**. Mis recomendaciones personales para marcas específicas de productos de nicotina y cómo comenzar a usar estos productos también se encuentran en mi sitio web.

Aproveche estos recursos antes de probar por primera vez los agentes de nicotina. He descubierto que para la mayoría de las personas, comenzar con dosis pequeñas como 1-3 mg diarios durante la primera semana es lo mejor antes de aumentar a dosis más altas. Por ejemplo, compro parches de 21 mg y los corto en seis partes iguales. Uso uno de estos parches de aproximadamente 3-4 mg todos los días y continuaré haciéndolo por el resto de mi vida.

    ¿Está listo para sumergirse en el capítulo del que estoy más orgulloso? ¡Este es el que más me entusiasma! ¿Está listo para sorprenderse por completo? ¡Vamos!

CAPÍTULO 14

El COVID prolongado refleja los efectos secundarios a largo plazo del veneno de serpiente

---

Serpientes. ¿Por qué tenían que ser serpientes?

INDIANA JONES

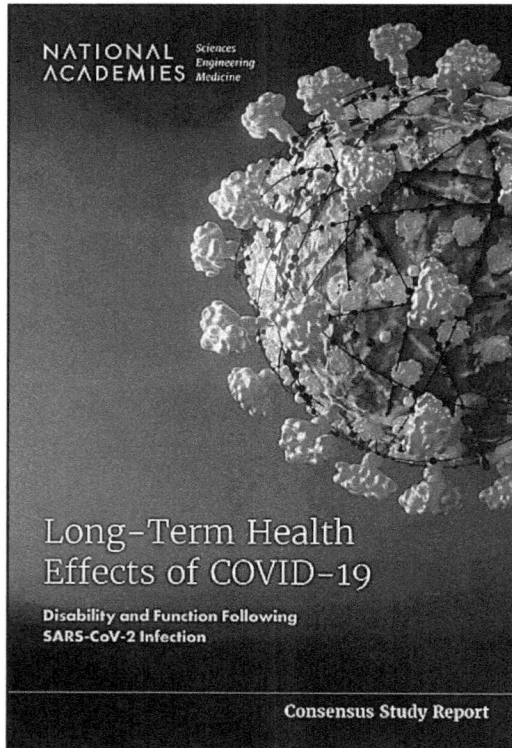

nap.nationalacademies.org/download/27756#

EN 2024, UN COMITÉ publicó un resumen de los efectos secundarios a largo plazo del COVID-19. La imagen de la página anterior es la portada de esa publicación, junto con la dirección web. El documento tiene 242 páginas y no lo citaré todo, pero estoy ansioso por acompañarte en un asombroso viaje de descubrimiento que se describe en las páginas de este capítulo. Nunca antes he presentado esta información y no hay duda de que te quedarás con la boca abierta al leer cada una de las páginas siguientes.

Hay cientos de miles, posiblemente millones, de personas que todavía sufren los síntomas que comenzaron durante el COVID-19. Muchos informan que esos síntomas en realidad están empeorando, sin un alivio aparente a la vista. La comunidad científica y médica ha creado múltiples términos a lo largo del camino para describir este sufrimiento prolongado de síntomas, aparentemente una consecuencia duradera de el COVID.

Lo curioso es que, mientras escribo este capítulo, la medicina todavía no puede explicar TODOS estos síntomas de larga data. ¿Por qué la medicina tiene tantos problemas para descifrarlo? En este capítulo, mostraré a través de mi investigación la causa no solo del 50 % de estos problemas de salud, sino que puedo explicar exactamente el 100 % de ellos.

Las agencias de salud finalmente se han puesto de acuerdo en un término para describir estos problemas; lo están llamando "COVID prolongado". Los CDC definen claramente lo que significa el término "COVID prolongado" en un artículo publicado en su sitio web titulado "LO BÁSICO DEL COVID PROLONGADO".

> "El COVID prolongado puede incluir una amplia gama de síntomas y afecciones persistentes que pueden durar SEMANAS, MESES o incluso AÑOS después de la enfermedad por COVID-19". [énfasis añadido]

www.cdc.gov/coronavirus/2019-ncov/long-term-effects/index.html

La Clínica Mayo también ha publicado un artículo titulado "Síndrome post-COVID: cómo se sienten los efectos a largo plazo". Para citar el artículo:

> **"La mayoría de las personas que tienen COVID-19 se recuperan por completo en unas pocas semanas. Pero algunas personas,** incluso aquellas que tuvieron versiones leves de la enfermedad, **continúan experimentando síntomas después de su recuperación inicial.** Estas personas a veces se describen a sí mismas como "personas con síntomas prolongados" y las afecciones se han denominado "síndrome pos-COVID-19" o "COVID-19 prolongado". Estos problemas de salud también se denominan a veces "afecciones **pos-COVID-19".** **Estos problemas** de salud generalmente se consideran efectos del COVID-19 que **persisten durante más de cuatro semanas después de que se les haya diagnosticado la enfermedad".** [énfasis añadido]

www.mayoclinichealthsystem.org/hometown-health/featured-topic/post-covid-syndrome-the-long-haul

Es hora de brindar algunas respuestas y esperanza a todos los que sufren de COVID prolongado en todo el mundo. ¿La información, la investigación, las publicaciones y las pruebas científicas presentadas en este libro hasta ahora le han ayudado a comprender las conexiones entre el COVID-19 y los venenos? Rezo por que así sea, porque lo que estoy a punto de mostrarle debería aportar aún más claridad sobre la relación del veneno no solo con los síntomas del COVID-19, sino también sobre cómo estos mismos venenos explican cada uno de los síntomas que ahora se denominan COVID prolongado.

Para los pacientes de COVID prolongado y los médicos que intentan ayudarlos, este capítulo es para ustedes. En 2019, el NIH publicó un estudio de investigación que describe perfectamente todos los síntomas de COVID prolongado con los que usted o un ser querido pueden estar luchando. Para los profesionales médicos que no saben cómo explicar estos síntomas persistentes, espero que esto les resulte revelador y emocionante.

Permítanme explicarles cómo les estoy presentando esta información. Encontrarán una captura de pantalla del título del artículo de investigación publicado y luego la dirección web para su propia referencia personal. Debajo de cada estudio habrá una lista de síntomas y enfermedades médicas que se publican como efectos secundarios a largo plazo del envenenamiento por veneno de serpiente en seres humanos.

Cada síntoma y diagnóstico médico enumerado es un síntoma y enfermedad real citados y tomados directamente del artículo de referencia. Notarás todas las comillas. Junto con cada síntoma a largo plazo del **veneno de serpiente** enumerado en este capítulo, estoy colocando este símbolo de un corazón (♥) junto a los que también figuran como un **síntoma de COVID prolongado**. Veamos si esto te sorprende como me sorprendió a mí. ¡Esas dos condiciones son demasiado similares para ser solo una coincidencia!

El primer estudio es de 2019, titulado "EFECTOS A LARGO PLAZO DEL ENVENENAMIENTO POR SERPIENTES".

toxins | MDPI

Review

Long-Term Effects of Snake Envenoming

Subodha Waiddyanatha [1,2], Anjana Silva [1,2], Sisira Siribaddana [1] and Geoffrey K. Isbister [2,3,*]

[1] Faculty of Medicine and Allied Sciences, Rajarata University of Sri Lanka, Saliyapura 50008, Sri Lanka; subodhawaid@gmail.com (S.W.); nkanjanasilva@gmail.com (A.S.); sisira.siribaddana@gmail.com (S.S.)
[2] South Asian Clinical Toxicology Research Collaboration, Faculty of Medicine, University of Peradeniya, Peradeniya 20400, Sri Lanka
[3] Clinical Toxicology Research Group, University of Newcastle, Callaghan, NSW 2308, Australia
*   Correspondence: geoff.isbister@gmail.com or Geoff.Isbister@newcastle.edu.au; Tel.: +612-4921-1211

Received: 14 March 2019; Accepted: 29 March 2019 Published: 31 March 2019

check for updates

www.mdpi.com/2072-6651/11/4/193

¡Que comience la esperanza para quienes sufren de COVID-19 prolongado! Estoy seguro de que encontrará sus síntomas o su nueva enfermedad médica en las siguientes páginas.

A continuación, se incluye una lista de EFECTOS SECUNDARIOS A LARGO PLAZO del veneno de serpiente en un ser humano después de que se introduce el veneno en su cuerpo. Recuerde que se descubrió que las proteínas de la espiga eran idénticas a las proteínas del veneno de la cobra real y la serpiente krait. ¿Cuántos millones de personas estuvieron expuestas a las proteínas de la espiga de COVID-19? ¿A cuántos más se les inyectaron plásmidos de ADN mezclados con proteínas de la espiga venenosas, que instruyen a nuestras células a fabricar proteínas de veneno, posiblemente para siempre?

Lea esta larga lista para determinar si usted o alguien que conoce tiene alguno de estos síntomas o enfermedades. Ah, por cierto, ¡la ciencia sigue diciendo que estos problemas médicos causados por el veneno de serpiente pueden durar una media de entre 10 y 14 años!

En este momento, millones de personas en la Tierra están sufriendo, y nadie les ha dado una buena razón de por qué su sufrimiento ha persistido durante tanto tiempo. No quiero que ninguno de ustedes sufra innecesariamente durante 10 a 14 años si podemos evitarlo. Esta es la razón por la que escribí este libro. Tengo la esperanza de que este capítulo brinde respuestas tanto para las víctimas como para los profesionales de la salud.

Como recordatorio: si hay un ♥ junto al síntoma de veneno de serpiente enumerado, eso significa que ese síntoma también es un síntoma de COVID prolongado publicado. Todas las citas que acompañan a cualquier síntoma de la lista son citas directas del mismo estudio sobre veneno de serpiente mencionado anteriormente.

"¡SE PUBLICAN EFECTOS SECUNDARIOS DEL VENENO DE SERPIENTE QUE DURAN ENTRE 4 MESES Y 14 AÑOS!"

(Citas textuales)

- ♥ **"Pérdida/cambio del gusto"**
- ♥ **"Pérdida/cambio del olfato"** (en la mayoría de los casos, los pacientes informan una sensación de sabor horrible o un cambio en el gusto/olfato que persiste durante meses o años).
- ♥ **"Hipertensión"** (presión arterial alta)
- ♥ **"La hipotensión** (presión arterial baja) **parece persistir"**
- ♥ **"La hipoglucemia** (nivel bajo de azúcar en sangre) **parece persistir"**
- ♥ **"La taquicardia persistió hasta dos años"**
  "La midriasis (pupilas dilatadas) **persistió hasta dos años"**
- ♥ **"Trastornos psicológicos que duraron entre 12 y 24 meses"**
- ♥ **"La depresión prevaleció en el 25%"**
- ♥ **"Trastorno de estrés postraumático"**
- ♥ **"Síntomas de somatización"** (cuando una persona tiene un enfoque significativo y pensamientos excesivos sobre síntomas físicos, como dolor, debilidad o falta de aire, lo que lleva a una gran angustia) y/o problemas para funcionar en la vida diaria. El paciente cree que está enfermo, pero no hay evidencia médica de ninguna causa conocida.)
- ♥ **"Hipopituitarismo crónico/tardío" El tiempo desde** *el diagnóstico de hipopituitarismo varía de 2 semanas a 10 años. El daño es irreversible* y el hipopituitarismo persiste con una progresión posterior a un hipopituitarismo clínicamente detectable.

El hipopituitarismo causa CUALQUIERA o TODOS estos síntomas citados:
- ♥ **"Fatiga crónica"**
- ♥ **"Pérdida de la libido"**
- ♥ **"Amenorrea secundaria"** (pérdida de los ciclos menstruales)
- ♥ **"Infertilidad"**
- ♥ **"Hipotiroidismo"**
- ♥ **"Pérdida de peso"**
- ♥ **"Hinchazón facial"**
- ♥ **"Piel seca"**
- ♥ **"Intolerancia al frío"**

- ♥ **"Deficiencia de cortisol"**
- ♥ **"Deficiencia de la hormona del crecimiento"**
- ♥ **"Deficiencia de la hormona tiroxina (T4)"**
- ♥ **"Deficiencia de testosterona"** (en varones específicamente)
- ♥ **"Psicosis"** (una condición de la mente o psique que resulta en dificultades para determinar qué es real y qué no lo es)
- ♥ **"Silla turca vacía"** (cuando la pituitaria se encoge o se aplana, dejando la parte del cráneo llamada "Silla turca" para que parezca vacía en lugar de la glándula hormonal pituitaria, que debería estar presente y visible)
- ♥ **"Pérdida de masa muscular"**
  "Amputación"
- ♥ **"Dolores corporales"**
- ♥ **"Dolores de cabeza por migraña"**
- ♥ **"Rigidez en las articulaciones"**
- ♥ **"Rango de movimiento reducido"**
- ♥ **"Vértigo"**
- ♥ **"Pérdida del equilibrio"**
- ♥ **"Úlceras crónicas"** (púrpura retiforme)
- ♥ **"Entumecimiento (parestesia)"**
  "Caries"
- ♥ **"Descamación anormal de la piel"**
- ♥ **"Decoloración de la piel"**
- ♥ **"Debilidad persistente durante siete meses a 12 años"**
- ♥ **"Síndrome de dolor regional complejo"**
- ♥ **"Alodinia"** (dolor continuo sin ninguna causa obvia)
- ♥ **"Hiperalgesia"** (aumento de la intensidad del dolor)
- ♥ **"Deformidad por contractura"** (trastorno del tejido conectivo, es decir, contractura de Dupuytren)
- ♥ **"Oftalmia"** (inflamación del globo ocular)
- ♥ **"Úlcera corneal"** (una llaga abierta en la córnea que puede provocar pérdida de la visión y ceguera)

- ♥ **"Leucoma corneal"** (también conocido como opacidad corneal, un área nublada en la córnea que puede provocar pérdida de la visión)
- ♥ **"Ceguera permanente, especialmente en casos de Naja Nigri Collis (cobra)"**
- ♥ **"Enfermedad renal crónica"**
- ♥ **"Enfermedad renal crónica en etapa 3, que se desarrolla entre 4 y 10 meses *después* de la mordedura"**
- ♥ **"Enfermedad renal crónica en etapa 4"**
- ♥ **"Esclerosis glomerular"** (cicatrización del interior de los riñones)
- ♥ **"Atrofia renal"** (el riñón es más pequeño que el promedio)
- ♥ **"Proteinuria** (presencia de exceso de proteínas en la orina) **durante hasta 10 años y que requiere diálisis durante hasta 45 meses"**
- ♥ **"La parálisis flácida inicialmente afecta los músculos extraoculares** (músculos del párpado) **y faciales, y desciende gradualmente a bulbar** (dificultad para tragar y ausencia del reflejo nauseoso), **músculos del cuello, respiratorios y de las extremidades".** (es decir, parálisis de Bell)
- ♥ **"Polineuropatía de tipo desmielinizante"** (daño nervioso similar al síndrome de Guillain-Barré y la EM)
- ♥ **"Ptosis unilateral persistente"** (caída de un párpado que puede afectar la visión y la apariencia)
- ♥ **"Ataxia cerebelosa"** (pérdida de equilibrio y coordinación, fatiga crónica, problemas cognitivos y problemas visuales, también un síntoma común de EM)
- ♥ **"Accidente cerebrovascular isquémico"** (bloqueo del flujo sanguíneo al cerebro)
- ♥ **"Características similares a las del Parkinson"**
- ♥ **"Leucoencefalopatía"** (todas las enfermedades de la sustancia blanca del cerebro)
- ♥ **"Paraplejia"** (parálisis que afecta principalmente las piernas)

- ♥ **"Ceguera cortical cuatro años después de la mordedura"** (pérdida total o parcial de la visión en un ojo de apariencia normal causada por daño al cerebro)
- ♥ **"Atrofia óptica"** (Pérdida de la visión debido a daño del nervio óptico)
- ♥ **"Neuritis óptica"** (inflamación del nervio óptico que provoca pérdida de la visión, que también se observa en la esclerosis múltiple y en enfermedades autoinmunes)
- ♥ **"Hemorragias intracraneales"** (hemorragia cerebral potencialmente mortal y un tipo de accidente cerebrovascular)
- ♥ **"Hemiplejia permanente de brazos y piernas"** (parálisis que afecta a ambos lados del cuerpo humano)
- ♥ **"Monoparesia central persistente"** (parálisis de una sola extremidad, generalmente un brazo o una pierna, y afecta a 5,4 millones de estadounidenses)
- ♥ **"Hematoma retrobulbar"** (emergencia que pone en peligro la vista y que resulta en una acumulación de sangre en los ojos)

En sus observaciones finales, los autores de este estudio hacen esta audaz declaración:

> "De los estudios disponibles **se desprende que la carga socioeconómica resultante de las consecuencias físicas y psicológicas de los efectos retardados y a largo plazo del envenenamiento por serpientes es ENORME"**.
> [énfasis añadido]

Les ofrezco mis sentimientos compartidos. La "carga socioeconómica" que suponen las proteínas venenosas del COVID-19 es ENORME. ¡Y rezo para que este resumen lleve a muchos a una respuesta y resolución a su prolongado sufrimiento llamado COVID prolongado!

Hay dos estudios más que voy a citar que también han publicado efectos permanentes y a largo plazo del veneno de serpiente.

Nota para los médicos: si compara los síntomas publicados que se encuentran en el documento sobre COVID prolongado al comienzo de este capítulo Y compara la siguiente sección sobre los efectos secundarios a largo plazo del envenenamiento por veneno de serpiente, es posible que tenga problemas para encontrar las afecciones mentales mencionadas y definidas en el documento sobre COVID prolongado. Le remito a la página 142 de ese documento, donde se publican los efectos secundarios de salud mental del "COVID prolongado".

Vea la columna titulada Pautas seleccionadas para el diagnóstico y el tratamiento. En ellas, se remite a los médicos al Manual diagnóstico y estadístico de los trastornos mentales, quinta edición, revisión del texto (DSM-5-TR) (APA, 2022). Si consulta este manual, encontrará que los problemas de salud mental que aparecen a continuación y que están resaltados con el símbolo del corazón son todos problemas de salud mental relacionados con el COVID prolongado. Debajo de cada uno de estos problemas mentales se encuentran todos los efectos secundarios a largo plazo publicados del envenenamiento por veneno de serpiente.

Original research

BMJ Global Health

Mental health conditions after snakebite: a scoping review

Soumyadeep Bhaumik [1,2] Sudha Kallakuri,[2,3] Amanpreet Kaur,[1] Siddhardha Devarapalli,[3] Mercian Daniel[1]

gh.bmj.com/content/bmjgh/5/11/e004131.full.pdf

> "Los sobrevivientes de mordeduras de serpiente a menudo sufren consecuencias físicas y psicológicas permanentes o a largo plazo debido a miotoxicidad (enfermedades musculares), **daño renal** (enfermedades de los riñones), **neurotoxicidad** (enfermedades nerviosas), **coagulopatía** (enfermedades de coagulación sanguínea) y **manifestaciones psiquiátricas**".

Y aquí hay dos estudios más que muestran aún más efectos secundarios a largo plazo del veneno de serpiente, además de los de la lista anterior. ¿Alguna de estas consecuencias a largo plazo para la salud mental coincide con los problemas de salud mental que presenta el COVID prolongado?

- ❤ **"Trastornos del estado de ánimo"** (manía, depresión)
- ❤ **"Trastornos de ansiedad"**
- ❤ **"Alucinaciones visuales"**
- ❤ **"Histeria"**
- ❤ **"Trastornos delirantes** (similares a la esquizofrenia)"
- ❤ **"Síndromes conductuales asociados con alteraciones fisiológicas y factores físicos"**
- ❤ **"Psicosis en estado de conciencia lúcida tras un síndrome secundario de silla turca vacía"**
- ❤ **"Discapacidad psicosocial"**
- ❤ "Se estimó que el TEPT representaba el 14,9 % de la carga total tras el envenenamiento por mordedura de serpiente"
- ❤ **"Convulsión psicógena"**
- ❤ **"Dificultad para concentrarse"**
- ❤ **"Conducta agresiva"**

Journal of Multidisciplinary Healthcare   Dovepress
open access to scientific and medical research

ⓐ Open Access Full Text Article   ORIGINAL RESEARCH

Long-term health complications following snake envenoming

www.dovepress.com/getfile.php?fileID=42817

"La duración media de los síntomas desde la mordedura de serpiente fue de 12.7 años". [énfasis añadido]

El cansancio (68%) fue el síntoma más frecuente, *"obligando a las víctimas a abandonar sus ocupaciones"*. Además, también se dieron estas afecciones:

- ♥ **"Síndrome similar a la migraña caracterizado por dolor de cabeza, vértigo y fotosensibilidad a la luz solar"**
- ♥ **"Trastornos musculoesqueléticos como dolor, hinchazón local, debilidad muscular, deformidades, contracturas y amputaciones"**
- ♥ **"Discapacidad visual"**
- ♥ **"Sufrimiento psicológico"**
- ♥ **"Hemiplejia"** (parálisis unilateral que afecta el lado derecho o izquierdo del cuerpo)
- ♥ **"Parálisis del nervio facial del lado derecho"** (parálisis de Bell)
- ♥ **"Úlcera crónica que no cicatriza después de una mordedura de cobra 33 años antes"**
- ♥ **"Desmayo"**
- ♥ **"Fotosensibilidad a la luz solar que no estaba presente antes de la mordedura"**
- ♥ **"Visión reducida de ambos ojos"**
- ♥ **"Anquilosis crónica"** (rigidez de una articulación)
- ♥ **"Reducción de la potencia muscular"**
- ♥ **"Equilibrio deteriorado"**
- ♥ **"Marcha anormal"**
- ♥ **"Creatinina sérica** (sangre) **elevada"**

  "Rabdomiólisis" (el músculo esquelético se descompone rápidamente)

  "Hemólisis intravascular" (ruptura de glóbulos rojos/muerte de glóbulos rojos)
- ♥ **"Nefritis intersticial"** (inflamación de los riñones)

  "Hipovolemia" (niveles anormalmente bajos de líquidos y sangre en el cuerpo)

♥ **"VICC** (coagulopatía por consumo inducida por veneno)" (prueba médica utilizada en los hospitales para comprobar la coagulación sanguínea)

♥ **"Glomerulonefritis proliferativa"** (trastorno del riñón)

♥ **"Mesangiolisis tóxica con aglutinación plaquetaria** (coagulación sanguínea)" (lesión y pérdida de células renales específicas llamadas células mesangiales)

♥ **"Deposición de fibrina"** (acumulación de proteínas para la coagulación sanguínea)

Otros síntomas que se reportaron "que obligaron a las víctimas a abandonar sus ocupaciones" fueron:

♥ **"Entumecimiento"**

  "Hinchazón de la cara (angioedema), **manos y piernas"**

♥ **"Visión borrosa"**

♥ **"Lagrimeo"**

♥ **"Mareos"** (histeria)

♥ **"Temblores"**

♥ **"Náuseas"**

Estos son los **"Síntomas somáticos (de órganos corporales) no específicos"**:

♥ **"Cólico abdominal"**

♥ **"Opresión en el pecho"**

♥ **"Sibilancia"**

  "Retracción de las encías"

♥ **"Pérdida excesiva de cabello"**

♥ **"Letargo con dolores corporales"**

¿Le sorprende ver cuántos síntomas de COVID prolongado publicados (señalados con un ♥) también se publican como efectos secundarios a largo plazo del envenenamiento por veneno de serpiente? ¿De verdad cree que esto es simplemente una coincidencia?

¿Alguno de ustedes se pregunta por qué algunos de los síntomas enumerados no tienen un ♥ al lado? ¿Se pregunta si los que no tienen un ♥ son solo efectos secundarios a largo plazo del veneno de serpiente y no están relacionados con COVID-19 o COVID prolongado? Recuerde, todos los ♥ son solo lo que se publica como síntoma en el documento "COVID prolongado" que aparece al principio de este capítulo.

¿Qué pasa con los síntomas sin un símbolo ♥? ¿Se han publicado en algún otro lugar como efectos secundarios de COVID-19 también? ¡Todos y cada uno de ellos, sin excepción! Sigamos.

También enumero el estudio o artículo y el enlace directo a cada uno para su referencia:

♥ **"Midriasis"** (que se describe como pupilas dilatadas). Lea la cita a continuación de este estudio: "ANÁLISIS PUPILOGRÁFICO DE PACIENTES CON COVID-19: RESULTADOS TEMPRANOS Y TARDÍOS TRAS LA RECUPERACIÓN".

> **"Los diámetros de las pupilas fueron significativamente mayores en los pacientes con** COVID-19 en todas las intensidades de luz en el primer mes después del COVID-19". [énfasis añadido]

www.ncbi.nlm.nih.gov/pmc/articles/PMC10521134/

♥ **"Amputación"** Este artículo de *Scientific American* de enero de 2022 se titula "ALGUNOS PACIENTES CON COVID NECESITAN AMPUTACIONES PARA SOBREVIVIR" y la dirección web correspondiente es:

www.scientificamerican.com/article/some-covid-patients-need-amputations-to-survive1/

♥ **"Caries dentales"** Muchas complicaciones bucales se han asociado directa o indirectamente con el COVID-19. A continuación, se incluye un artículo del *New York Times* titulado "SE LES CAYERON LOS DIENTES. ¿FUE OTRA CONSECUENCIA DEL COVID-19?"

Del artículo:

> **"Ahora estamos empezando a examinar algunos de los síntomas desconcertantes y a veces incapacitantes que sufren los pacientes meses después de haberse recuperado del COVID, incluidos estos relatos de problemas dentales y pérdida de dientes"**, dijo el Dr. William W. Li. [énfasis añadido]

www.nytimes.com/2020/11/26/health/covid-teeth-falling-out.html

♥ **"Rabdomiólisis"** Existen varios artículos sobre este síntoma. Este estudio está publicado en PubMed.gov con el título "CORONAVIRUS DISEASE 2019-INDUCED RHABDOMIOLYSIS" y se encuentra en:

pubmed.ncbi.nlm.nih.gov/32879836/

♥ **"Hemólisis intravascular"** (descrita como la muerte de los glóbulos rojos en una persona). Este síntoma no es solo del COVID-19, sino también un efecto secundario publicado de las vacunas contra el COVID-19. El primer artículo mencionado es un estudio publicado en PubMed.gov sobre el COVID-19, y el segundo estudio proporcionado trata sobre la destrucción de glóbulos rojos causado por las vacunas.

"COVID-19 Y LA DESTRUCCIÓN DE GRADOS INMUNOMIDADA (HEMÓLISIS)"

pubmed.ncbi.nlm.nih.gov/34919640/

"LAS VACUNAS CONTRA LA COVID-19 INDUCEN UNA HEMÓLISIS GRAVE EN LA HEMOGLOBINURIA PAROXÍSTICA NOCTURNA"

hashpublications.org/blood/article/137/26/3670/475905/COVID
-19-vaccines-induce-severe-hemolysis-in

♥ **"Hipovolemia"** (descrita como una pérdida de líquidos generales en el cuerpo). Esto no es solo un efecto secundario de los venenos de serpiente, sino también un efecto secundario publicado de COVID-19. Puede leer todo sobre esto en el estudio titulado "ALTERACIONES DE LÍQUIDOS Y ELECTROLITOS EN COVID-19 Y SUS COMPLICACIONES". La dirección web es:

www.ncbi.nlm.nih.gov/pmc/articles/PMC8060100/

En caso de que el título no aclare que el artículo, de hecho, describe la "hipovolemia", citaré a los autores:

> "... **los cambios en el volumen corporal de líquidos son los trastornos de líquidos y electrolitos más comunes en la infección** por SARS-CoV-2 a los que se les debe prestar especial atención". [énfasis añadido]

♥ **"Hinchazón de la cara** (angioedema), **manos y piernas"**

Puede que la palabra angioedema no sea familiar para la mayoría de los lectores, pero para su propio entretenimiento, en cualquier motor de búsqueda en línea, escriba esta frase "Angioedema y COVID-19" y luego presione [Enter]. Luego haga clic en "imágenes".

Recomendaría no ver esto cerca de niños pequeños o adultos sensibles, ya que las imágenes de caras y partes faciales hinchadas pueden ser perturbadoras. Este es solo un estudio de investigación publicado de muchos.

"ANGIOEDEMA Y COVID-19: ¿UNA NUEVA MANIFESTACIÓN DERMATOLÓGICA?"

www.ncbi.nlm.nih.gov/pmc/articles/PMC7838910/

♥ **"Hinchazón de las manos"** Lea el título de este artículo: "MANOS HINCHADAS AISLADAS TRAS EL COVID-19: ¿PISTA DE UN SÍNDROME DE FUGA CAPILAR A LARGO PLAZO?" que se encuentra en la siguiente dirección web:

www.ncbi.nlm.nih.gov/pmc/articles/PMC8226335/

♥ **"Hinchazón de las piernas"** Este es solo un caso reportado en revistas médicas titulado "Linfodema y celulitis de miembros inferiores como complicación de la vacuna COVID-19: Informe de un caso" y que se encuentra en la siguiente dirección web:

www.ncbi.nlm.nih.gov/pmc/articles/PMC9755814/

♥ **"Encías retraídas"** Del mismo artículo del *New York Times* citado anteriormente sobre la caries dental, encontramos la cita a continuación:

> "La enfermedad de las encías es muy sensible a las reacciones hiperinflamatorias, y los pacientes con COVID-19 prolongado ciertamente entran en esa categoría", dijo el Dr. Scherer.

www.nytimes.com/2020/11/26/health/covid-teeth-falling-out.html

¿Ya te has quedado atónito? Como puedes leer, sin excepción, todos y cada uno de los efectos a largo plazo del envenenamiento por veneno de serpiente enumerados en estos tres estudios también son síntomas publicados de COVID-19 o COVID prolongado. ¡El 100 % de ellos! Estos no son los únicos efectos secundarios a largo plazo superpuestos conocidos del veneno de serpiente que reflejan los síntomas de COVID prolongado.

No puedo pasar por alto el siguiente. Esta afección médica, más que nunca en la historia registrada, ha afectado a demasiadas personas en todo el mundo. Esa afección médica se llama miocarditis. ¿Sabías que la miocarditis es un efecto secundario a largo plazo publicado del veneno de serpiente, COVID-19 y un efecto secundario publicado de la vacuna COVID-19? Es hora de "mostrar y contar".

Este próximo artículo, que aparece en el sitio web de la Asociación Estadounidense del Corazón, menciona la miocarditis como un efecto secundario tanto de contraer COVID-19 como también un efecto secundario conocido de las vacunas contra COVID-19.

Categories: COVID-19, Heart News | Published: August 22, 2022

Myocarditis risk significantly higher after COVID-19 infection vs. after a COVID-19 vaccine

Among almost 43 million people in England who received at least one COVID-19 vaccine dose, the risk of myocarditis was substantially higher in the four weeks after COVID-19 infection than after a first dose of a COVID-19 vaccine, according to new study in Circulation

---

newsroom.heart.org/news/myocarditis-risk-significantly-higher-after-covid-19-infection-vs-after-a-covid-19-vaccine

A continuación se incluyen dos artículos en el sitio web de los CDC que analizan la miocarditis y las vacunas contra el COVID-19:

"MIOCARDITIS Y PERICARDITIS TRAS LA VACUNACIÓN CONTRA EL COVID-19 CON ARNm"

www.cdc.gov/coronavirus/2019-ncov/vaccines/safety/myocarditis.html

"INVESTIGACIÓN DE LOS EFECTOS A LARGO PLAZO DE LA MIOCARDITIS"

www.cdc.gov/coronavirus/2019-ncov/vaccines/safety/myo-outcomes.html

Entonces, ¿el envenenamiento por veneno de serpiente también causa miocarditis? Basta con leer el título de este artículo publicado en 2024 en el *European Journal of Cardiovascular Medicine*.

European Journal of Cardiovascular Medicine
Print ISSN: 2042-4884 | E-ISSN: 2042-4892
Language: Multilingual
Origin: United Kingdom
Website: https://www.healthcare-bulletin.co.uk/

EUROPEAN JOURNAL OF CARDIOVASCULAR MEDICINE
Volume 14 Issue: 3 - 2024

Original Article   Open Access

Snakebite complications: Unveiling the link to myocarditis

[1]Dr. Rahul ade, [2]Dr. hema manvi koner, [3]Dr. avula surya teja

www.healthcare-bulletin.co.uk/

Una cita de este artículo dice:

> **"Una consecuencia inusual de una mordedura de serpiente es la miocarditis"**. [énfasis añadido]

A continuación se muestra un artículo científico de 2019, y justo en el título, afirma que la miocarditis es un efecto secundario de la mordedura de cobra.

"MIOCARDITIS CARDÍACA DEMOSTRADA POR RESONANCIA MAGNÉTICA QUE IMITÓ UN INFARTO DE MIOCARDIO CON ELEVACIÓN DEL ST TRAS UNA MORDEDURA DE COBRA"

karger.com/cra/article/2/1/1/74601/Cardiac-MRI-Proven-Myocarditis-Mimicking-ST

Cito este artículo:

> "Los resultados **de la resonancia magnética cardíaca**
> **confirmaron el diagnóstico de miocarditis aguda".**
> [énfasis añadido]

Hay otro artículo científico titulado "MIOCARDITIS JUNTO CON INFARTO CEREBELOSO ISQUÉMICO AGUDO PONTINO Y LACUNAR TRAS MORDEDURA DE VÍBORA".

casereports.bmj.com/content/2013/bcr-2013-200336

Y otro titulado "MIOCARDITIS COMO COMPLICACIÓN DE UNA MORDEDURA DE SERPIENTE VÍBORA EN UN NIÑO", en la dirección web:

www.semanticscholar.org/paper/Myocarditis-Complicating-Viper-

Snake-Bite-in-a-Kumar-Srujan/

1730681cb458150af86dab4dfb2346e167f52edd

Una cita de ese artículo dice:

> "**Se informa de un niño de 12 años que desarrolló un**
> **shock y una miocarditis tras un envenenamiento por**
> **víbora,** junto con coagulopatía y lesión renal". [énfasis
> añadido]

Una de las principales pruebas médicas que se realizan para determinar la posible miocarditis, relacionada o no con el COVID-19, es un marcador sanguíneo llamado troponina. Los niveles de troponina se determinan mediante un simple análisis de sangre. ¿Puedes adivinar cuál es otro marcador sanguíneo que se eleva después de una intoxicación por veneno de serpiente? Lo adivinaste: Troponina.

Aquí hay un estudio publicado que confirma un nivel elevado de troponina después de una mordedura de serpiente de cascabel, titulado "Cardiología en zonas silvestres: un caso de cardiotoxicidad asociada al envenenamiento después de una mordedura de serpiente de cascabel" y que se encuentra en:

www.ncbi.nlm.nih.gov/pmc/articles/PMC8126537/

Cito el artículo anterior:

> **"Presentamos el caso de un hombre de 62 años** con disnea, edema en la extremidad inferior derecha y troponina **cardíaca elevada 6 días después** de una mordedura de serpiente de cascabel del Pacífico Norte".
> [énfasis añadido]

El título del próximo artículo indica que los niveles elevados de troponina no son tan infrecuentes en las víctimas de mordeduras de serpiente.

AFECTACIÓN CARDÍACA EN MORDEDURAS DE SERPIENTE VASCULOTÓXICAS Y NEUROTÓXICAS: UNA COMPLICACIÓN NO TAN INFANTIL

pubmed.ncbi.nlm.nih.gov/33187035/

Del artículo anterior, cito:

> **"Se observó toxicidad cardíaca en el 42,7% de los pacientes,** la mayoría fueron cambios en el ECG, observados en el 34,3%, y **aumento de la troponina I, observado en el 21,9% de los pacientes".** [énfasis añadido]

Concluiré este capítulo con mi investigación sobre otro escenario de salud que ha desconcertado a muchos profesionales médicos de todo el mundo. Se ha afirmado que muchos pacientes después de la vacunación contra el COVID-19 tenían marcadores sanguíneos similares a los de los diagnosticados con SIDA, excepto que sus pacientes no son VIH positivos y nunca lo han sido. He oído que a este escenario se le llama muchas veces V.A.I.D.S., abreviatura de "**SIDA inducido por la vacuna**".

Esto es una paradoja para la mayoría de los profesionales médicos, pero no para mí. Ya había descubierto que el envenenamiento por veneno de serpiente tiene exactamente los mismos efectos inmunosupresores publicados que los observados en personas con SIDA. Con suerte, esta información ayudará a muchas personas en todo el mundo a descifrar los misterios de la salud en la era posterior al COVID y más allá.

Permítanme definir lo que significa realmente el acrónimo "SIDA". Significa "síndrome de inmunodeficiencia adquirida". La "I" en SIDA significa inmunodeficiencia, que es un término médico elegante para "función reducida del sistema inmunológico". No es necesario saber mucho más que eso para esta discusión.

En la condición del SIDA, las células primarias destruidas del sistema inmunológico de la persona son los glóbulos blancos llamados células T CD4+. Un profesional médico verá una *disminución* de las células T CD+4 en el análisis de sangre de su paciente con SIDA. Esto está bien documentado y publicado. El SIDA es principalmente un sistema inmunológico destruido marcado por una reducción severa de las células T CD4+ en la sangre de la persona. Esta no es la única célula inmune afectada, pero es de lejos la más documentada.

¿Adivina qué más sucede para destruir exactamente las mismas células del sistema inmunológico llamadas células T CD4+ en los seres humanos? El veneno de serpiente lo hace. De hecho, si quieres conocer el alcance completo de cómo los venenos de serpiente afectan específicamente al sistema inmunológico humano, simplemente explora este estudio muy profundo, irónicamente publicado durante la pandemia, titulado "EFECTOS BIOLÓGICOS DE LOS VENENOS DE ANIMALES EN EL SISTEMA INMUNITARIO HUMANO", que se encuentra en la siguiente dirección web:

www.ncbi.nlm.nih.gov/pmc/articles/PMC9143185/

De ese artículo cito:

> "También se observó una disminución de linfocitos en la
> sangre periférica en respuesta a la cardiotoxina III del
> veneno (de la cobra real), que disminuyó el número de
> linfocitos T CD4+ y CD8+..." [énfasis añadido]

Esto se publicó durante la pandemia; ¿cree que es irónico que justo estuvieran estudiando el impacto del veneno de la cobra real en el sistema inmunológico de una persona durante la pandemia después de que se descubriera la toxina de la cobra en pacientes con COVID-19?

Yo diría que hay una razón por la que tantos profesionales de la salud están informando de **inmunodeficiencia** en los análisis de sangre de los pacientes desde el COVID-19 y la agenda de la vacuna (sin que estos mismos pacientes dieran positivo en la prueba del VIH). De hecho, es porque no sabían que se publicó que las proteínas de la espícula y los péptidos similares a toxinas descubiertos en la sangre, la orina y las heces de todos los pacientes con COVID-19 eran proteínas o péptidos de veneno de serpiente circulantes.

Como el veneno hace lo que hace el veneno, durante la pandemia se informó de una colección compleja y misteriosa de lo que parecían ser síntomas aleatorios y complejos de todo tipo. Pero la mayoría de los profesionales de la salud no sabían que los científicos habían determinado desde el principio a través de pruebas de ADN que los orígenes del COVID-19 se encontraban más estrechamente relacionados con las serpientes y su veneno, no con los murciélagos.

Con suerte, este capítulo ha abierto la posibilidad de nuevas intervenciones y modalidades médicas que podrían ayudar a millones de personas en todo el mundo que padecen cualquiera de los escenarios de salud enumerados que se presentan. Con esta nueva conciencia de las similitudes superpuestas entre el COVID prolongado publicada y los efectos duraderos del envenenamiento por veneno de serpiente, espero que sus síntomas persistentes ahora sean menos misteriosos y confusos.

La mejor noticia es que los científicos han estado investigando y documentando antídotos para los venenos de serpiente. Y los profesionales médicos han tratado a las víctimas de venenos de serpiente durante siglos, mucho más tiempo del que han estado investigando y tratando un supuesto "virus de murciélago". Si sufre alguno de los síntomas o enfermedades enumerados en este capítulo, ¿le gustaría saber qué hacer a continuación? ¡Encontrará todas las respuestas en el próximo capítulo!

*Se necesita mucha verdad para ganar
la confianza, y solo una mentira para
perderla toda.*

Gecko y Fly

CAPÍTULO 15

Regalos para la curación

La capacidad de tu cuerpo para sanar es mayor
de lo que nadie te ha permitido creer.

RAW FOR BEAUTY

AHORA, TE INDICARÉ POR dónde empezar cuando intentes resolver los síntomas con los que estás luchando. Para cualquier persona que no esté sufriendo, este capítulo debería ser de ayuda si en el futuro aparecen síntomas similares en tu vida o en la de un ser querido. Este capítulo y sus recomendaciones no son solo para quienes padecen COVID prolongado o solo para quienes se han visto afectados por la vacuna contra el COVID-19. Y tampoco es solo para quienes están preocupados por ser "desprendidos". Explicaré esto último más adelante en el capítulo.

Anteriormente en este libro, mostré diferentes medicamentos recetados, vacunas, cosméticos e insecticidas que se fabrican a partir de venenos de serpientes y otros venenos de animales e insectos. Si has usado o consumido algún producto con veneno y tienes los síntomas enumerados en el Capítulo 14, lee este capítulo y aprende sobre los antídotos que compartiré.

Cuando se trata de curación, hay algunos principios clave que debes comprender por completo antes de comenzar cualquier intento de mejorar tu salud. Aquí hay una lista de principios que debes comprender por completo al comenzar cualquier viaje de curación.

PRINCIPIOS DE CURACIÓN 101

1. Debes creer que el cuerpo puede curarse. Cuanto más te eduques sobre el diseño y las capacidades del cuerpo humano para desintoxicarse y curarse a sí mismo, más confianza tendrás.

¡Nuestros sistemas inmunológicos son lo suficientemente adecuados para curarnos!

2. Las enfermedades NO suelen curarse de la noche a la mañana *(aunque siempre estoy abierta a que ocurran milagros)*.

3. Los síntomas NO suelen desaparecer de la noche a la mañana *(una vez más, estoy abierta a que ocurran milagros)*.

4. La curación normalmente se produces en meses o de forma gradual durante un período aún más largo. Ya sabes que esto es cierto. Piensa en cuánto tiempo tarda el sistema inmunológico de tu cuerpo en reparar un hueso fracturado o roto. Por lo general, el sistema inmunológico tarda entre 8 y 12 semanas (2 a 3 meses) en reunir todo el calcio y otros minerales que necesita para formar hueso nuevo. Pero con el tiempo, la curación sí se produce.

5. La capacidad del sistema inmunológico para sanar se ve suprimida (reducida y ralentizada) por el azúcar refinado, como los caramelos, las galletas, los pasteles, el helado, etc. La cantidad de azúcar refinado que consumes a diario o semanalmente se correlaciona directamente con la velocidad con la que te curas.

6. Evita consumir alcohol y todos los refrescos, y me refiero a TODOS los refrescos (incluidos los refrescos dietéticos). Tus riñones están diseñados para filtrar agua. Recomiendo beber solo agua filtrada. Y, cuando sea posible, por muchas razones, es mejor consumir solo agua destilada.

7. Los medicamentos recetados con corticosteroides, como la prednisona, son *supresores* del sistema inmunológico. Literalmente, desactivan el sistema inmunológico o lo desactivan por completo, según la dosis. Si tomas alguno de estos medicamentos, tu curación SIEMPRE se ralentizará, prolongará o limitará considerablemente.

8. Recomiendo evitar los productos lácteos elaborados con leche de vaca mientras intentas desintoxicarte y curarte. Tu sistema

inmunológico se desintoxica usando el sistema linfático para drenar toxinas hacia tus intestinos, las cuales serán eliminadas eventualmente cuando tengas una evacuación intestinal. La leche animal espesa y congestiona la linfa y ralentiza la capacidad de tu sistema linfático para excretar toxinas y venenos. Punto.

9. Haz ejercicio y suda por lo menos 20-30 minutos/día. La piel es el órgano de desintoxicación más grande del cuerpo humano.

10. Deberías practicar "conexión a tierra" o "earthing" todos los días por lo menos 30 minutos al aire libre, con tu piel en contacto físico con la Madre Tierra. Para las personas gravemente heridas o que sufren, te recomiendo que vayas a www.healingfortheages.com y descargues nuestra guía gratuita sobre campos electromagnéticos que incluye los enlaces al "sistema de conexión a tierra para dormir", que es algo que uso en mi casa y en el que duermo. Todas. Las. Noches. Deberías conectarte a tierra toda la noche también.

11. Los estudios confirman que cuanto menos medicamentos y vacunas se introduzcan en el cuerpo, más sanos serán el sistema inmunológico y la vida.

12. Duerma. Duerma. Duerma. No puede esperar curarse de manera eficiente sin dormir lo suficiente. El sistema inmunológico está controlado por la misma parte del cuerpo que controla el sueño. El cuerpo SIEMPRE se cura más cuando descansa y duerme. Si está tratando de curarse, trate de dormir al menos ocho horas por la noche. Es posible que su cuerpo le pida siestas durante los primeros meses. Escuche los gritos de su cuerpo para descansar más y br bríndele lo que necesita. No ignore la necesidad de descanso de su cuerpo.

13. ¡El ayuno intermitente es muy recomendable! Obtenga más información en energetichealthinstitute.org.

14. La meditación o la oración deben ser una prioridad diaria y concéntrese todos los días en su respiración física.

15. ¡Risa! Busque videos, películas, comedias, tiras cómicas o comediantes que lo hagan reír y busque humor todos los días. ¡La risa, después de todo, es la mejor medicina!

16. Concéntrese en comer principalmente frutas, verduras, frutos secos, semillas, carnes de animales alimentados con pasto, mariscos capturados en estado salvaje y aves de corral criadas en libertad o en pastura.

17. Tome sus minerales, vitaminas, remedios homeopáticos y hierbas a diario según lo recomendado. Hay muchas empresas de suplementos. Por nombrar algunas, recomiendo y avalo plenamente los productos de:

- www.thedrardisshow.com
- www.globalhealing.com
- www.janasallnatural.com

Por supuesto, esta no es una lista completa, pero estos son algunos de los principios más fundamentales de la curación. Todos deberían comprenderlos y comprometerse con ellos al comenzar cualquier proceso de curación.

ABORDANDO LAS PREOCUPACIONES

En primer lugar, describiré varias pruebas médicas que los médicos pueden solicitar y que pueden confirmar las diversas inquietudes abordadas en este libro.

1. **Prueba del dímero D:** se utiliza para confirmar si se están formando coágulos de sangre en el cuerpo Y si esos coágulos se están descomponiendo en el cuerpo, ya sea por

medicamentos recetados o por el propio "fármaco anticoagulante" del cuerpo llamado plasmina.

2. **Troponina:** se utiliza para diagnosticar miocarditis (inflamación del músculo cardíaco, por ejemplo) y otros problemas cardíacos.

3. **Fosfolipasa A2 (específicamente sPLA2):** la enzima que se encuentra en TODOS los que murieron en hospitales durante el COVID-19. Esta enzima del veneno es responsable de la insuficiencia orgánica múltiple y la "destrucción" mortal de las membranas celulares en el cuerpo; cualquier laboratorio puede solicitarla y realizarla a través de su profesional médico.

4. **Fosfodiesterasa:** esta es la enzima del veneno de serpiente mencionada en los estudios de investigación de los inventores de la vacuna de ARNm contra el COVID-19. Se publicó que causa coagulación sanguínea en humanos, recuerde que estas inyecciones se llaman "inyecciones anticoagulantes" por una razón.

5. **Prueba de determinación de L-aminoácidos:** recomiendo que se solicite esta prueba a cualquier persona, especialmente a las parejas que han sufrido abortos espontáneos y problemas de infertilidad. Su médico puede solicitar la prueba de determinación en línea y usted puede realizar un simple análisis de orina o sangre para obtenerla.

Esta no es una lista completa de pruebas médicas, pero es un buen punto de partida. Si alguna de las pruebas mencionadas anteriormente da positivo, espero que su médico pueda buscar las mejores formas de abordar el problema si tiene poca experiencia con estas pruebas. La información se puede encontrar en Internet o en los laboratorios que realizan las pruebas reales, y se debe consultar a los laboratorios si es necesario.

A partir de mi investigación, proporcionaré algunas recomendaciones muy específicas para cada prueba mencionada anteriormente. Y, como siempre, consulte a su médico y hágale saber estas recomendaciones antes de comenzar a tomar cualquier suplemento nuevo o recomendación a base de hierbas. Como referencia en este capítulo, los suplementos que se pueden encontrar en el sitio web de mi programa de podcast, **www.thedrardisshow.com**, están acompañados por un símbolo ♥.

RECOMENDACIONES TRAS EL RESULTADO DE CADA PRUEBA

Si se descubre que una persona tiene un resultado **elevado en la prueba del dímero D**, recomiendo:

- **N-acetilcisteína (NAC)**, 2000 mg al día ♥
- **Raíz de regaliz (ácido glicirrícico)**, 1000 mg al día
- **Vitamina C**, 1000 mg-5000 mg al día ♥
- **Glutatión**, 1000 mg al día
- **Limpiador de proteínas extrañas**, dos goteros al día (en una cápsula vegetal vacía) ♥
- **EDTA**, dos goteros por vía oral por la mañana, tres veces por semana ♥

Cada uno de estos suplementos está publicado para disolver naturalmente los coágulos de sangre, ya sean causados por veneno de serpiente o no.

*Nota importante para las personas vacunadas contra el COVID-19: si el dímero D es positivo (elevado), considere DEJAR de tomar cualquier suplemento de magnesio durante tres meses. En su lugar, desintoxique utilizando los otros agentes mencionados anteriormente durante tres meses. Luego, comience a tomar suplementos de magnesio. ¡Esto es muy importante!

Si se descubre que una persona tiene un resultado *elevado en la prueba de troponina*, recomendaría:

- **Parches de nicotina**, parche de 7 mg, se debe usar un parche nuevo todos los días. Para saber con seguridad cómo usar mejor los agentes de nicotina, como chicles y parches, le recomiendo que visite la sección "Recursos para pacientes" de **www.thedrardisshow.com** y descargue mi documento gratuito titulado *Nicotine.pdf*. Explica cómo usar varios agentes de nicotina en diversas situaciones de salud. Todos los días uso un parche de nicotina de 3 mg que corto y usaré de por vida debido a las muchas razones ventajosas para la salud. Puede leer y ver mi presentación de tres horas y descargar mi presentación gratuita en PowerPoint sobre los muchos beneficios de la nicotina para la salud en **www.thedrardisshow.com**.
- **CardioFlow**, 3-5 cápsulas, dos veces al día con las comidas ♥
- **CardioPlus**, tres comprimidos dos veces al día con el estómago vacío (marca Standard Process en Amazon.com)
- **Magnesio**, 500 mg-1000 mg al día ♥
- **Selenio**, 200 mcg, 1-3 veces al día ♥
- **Cobre BioActive**, una cápsula al día ♥

Si se descubre que una persona tiene un resultado *elevado en la prueba de fosfolipasa A2* (**específicamente PLA2**), recomendaría:

- **Parches de nicotina,** parche de 7 mg, use un parche nuevo todos los días. Para saber con seguridad cómo usar mejor los agentes de nicotina, como chicles y parches, le recomiendo que vaya a la sección "Recursos para pacientes" de **www.thedrardisshow.com** y descargue mi documento gratuito titulado *Nicotine.pdf*. Abarca cómo usar varios agentes de nicotina en varios escenarios de salud.
- **Limpiador de proteínas extrañas**, dos goteros por día (en una cápsula vegetal vacía) ♥

- **N-acetilcisteína (NAC),** 2000 mg por día ♥
- **Vitamina C,** 1000 mg-5000 mg por día ♥
- **Ashwagandha,** 1000 mg por día
- **Cobre bioactivo,** una cápsula por día ♥

Si una persona da positivo en la prueba *de fosfodiesterasa elevada*, recomiendo específicamente:

- **EDTA,** dos goteros por vía oral por la mañana, tres veces por semana ♥
- **Vitamina C,** 1000 mg-5000 mg por día ♥
- **Glutatión,** 1000 mg por día
- **N-acetilcisteína (NAC),** 2000 mg por día ♥
- **Limpiador de proteínas extrañas,** dos goteros por día (en una cápsula vegetal vacía) ♥

*Nota importante para las personas vacunadas contra el COVID-19: si la fosfodiesterasa está elevada, considere DEJAR de tomar cualquier suplemento de magnesio durante tres meses. En su lugar, desintoxique utilizando los otros agentes mencionados anteriormente durante tres meses. Luego, comience a tomar suplementos de magnesio. ¡Esto es muy importante!

Si una persona da positivo en la prueba de *L-aminoácido oxidasa*, los antídotos publicados son extremadamente específicos.

- **EDTA,** dos goteros por vía oral por la mañana, tres veces por semana ♥
- **Zinc,** 30-50 mg por día ♥
- **Calentar el cuerpo a 131 grados** Fahrenheit varias veces por semana, si no a diario. (La mayoría de las saunas infrarrojas pueden alcanzar fácilmente los 140 grados Fahrenheit)
- **Mantener un nivel de pH corporal de 7,5 o superior** destruye la L-aminoácido oxidasa en el cuerpo humano. Puede comprar

tiras de pH en línea; el nivel de pH de una persona se controla principalmente con su dieta. Hay muchos libros y referencias en línea sobre cómo aumentar el pH para que el cuerpo sea más alcali

La L-aminoácido oxidasa es también un péptido de veneno de serpiente que ya está patentado como vacuna antiviral. Personalmente, creo que este péptido de veneno de serpiente podría ser ya un ingrediente oculto en muchas vacunas antivirales que se encuentran en las vacunas actuales para niños, adolescentes y adultos que se encuentran en el programa de los CDC. Por lo que publican en los estudios de investigación sobre este péptido de veneno de serpiente en particular, me parece convincente que ESTE ES EL PÉPTIDO DE VENENO de elección que se utiliza en secreto en las vacunas de todo el mundo. Esto es para frenar el crecimiento excesivo de la población creando infertilidad en secreto y causando abortos espontáneos en todo el mundo.

Este péptido de veneno también se considera un "antiviral", y en los estudios sobre veneno de serpiente confiesan que este singular péptido de veneno de serpiente "inhibe la formación de sincitios". Si bien esto puede no significar nada para un profano, un profesional médico o un científico capacitado, esto debería ser extremadamente alarmante y muy inquietante. "Inhibir" simplemente significa bloquear o detener. "Sincicio" es un tipo específico de célula.

El sincitio es la célula necesaria para que una mujer 1) quede embarazada y 2) pueda mantener un embarazo hasta el término. Una mujer no puede quedar embarazada sin células de sincitio presentes para fijar el óvulo fertilizado a la pared del útero. Si se inyecta L-aminoácido oxidasa en su cuerpo o se fabrica en su cuerpo por bacterias o levaduras, será infértil.

Un óvulo fertilizado nunca puede fijarse al útero; por lo tanto, no se iniciará el embarazo y parecerá incapaz de concebir. Una vez que alguien puede concebir, las células de sincitio se utilizan para crear otro tipo de célula que se requiere para mantener el embarazo hasta el término. Esta nueva célula se llama "sincitiotrofoblastos". (¡No intente deletrear eso durante un juego de Scrabble!)

Solo debe saber que si el sincitio se destruye en presencia de L-aminoácido oxidasa, entonces no puede producir sincitiotrofoblastos. Estas células forman el "velcro" literal que une la placenta a la pared uterina. Estas células de velcro, durante todo el segundo y tercer trimestre de cualquier embarazo, son responsables de la mayor parte de la producción de una hormona específica *necesaria* para llevar a término cualquier embarazo. Esta hormona se llama literalmente "la hormona del embarazo".

A lo largo del embarazo, las células sinciciotrofoblasto fabrican una hormona del embarazo llamada "progesterona". Sin la formación de "sincitio", una mujer embarazada o que intenta quedarse embarazada nunca puede crear la cantidad suficiente de células necesarias para producir suficiente progesterona para llevar el embarazo a término. Y la madre definitivamente abortará una y otra vez.

Recomiendo que se utilice la prueba de ensayo de L-aminoácidos para determinar si, de hecho, esta sustancia venenosa está circulando en los cuerpos de aquellas que luchan por concebir. Si esta prueba se realiza con frecuencia y alguna prueba da "positivo", mi siguiente pregunta sería: ¿Cómo terminó este péptido de veneno de serpiente en la sangre o la orina de la paciente? Si está presente, consideraría las vacunas como una fuente potencial, ya que las administran a todos los adolescentes, jóvenes y adultos jóvenes. Si se encuentra positivo en un paciente, las recomendaciones de antídoto se enumeran anteriormente.

Muchos estudios de investigación hablan de que la L-aminoácido oxidasa se aisló de una especie de serpiente llamada Vipera Aspis, también conocida como el género Asps. Se encuentra no solo en serpientes sino también en otros organismos. Pero el hecho de que la hayan patentado a partir del veneno de serpiente para que sea una vacuna antiviral me preocupa. Por cierto, ¡se identificaron por primera vez en el veneno de serpiente en 1944!

Si desea obtener más información sobre los efectos de este componente específico del veneno de serpiente que se ha publicado que tiene propiedades antivirales, este artículo es para usted: "L-aminoácido oxidasas del veneno de serpiente: tendencias en farmacología y bioquímica" se puede encontrar en:

www.ncbi.nlm.nih.gov/pmc/articles/PMC3971498/

Cito otras complicaciones de este aminoácido derivado del veneno de serpiente del estudio de investigación mencionado anteriormente:

> **"Las L-aminoácidos oxidasas ejercen** efectos biológicos y farmacológicos, incluidas acciones **sobre la agregación plaquetaria (coagulación sanguínea) y la inducción de muerte celular por apoptosis, hemorragia y citotoxicidad** (toxicidad celular)".

Para los profesionales de la salud, cualquier persona infértil o parejas que se preguntan dónde solicitar esta prueba, aquí hay solo un enlace a un kit de prueba. Recuerde, si el resultado es positivo, los antídotos publicados se encuentran en la parte anterior de este capítulo.

www.cellbiolabs.com/sites/default/files/MET-5054-L-amino-acid-assay-kit-colorimetric.pdf

Rezo para que su esperanza y confianza crezcan a medida que lea este libro. Es importante entender que se puede alcanzar la esperanza y planificar más allá de las recomendaciones que se incluyen en él. Estos son puntos de partida para ayudar a impulsar su viaje de curación. Si prueba alguna de las cosas que sugiero en este libro y después de tres meses nada cambia, o solo algunas cosas mejoran, no se preocupe; mis sugerencias son solo el comienzo.

Lo primero que necesito que sepa es que si realmente desea llegar al fondo de lo que ha estado creando sus propios síntomas o los de un paciente, no necesita buscar más allá de un estudio de investigación que ya se cubre en este libro. Es tan importante que lo reviso aquí y terminaré el libro discutiendo todo lo que he aprendido de esta investigación nunca antes realizada.

Para aquellos de ustedes que probaron los parches de nicotina de 7 mg después de ver mis entrevistas y publicaciones, pero aún así no se recuperaron por completo, este capítulo es para ustedes. Para otros que probaron EDTA, zinc u otras recomendaciones enumeradas en este capítulo sin mejoras notables, este capítulo también es para ustedes. Todavía hay muchas esperanzas y te explicaré por qué no debes desanimarte si lo que ya has probado no ha resuelto o mejorado por completo tus síntomas. ¡Hay una buena razón para que no lo haya hecho!

Permíteme compartir contigo más información sobre la nicotina, el COVID-19 y el COVID prolongado. En abril de 2020, científicos franceses publicaron que la nicotina era un probable antídoto para todos los síntomas de el COVID-19. Recordemos que habían descubierto que las proteínas de pico del SARS-CoV-2 eran idénticas a la cobratoxina y la bungarotoxina. Se publicó que se sabía específicamente que estas dos secuencias de veneno de serpiente eran neurotoxinas.

Los investigadores también afirmaron que estas neurotoxinas del veneno de serpiente se unen a los receptores de nicotina, que se encuentran principalmente en el sistema nervioso central, incluidos el cerebro y la médula espinal. Es importante que entiendas esto. Ese descubrimiento se publicó en abril de 2020.

Si alguien tuviera péptidos de veneno de tipo cobratoxina o bungarotoxina, que sabemos que se dirigen a los receptores de nicotina en su cuerpo, entonces esas personas verían beneficios o protección casi inmediatos de estos péptidos de veneno de receptores de nicotina al usar chicles, parches u otros agentes de nicotina. Sin embargo, también debe recordar que la cobratoxina y la bungarotoxina (ambas neurotoxinas) no fueron las únicas proteínas/péptidos de veneno que se confirmó que se encontraron en TODOS los pacientes positivos para COVID-19. Ni de lejos.

¿Recuerdas el estudio de 36 péptidos similares a toxinas de Italia, realizado por Carlo Brogna y su equipo en 2021? ¡También descubrieron muchas más proteínas de veneno que NO son neurotoxinas! Y esas proteínas de veneno están específicamente nombradas y enumeradas en ese estudio.

No solo se encontraron neurotoxinas, sino que los investigadores también descubrieron proteínas de veneno que coagulan la sangre y proteínas inflamatorias de todo tipo. Descubrieron otras proteínas/péptidos de veneno capaces de causar daño a todos los órganos del cuerpo humano sin unirse a un solo receptor de nicotina. ¿Adivina qué sucede cuando esas proteínas de veneno que dañan los órganos llegan a los riñones de una persona?

Podrías desarrollar cualquier síntoma o enfermedad relacionada con la disfunción renal, como una nueva aparición de presión arterial alta, cálculos renales e incluso síntomas de gota. Si esos venenos llegan al páncreas, podrías desarrollar fácilmente una nueva pancreatitis o diabetes. Cada uno de ellos es un efecto secundario publicado de los venenos, en particular de las serpientes.

Si, por ejemplo, probaste la nicotina, pero aún tenías dentro del cuerpo proteínas de veneno diferentes a las neurotoxinas, lo más probable es que no vieras mejoras usando solo nicotina. Aunque la mayoría de las personas en todo el mundo vieron mejoras en casi todos sus síntomas agudos y prolongados de COVID en cuestión de horas o días de uso de nicotina, algunas no experimentaron alivio. ¿Qué pasa si tienes síntomas o un nuevo diagnóstico de enfermedad desde que comenzó la pandemia? ¿Podrían ser causados por alguno de estos otros péptidos similares a toxinas/péptidos de veneno descubiertos en Italia? ¡Más vale que lo creas!

Profundicemos en las otras proteínas/péptidos de veneno descubiertos en los cuerpos de todos los pacientes positivos para COVID-19. Descubriremos si puedo darte algunas respuestas a tu sufrimiento.

ELIMINANDO LOS COÁGULOS

Otra de las proteínas venenosas que se encuentran en los cuerpos de los pacientes con COVID-19 se llama *"factor de coagulación V"*. A partir de su nombre, ¿puedes descifrar qué hace esta proteína/péptido venenoso en el cuerpo humano? Provoca la coagulación de la sangre. Esta proteína/péptido venenoso no solo ataca a los receptores de nicotina; destruye las células de la sangre y hace que se adhieran entre sí. En este escenario, la nicotina probablemente no sea el mejor antídoto.

Si un paciente tuvo problemas de coagulación sanguínea porque tenía esta proteína/péptido venenoso en su cuerpo, debería pedirle a su profesional de la salud que le haga un análisis de sangre de dímero D y troponina. Luego, podría recomendar las soluciones naturales que ofrecí anteriormente en este capítulo o hacer todo lo posible por recetar medicamentos anticoagulantes como heparina, warfarina o Coumadin. Una vez que los coágulos sanguíneos se estén resolviendo y no se formen nuevos, los niveles de dímero D deberían estar disminuyendo. Sin embargo, si tiene niveles elevados de dímero D y comienza a usar soluciones naturales o medicamentos recetados, podría esperar que en los primeros días o semanas de tratamiento, pueda ver que su nivel de dímero D aumenta. ¿Entiende por qué podría suceder eso?

No olvide que la prueba del dímero D muestra si su cuerpo está descomponiendo coágulos de sangre. Si tomamos disolventes de coágulos de sangre naturales o medicamentos recetados para disolverlos, debemos esperar que los coágulos se deshagan más rápido. Esto inicialmente hará que el nivel de dímero D aumente. La disminución puede no ser inmediata; puede aumentar a medida que se disuelven más coágulos. Pero luego, día a día, debería comenzar a ver que disminuye y entonces sabrá que está en el camino correcto.

Mencioné anteriormente que la raíz de regaliz tiene un ácido en su interior llamado ácido glicirrícico (GL). Se sabe que el "GL" de la raíz de regaliz destruye NO SÓLO el factor de coagulación V, sino los 12 factores de coagulación que pueden causar los venenos de serpiente. ¡La raíz de regaliz es el segundo ingrediente de mi limpiador de proteínas extranjeras por esta misma razón! Recuerde preguntarle a su médico si el limpiador de proteínas extranjeras es adecuado para usted. Puede comprarlo en www.thedrardisshow.com.

Para los profesionales médicos que prefieren los medicamentos a los remedios naturales, solo conozco un medicamento que puede eliminar los 12 factores de coagulación de la sangre humana causados por el veneno de serpiente. Se hizo referencia a él anteriormente en el libro. Ese medicamento recetado se llama suramina. Se ha publicado que la raíz de regaliz hace lo mismo que la suramina.

Además, supuestamente los factores de coagulación I a XII se pueden verificar mediante análisis de sangre. Su médico puede solicitarlo. Si cree que puede tener esta proteína del veneno que le está creando problemas, existe una prueba médica para ello, y comparto este enlace para la prueba médica específica que identifica este factor de coagulación V. Si la prueba es positiva, hay dos soluciones que he enumerado aquí:

www.ucsfhealth.org/medical-tests/factor-v-assay

Si desea leer más sobre este medicamento, consulte el siguiente enlace. Preste especial atención a la sección titulada "Suramin como antídoto", que habla de él como antídoto contra los venenos de serpiente que provocan coagulación sanguínea. Puede encontrar todo lo que necesita saber sobre este medicamento en este artículo, "100 AÑOS DE SURAMIN", que se encuentra en la siguiente dirección web:

journals.asm.org/doi/10.1128/aac.01168-19

Para los médicos, cito:

> "La suramina no sólo inhibe la trombina en sí, sino también las proteasas similares a la trombina del veneno de

serpiente, y por eso se propuso como antídoto contra las mordeduras de serpiente".

La siguiente proteína/péptido venenoso específico que se encuentra en pacientes con COVID-19 y que se debe destacar se llama "inhibidor de la serina proteasa de tipo Kunitz". He dedicado mucho tiempo a investigar esta proteína/péptido venenoso. De hecho, ninguna otra proteína/péptido venenoso encontrado en ningún estudio de COVID-19 explica los coágulos sanguíneos "blancos y gomosos" que se encuentran en los pulmones o en los cuerpos de todo el mundo, como los que se muestran en el documental *Died Suddenly* de Stew Peters.

¿Qué tiene de especial y único esta proteína venenosa? Solo que crea coágulos sanguíneos que son resistentes a los medicamentos recetados para disolverlos, como la warfarina, y también produce coágulos sanguíneos que son resistentes al medicamento anticoagulante del propio cuerpo humano llamado "plasmina". Cada descripción de esta proteína venenosa específica es idéntica a las descripciones de los coágulos sanguíneos mortales de larga data que se encuentran en todo el mundo. Todo lo que debe saber sobre esta proteína venenosa específica se encuentra en este artículo de 2022 en el sitio web del Smithsonian.

www.smithsonianmag.com/smart-news/made-from-snake-venom-these-hydrogels-could-treat-uncontrolled-bleeding-180980295/

En este artículo, revelan que este hidrogel coagulante está hecho con dos proteínas de veneno de serpiente. Las mismas dos proteínas de veneno de serpiente también se descubrieron en la sangre y las heces de cada uno de los pacientes con COVID-19 positivo. Compartiré una cita muy reveladora del artículo anterior. Después de leerlo, pregúntese: "Si este hidrogel está diseñado para crear este tipo de coágulos de sangre en humanos, ¿qué harían las mismas dos proteínas/péptidos de veneno de serpiente dentro del cuerpo de un paciente con COVID-19?" Leamos directamente del Instituto Smithsonian lo que sucede cuando estos dos venenos se introducen en un cuerpo humano.

"El nuevo gel biotecnológico **acelera este proceso**, con la ayuda de **las proteínas ecarina y textilinina. La ecarina, procedente del veneno de la víbora de escamas de sierra, promueve la coagulación que inicia la coagulación sanguínea rápida, mientras que la textilinina, procedente de la serpiente marrón oriental, impide la descomposición de esos coágulos sanguíneos, haciéndolos más resistentes y duraderos,** según el estudio".

"Al probar el gel de veneno en ratones, **se formaron coágulos estables en 60 segundos en comparación con la función de coagulación normal,** que tarda hasta **ocho minutos. Incluso controló el sangrado en presencia del anticoagulante de uso común, la warfarina...**" [énfasis añadido]

Estas dos citas describen perfectamente los coágulos de sangre extraídos de tantas personas desde el comienzo del COVID y la introducción de las vacunas contra el COVID-19. No es sorprendente que las dos mismas proteínas del veneno de serpiente también se encontraran dentro de la sangre, la orina y las heces de los pacientes con COVID-19. Si revisa la Tabla 1 del estudio italiano, no verá Ecarin en ninguna parte de la tabla. Quizás se pregunte por qué dije que también se encontró en los cuerpos de todos los pacientes con COVID-19.

La Ecarin se conoce con otro nombre que verá enumerado varias veces en la Tabla 1: "activador de la protrombina del veneno". En el estudio, los científicos definen que este veneno también tiene un tercer nombre, "proteína similar al factor de coagulación del veneno Va". Una proteína de veneno de serpiente que forma coágulos de sangre y que tiene tres nombres, muy similar a la que se describió anteriormente, llamada factor de coagulación V.

Supongo que esta proteína de veneno debe manejarse médicamente o naturalmente de la misma manera que el factor de coagulación V, si se descubre que una persona tiene Ecarin o activador de protrombina de veneno en su cuerpo.

Siguiendo con los activadores de protrombina de veneno y Ecarin de serpientes que se encuentran en la sangre, la orina y las heces de pacientes con COVID-19, ¿sabías que estas dos proteínas de veneno de serpiente se usan en realidad para diagnosticar una afección llamada lupus en humanos? ¿Te parece extraño? Debería serlo. Puedes leer todo al respecto aquí.

link.springer.com/protocol/10.1007/978-1-0716-3175-1_16

La siguiente proteína/péptido específico del veneno que se encuentra también en todos los pacientes con COVID-19 y que quiero destacar se llama bradicinina. Se trata de una proteína del veneno que causa inflamación y es una de las más fáciles de resolver. Las bradicininas se publican como la causa principal de una afección médica llamada angioedema o angioedema hereditario. Para ponerlo en contexto, aquí hay una definición de angioedema que se encuentra en WebMD.com:

www.webmd.com/skin-problems-and-treatments/angioedema-overview

El angioedema es una hinchazón debajo de la piel. Puede aparecer en varios puntos del cuerpo, incluidos:

- Cara
- Garganta
- Laringe (la caja de voz)

- Úvula (el pequeño trozo de piel que cuelga de la parte posterior de la garganta)
- Brazos
- Manos
- Piernas o pies

Si usted o alguien que conoce vive con angioedema o angioedema hereditario y está recibiendo tratamiento para ello, se le recetará un tipo de medicamento llamado inhibidor de la bradicinina.

Antes de hablar sobre las curas conocidas para la bradicinina, quiero que comprenda que se encontró en la sangre y las heces de pacientes con COVID-19. La bradicinina causa angioedema. Hablamos sobre el angioedema y el COVID-19 en el capítulo anterior. Cuando se encontraron proteínas de veneno de serpiente, llamadas bradicininas, en los cuerpos de quienes dieron positivo en la prueba de COVID-19, deberíamos haber visto informes de angioedema como una complicación de COVID-19. Y eso es exactamente lo que publicaron los profesionales médicos de todo el mundo, desde el comienzo de la pandemia. Eche un vistazo a estos títulos de múltiples estudios de investigación publicados.

"ANGIOEDEMA Y COVID-19: ¿UNA NUEVA MANIFESTACIÓN DERMATOLÓGICA?"
www.ncbi.nlm.nih.gov/pmc/articles/PMC7838910/

"ANGIOEDEMA EN PACIENTES AFROAMERICANOS HOSPITALIZADOS POR COVID-19"
www.atsjournals.org/doi/full/10.1164/rccm.202006-2223LE

"EFECTO DEL COVID-19 EN LA ACTIVIDAD DEL ANGIOEDEMA HEREDITARIO Y EN LA CALIDAD DE VIDA"
pubmed.ncbi.nlm.nih.gov/34474710/

"ANGIOEDEMA Y URTICARIA EN UN PACIENTE CON COVID-19: REPORTE DE UN CASO Y REVISIÓN DE LA LITERATURA"

www.ncbi.nlm.nih.gov/pmc/articles/PMC7403866/

¿No es emocionante ver que cada complicación relacionada con el COVID-19 puede ser tratada con las proteínas/péptidos del veneno de serpiente que los científicos de todo el mundo encontraron en todos los pacientes con COVID-19 positivo? Una vez que se ve la conexión del veneno con el COVID-19, no se puede dejar de ver. TODOS (el 100 %) de los síntomas conocidos, llamados COVID-19, TODOS (el 100 %) de las veces se pueden explicar con venenos de serpiente y otros venenos. No he visto nada publicado sobre el COVID-19, sus complicaciones o las lesiones por vacunas que no se puedan tratar investigando los venenos. Por eso fue tan importante escribir este libro.

Para los profesionales médicos que sienten curiosidad por saber si los misteriosos y complejos síntomas de sus propios pacientes pueden ser causados por la proteína/péptido del veneno de serpiente (es decir, la bradicinina), hay dos pruebas que se utilizan para detectar esta sustancia en particular. Encontré un artículo titulado "DIAGNÓSTICO DEL ANGIOEDEMA".

El artículo se puede encontrar en la siguiente dirección web:

angioedemanews.com/angioedema-diagnosis/

Este artículo afirma que hay dos análisis de sangre que se pueden utilizar para diagnosticar el angioedema y el angioedema hereditario. El artículo dice que las "pruebas que miden los niveles de C4 (proteína) y C1-INH" son las pruebas principales que se utilizan. Espero que los profesionales médicos lo encuentren útil.

Ahora, la **verdadera esperanza**. No importa si te haces un análisis de sangre o no. Existe una cura natural comprobada para el angioedema inducido por bradicinina. Por lo tanto, si conoces a alguien que sufra de angioedema regular o angioedema hereditario, simplemente necesitas conseguir estas dos curas vegetales para la bradicinina.

La primera cura natural para la bradicinina es la bromelina, que se encuentra en la naturaleza dentro de los tallos de las piñas y muchas empresas la ofrecen como suplemento. Al principio de la pandemia, los científicos publicaron un tratamiento novedoso para el COVID-19, que era una combinación de bromelina y curcumina. Para dejar en claro este punto, consulte el título de este artículo sobre la bromelina, la bradicinina y el COVID, y las citas que lo acompañan de los científicos.

"LA COMBINACIÓN DE BROMELINA Y CURCUMINA COMO NUTRACÉUTICO REFUERZO INMUNITARIO EN LA PREVENCIÓN DE EL COVID-19 GRAVE"

www.ncbi.nlm.nih.gov/pmc/articles/PMC7661945/

"La bromelina (... del tallo de la piña) y la curcumina ejercen importantes acciones inmunomoduladoras que interfieren en los pasos cruciales de la fisiopatología (proceso de la enfermedad) de el COVID-19".

"Además, la bromelina... también hidroliza (destruye) la bradicinina".

"La bromelina también hidroliza (destruye) la bradicinina... y los niveles de bradicinina en el suero (sangre) y los tejidos, mejorando la inflamación y el edema..." [énfasis añadido]

Pregúntele a su médico si tiene bradicinina y, de ser así, pregúntele si la bromelina es adecuada para usted. En lo que respecta a la suplementación con bromelina, no tengo una marca de suplemento en particular que pueda recomendar, pero le sugeriría que busque suplementos o polvos de "bromelina orgánica" en Internet o en tiendas de alimentos naturales.

En lo que respecta a la cantidad de bromelina que recomendaría para la bradicinina, el angioedema y el angioedema hereditario, confío en los hallazgos de este estudio:

www.ncbi.nlm.nih.gov/pmc/articles/PMC8067380/

Descubrieron que el rango de 60 a 160 mg por día resultó en una reducción del 74% en la "hinchazón del tejido". Supongo que este es un rango muy seguro. Dudo que haya alguna preocupación por tomar dosis más altas que esta, pero como siempre, recomiendo consultar con su médico.

En los últimos dos capítulos, aprendieron que el tiempo que una persona puede luchar, en promedio, con los efectos secundarios a largo plazo del veneno de serpiente en el cuerpo durante más de 12 años. No quiero que nadie en la Tierra sufra innecesariamente durante tanto tiempo. ¡Este libro está escrito con la esperanza de reducir ese tiempo y ayudar a impulsar el viaje de curación! Rezo para que este libro brinde alivio, esperanza y respuestas para muchos.

Hay algunas proteínas/péptidos de veneno más en el estudio de Italia en los que no voy a profundizar aquí. Sin embargo, puede volver a la Tabla 1 en el estudio italiano para investigar las otras proteínas similares a toxinas publicadas. Pero quiero abordar un gran problema evidente al que me enfrento, como a muchos en todo el mundo. Ésos son los 15 péptidos venenosos diferentes que se encuentran en los caracoles cono que viven en el océano. Éstos son los últimos 15 péptidos venenosos enumerados en la Tabla 1, llamados conotoxinas.

De toda la investigación sobre venenos que he realizado en los años previos a la redacción de este libro, he visto constantemente publicado que las lesiones por conotoxinas en el cuerpo humano son irreversibles. Pero ahora, tengo toda la esperanza y voy a darles algo.

Esta noción irreversible no puede ser universalmente cierta para los venenos de caracoles cono. ¿Cómo lo sé? Anteriormente en este libro, les mostré que los tumores cerebrales llamados blastomas gliales se crearon en mamíferos utilizando tanto conotoxinas como cobratoxinas, y los mismos científicos descubrieron que la nicotina sola disolvió el recuento de células tumorales cerebrales a la mitad en 72 horas.

Por lo tanto, la nicotina fue capaz de revertir el daño que las conotoxinas habían causado. Cabe destacar que el tipo específico de proteína de veneno de caracol cono que usaron para crear un tumor blastoma glial a gran velocidad fueron las "alfa-conotoxinas". De los 15 venenos de caracol cono enumerados en la Tabla 1, tres de ellos están clasificados específicamente como alfa-conotoxinas.

Se puede concluir que al menos estas tres conotoxinas específicas tienen al menos un enemigo mortal: la nicotina. Y para muchos, eso debería ser muy emocionante. Seguiré investigando sobre las conotoxinas y espero poder agregar muchos otros antídotos en una futura edición de este libro.

Ni siquiera he abordado la proteína/péptido del veneno de la estrella de mar corona de espinas, que también se encuentra en pacientes positivos para COVID-19, como se enumera en la Tabla 1. No dedicaré mucho tiempo a eso porque el péptido del veneno que se encuentra en la estrella de mar ya se publicó como fosfolipasa A2. Anteriormente en este capítulo, revisé la fosfolipasa A2 del veneno de serpiente y sus antídotos publicados. Estoy seguro de que los mismos antídotos funcionarán para este péptido de veneno, independientemente de su origen en una estrella de mar.

ESTAR PREPARADA PARA EL FUTURO

Hasta este punto, he proporcionado los antídotos para las muchas proteínas tóxicas que se encuentran en los venenos que también se han encontrado en los cuerpos de los pacientes con COVID-19. Espero que estos antídotos publicados y clínicamente probados ayuden al sistema inmunológico a destruir, unirse y, finalmente, rescatar a muchos de los síntomas debilitantes a raíz de la pandemia. Sin embargo, descomponer y eliminar estas proteínas venenosas es solo una parte de la solución para quienes se definen como pacientes de COVID prolongado o aquellos que se vieron afectados por la vacuna COVID-19. Lo más importante para recuperarse por completo de cualquiera de los escenarios de salud que describí en el Capítulo 14 no es simplemente deshacerse de las proteínas venenosas usando los antídotos de este capítulo y los anteriores.

Si lees el Capítulo 14 y alguno de los síntomas enumerados se aplica a ti o a alguien que te importa, definitivamente deberías consultar los antídotos de este capítulo. Además, hay una conexión más diabólica entre COVID-19 y el veneno que ni siquiera he mencionado todavía. Y debe ser así para la mayoría de las personas para curarse COMPLETAMENTE. Si no explico esto aquí, la gente seguirá mis recomendaciones y muchos verán mejoras o una resolución completa de sus síntomas, solo para descubrir más tarde que todos o algunos de ellos han regresado o nunca mejoraron en primer lugar. Estoy a punto de explicar por qué es así.

Como si todas estas proteínas venenosas no fueran lo suficientemente malas, lo que se le ha hecho a la humanidad sin nuestro conocimiento o consentimiento desde 2020 es peor de lo que la mayoría cree. Lo que voy a explicar ahora es lo más importante, en mi opinión, que ustedes y los enfermos y heridos deben comprender. El principio de curación que estoy a punto de exponer no es solo para COVID agudo o prolongado o para los heridos por la vacuna. Lo que estoy a punto de explicar podría arruinar literalmente la planificación de todos los futuros brotes virales creados intencionalmente y pandemias virales que todos estaremos amenazados por el resto de nuestras vidas. Esta es también la razón por la que recomiendo que todos presten atención y sigan el grupo de médicos e investigadores

Healing for the A.G.E.S. Puede obtener más información en www.healingfortheages.com.

En mi opinión, el modelo utilizado para crear TODOS los síntomas de COVID es un modelo que se replicará para crear la mayoría de las pandemias futuras que enfrentaremos. Rezo para que este trabajo se mantenga como un faro de esperanza para mantener a toda la humanidad segura y bien durante literalmente generaciones en el futuro. Si no explico el modelo que se está utilizando para enfermar al mundo, entonces este libro aporta poco valor a las generaciones futuras.

Este modelo ha estado en desarrollo durante casi cien años (al momento de escribir este libro), y COVID-19 fue, hasta donde puedo decir, su primera "prueba" de esta tecnología. Para curar en última instancia sus problemas persistentes relacionados con COVID, el resto de este libro debe tomarse en serio.

Lo que la mayoría de las personas no saben sobre esas proteínas/péptidos de veneno que se encuentran en todas las personas con síntomas de COVID-19 es de dónde provienen. ¿Cómo tantas proteínas de veneno diferentes de tantas criaturas diferentes terminaron en los cuerpos de miles de millones de personas en todo el mundo? No es solo diabólico; es asquerosamente brillante. También explica perfectamente por qué millones de personas siguen sufriendo y por qué muchas siguen empeorando.

¿Puedes explicar de dónde provienen TODAS estas diferentes proteínas del veneno? ¿Puedes aceptar la verdad? ¡La verdad es que **TU CUERPO FABRICA LOS VENENOS POR SÍ MISMO!**

¿Cómo puede el cuerpo humano producir proteínas venenosas tan similares a las que se encuentran en tantas serpientes, caracoles cónicos y estrellas de mar? ¿Y por qué mi cuerpo haría eso? ¡TODOS los venenos enumerados en el estudio italiano de Carlo Brogna se produjeron dentro de los intestinos de todas las personas que dieron positivo en la prueba de COVID-19! ¿Sabías que ya se ha demostrado que incluso TODOS los pacientes con COVID prolongado también producen venenos tóxicos dentro de sus cuerpos? El COVID prolongado solo se explica perfectamente si se comprende cómo el cuerpo sigue produciendo más y más proteínas venenosas, respondiendo así a la pregunta de por qué siguen empeorando.

¿Sabías que la tecnología que se encuentra dentro de las vacunas de ARNm COVID-19 también le ordena al propio cuerpo de la persona que produzca los venenos? ¿Los seres humanos fueron diseñados para producir proteínas venenosas? No creo que así sea como fuimos diseñados originalmente. Pero eso es en lo que el hombre y la ciencia han estado trabajando en secreto durante casi cien años, y apuesto a que creían que nunca lo descubrirían en vida.

Tengo que darle crédito a Carlo Brogna y su equipo, a quienes, en mi opinión, todos deberíamos saludar y agradecer por sus incansables esfuerzos. Personalmente, quiero agradecerles por los "dones de curación" que su trabajo ha proporcionado a la humanidad. Haré todo lo posible para resumir las verdades que han descubierto y las soluciones que sus hallazgos ya han proporcionado a muchos profesionales de la salud que intentan ayudar a pacientes en todo el mundo. Realmente creo que con su investigación creativa y su conocimiento, su trabajo podría proteger a millones de personas de esta pandemia y todo lo que pueda venir después.

Carlo Brogna y su equipo descubrieron que cada uno de los 36 péptidos similares a toxinas (péptidos venenosos) descubiertos en realidad se creaban en el intestino del paciente. ¡Descubrieron y demostraron que ciertas bacterias y hongos que se encuentran comúnmente dentro de los cuerpos de la mayoría de las personas son los que fabrican los venenos!

Estas bacterias y hongos productores de veneno que se encuentran en nuestro cuerpo, en muchos alimentos y en nuestro entorno han sido diseñados o programados para fabricar todas las diversas proteínas y péptidos venenosos que se encuentran en todos los estudios a los que se hace referencia en este libro. Para curar a alguien de TODOS los síntomas enumerados en el Capítulo 14, ¡tendrá que eliminar por completo estas bacterias y levaduras programadas de su cuerpo! La bacteria más común que se utiliza como máquinas de fabricar veneno dentro de nosotros se llama E. coli.

Otras, como Enterobacter, también pueden programarse, junto con muchas otras. Sin embargo, E. coli es la más importante. Estoy seguro de que estos increíbles científicos descubrirán y encontrarán que muchos otros tipos de bacterias están siendo programadas en el futuro. Esto no es un rumor, una teoría o ciencia ficción. Esto es 100% cierto y también he descubierto que esta verdad ha sido una de las más difíciles de aceptar para muchos profesionales médicos.

Esto es tan importante que le mostraré artículos científicos reales que prueban que la "ciencia" funciona y que han estado haciéndolo durante mucho tiempo. La mayoría de las personas ni siquiera saben que esta ciencia existe. A continuación, se incluyen algunos artículos y referencias que respaldan lo que afirmo sobre la capacidad de las bacterias y los hongos (levaduras) para producir todos los venenos que se encuentran en los cuerpos de los pacientes con COVID-19, con citas de apoyo de los artículos que analizan el éxito de esta técnica.

"EXPRESIÓN DE ALTO RENDIMIENTO DE TOXINAS DE VENENO ANIMAL EN ESCHERICHIA COLI (BACTERIA) PARA GENERAR UNA GRAN BIBLIOTECA DE... PÉPTIDOS (DE VENENO) PARA EL DESCUBRIMIENTO DE FÁRMACOS"

microbialcellfactories.biomedcentral.com/articles/10.1186/s12934-016-0617-1

"En un plazo de nueve meses, de un total de 4992 péptidos sintéticos de veneno, se generó una biblioteca que contenía 2736 péptidos (de veneno). Los datos revelaron que los péptidos de veneno animal

producidos en el huésped bacteriano estaban plegados de forma nativa y, por lo tanto, se supone que son **biológicamente activos".**

"Este protocolo (de alta producción) se armó para producir, a partir **de una biblioteca de 4992** plásmidos, un número máximo de péptidos diana recombinantes oxidados en un período de 9 meses".

"Desafortunadamente, las secuencias de toxinas y los nombres de los objetivos que estudia el consorcio VENOMICS no se pueden divulgar en publicaciones". [énfasis añadido]

¿Has captado la última afirmación? Léela de nuevo. Me pregunto por qué esta biblioteca de 2736 proteínas/péptidos de veneno fabricadas con éxito por la bacteria E. coli en nueve meses no se puede divulgar, pero se mantiene en secreto para el público y todos los médicos. Mira la siguiente cita:

"Los datos generales presentados en este artículo confirman que E. coli es un huésped eficaz para la producción de grandes bibliotecas de péptidos de veneno para programas de descubrimiento de fármacos. Si bien la secuencia exacta de los 4992 péptidos de este estudio sigue siendo confidencial".

"En general, este estudio revela que la expresión de alto rendimiento (alta producción) de péptidos de veneno animal en E. coli puede generar grandes bibliotecas de... péptidos (de veneno) de notable interés para los programas de descubrimiento de fármacos".

"ESTRATEGIAS PARA LA EXPRESIÓN HETERÓLOGA, SÍNTESIS Y PURIFICACIÓN DE TOXINAS DE VENENO ANIMAL"

www.frontiersin.org/journals/bioengineering-and-biotechnology/articles/10.3389/fbioe.2021.811905/full

"La expresión bacteriana (E. coli) se ha utilizado con éxito para producir la mayoría de las toxinas de escorpión producidas hasta ahora, y se ha utilizado ampliamente para expresar toxinas de serpientes, conotoxinas de caracoles cono y toxinas de araña".

"A-CONOTOXINA COMO POTENCIAL DE A7-NACHR RECOMBINANTE EXPRESADO EN ESCHERICHIA COLI"

pubmed.ncbi.nlm.nih.gov/32806654/

"En resumen, **este estudio proporciona un método eficiente para biosintetizar α-conotoxina en Escherichia coli,** que podría resultar económico para obtener polipéptidos masivos bioactivos ricos en disulfuro a gran velocidad".

"EXPRESIÓN EN ESCHERICHIA COLI DE LA PROTEÍNA DE FUSIÓN QUE COMPRENDE A-CONOTOXINA…Y PRESERVACIÓN DE LA SELECTIVIDAD A LOS RECEPTORES NICOTINICOS DE ACETILCOLINA (RECEPTORES DE NICOTINA) EN EL PRODUCTO PURIFICADO"

onlinelibrary.wiley.com/doi/10.1111/cbdd.13104

"En el presente estudio, intentamos obtener α-conotoxina utilizando un método biológico basado en la expresión recombinante en Escherichia coli (E. coli)... Los resultados indicaron que conservaba alrededor del 50% de la potencia, pero, lo que es aún más importante, tenía la misma selectividad que la conotoxina natural, lo que puede proporcionar un método alternativo para la producción en cantidad de péptidos pequeños a bajo costo con la premisa de no cambiar su potencia".

"LA LEVADURA INGENIERIZADA PRODUCE VENENO DE VÍBORA"

www.popsci.com/snake-genes-yeast-make-medicine-fights-blood-clots/

"**Si se añaden genes de serpiente a la levadura, ¿qué se obtiene? Lo crea o no,** se obtiene un medicamento anticoagulante basado en **veneno de serpiente**, según un estudio publicado recientemente en Scientific Report.

La única proteína/péptido venenoso descubierto en los cuerpos de todos los pacientes con COVID-19 positivo y COVID prolongado que no les he mostrado que puede ser producido por la bacteria E. coli y en hongos (levaduras) es el singular veneno de la estrella de mar corona de espinas. No se preocupen. ¡Yo también encontré ese! El equipo de Carlo Brogna publicó que el tipo de proteína venenosa de esta estrella de mar era, específicamente, la fosfolipasa A2 AP-PLA2T. Aquí hay una captura de pantalla de la Tabla 1 que destaca el veneno de esta estrella de mar.

Si observas detenidamente la captura de pantalla de la página anterior, el nombre de la especie de esta estrella de mar aparece como "*Acanthaster planci*". Esto es muy importante porque te voy a mostrar algo asombroso. ¿Qué pasaría si te dijera que puedes ir a un solo sitio web en línea y comprar todas las proteínas de veneno enumeradas en la Tabla 1 del estudio de veneno de 36 péptidos similares a toxinas, incluida la proteína de veneno de estrella de mar corona de espinas?

Un sitio web que vende *Acanthaster planci* (veneno de estrella de mar corona de espinas) es Gentaur.com. La captura de pantalla anterior muestra una lista de varios proveedores de todo el mundo que venden exactamente la misma proteína de veneno de estrella de mar elaborada por bacterias que se encontraron en los intestinos de pacientes con COVID-19. ¡No puedes inventarte esto!

Te estoy mostrando solo los primeros 12 proveedores enumerados de los 35 proveedores reales enumerados para esta única proteína/péptido de veneno de estrella de mar que se encuentra en Gentaur.com. Recordemos que la proteína del veneno de esta estrella de mar era la fosfolipasa A2 AP-PLA2TT.

¿Adivina qué te dice también este increíble sitio web sobre cada veneno que venden? Cuando haces clic en cada proteína de veneno, la siguiente página que se abre incluye información sobre la proteína de veneno específica y cómo se produjo. ¿Te gustaría ver cómo fabrican cada uno de estos venenos de estrella de mar que venden?

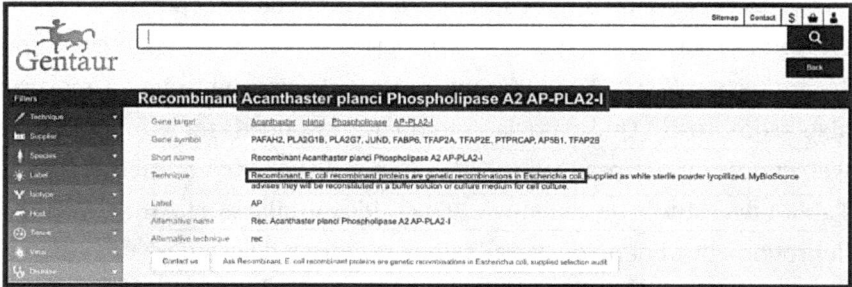

La captura de pantalla anterior muestra la página del producto de la primera proteína de veneno mencionada en la lista de proveedores: Acanthaster planci. En caso de que sea difícil de ver, la segunda declaración resaltada en la página del producto dice:

> "Las proteínas recombinantes de E. coli son recombinaciones genéticas en Escherichia coli".

¡El veneno de la estrella de mar corona de espinas también puede ser producido por la bacteria E. coli! De hecho, revisé cada uno de los 35 proveedores que figuran para esta proteína de veneno de estrella de mar en Gentaur.com, y todos ellos son fabricados por la bacteria E. coli. Si alguna vez te aburres, te invito a que pases un rato en Gentaur.com. Mientras estés allí, asegúrate de consultar la Tabla 1 del estudio de Carlo Brogna, especialmente la columna titulada Proteínas.

Copia y pega cada uno de ellos en el botón de búsqueda de Gentaur.com y te quedarás con la boca abierta. Verás que venden casi todos los péptidos de veneno de la Tabla 1. Cada uno tiene muchos proveedores y fabricantes en todo el mundo que los producen. Asegúrate de hacer clic en las proteínas específicas que figuran en ese sitio y verás que casi todas ellas (que también se encontraron en cada paciente con COVID-19) están siendo fabricadas por la bacteria E. coli. Esta información sobre los diversos venenos animales producidos por la bacteria E. coli y los hongos (levaduras) tiene como objetivo ayudar a millones de personas en todo el mundo que aún se ven afectadas por el COVID-19 o que se han vacunado contra ella. ¡Abordar estas bacterias y levaduras es fundamental para DETENER el sufrimiento de una vez por todas! Ya expliqué anteriormente en este capítulo que cada uno de los antídotos contra las diversas proteínas y péptidos del veneno era solo una parte del proceso de curación.

Los antídotos deberían ayudar a aliviar los síntomas hasta lograr una remisión completa o al menos algunas mejoras. Sin embargo, para detener el sufrimiento por completo, también DEBE abordar QUÉ está produciendo los venenos en el cuerpo. Solo podemos hacerlo si eliminamos del cuerpo todas las E. coli u hongos/levaduras modificados. Por eso creo que algunas personas no han visto una resolución completa (100 %) de sus síntomas al probar cosas como HCQ, ivermectina, nicotina, glutatión, vitamina C, EDTA, limpieza de proteínas extrañas, etc. Ninguna de las sustancias que acabo de enumerar se ha publicado para matar completamente la E. coli o los hongos (levaduras). ¡Y es por eso que todo este libro y este capítulo final son tan importantes!

Antes de decirle cómo hacerse la prueba para detectar estas bacterias o levaduras, necesito hacerle saber que tener E. coli y levaduras dentro del cuerpo es muy común para millones de personas en todo el mundo en este momento. La mayoría no tiene idea de que las tiene.

A continuación, se incluyen algunas citas de organizaciones de salud de todo el planeta:

La Organización Mundial de la Salud (OMS) afirma:

> "E. coli es una bacteria que se encuentra COMÚNMENTE en el intestino de los HUMANOS y de los animales de sangre caliente".

www.who.int/news-room/fact-sheets/detail/e-coli

El Servicio Nacional de Salud (NHS) de Inglaterra establece:

> "Escherichia coli (comúnmente conocida como E. coli) es una especie de bacteria que se encuentra comúnmente en los intestinos de humanos y animales".

www.bhamcommunity.nhs.uk/infection-prevention-control-ecoli

Los Centros para el Control y la Prevención de Enfermedades (CDC) de EE. UU. afirman:

> **"Las bacterias E. coli** se encuentran en **muchos lugares,** como el medio ambiente, los alimentos, el agua y los **intestinos de las personas** y los animales".

www.cdc.gov/ecoli/about/index.html

Health Direct de Australia afirma:

> "E. coli (Escherichia coli) es un grupo de bacterias que se encuentran en el intestino de CASI TODAS LAS PERSONAS y animales".

www.healthdirect.gov.au/e-coli-infection

La bacteria E. coli es un problema mundial que afecta los intestinos de la mayoría de las personas. Preste especial atención a mi próxima pregunta. ¿Sabe qué tecnología se utilizó para programar TODAS las bacterias y levaduras para que produzcan proteínas de veneno en todos los estudios que cité anteriormente en este capítulo?

Respuesta: **¡plásmidos de ADN!** ¡Los plásmidos se están utilizando para programar estas "bacterias comunes" "que se encuentran en el intestino de casi todo el mundo" para que le indiquen a E. coli y levadura que fabriquen los diversos venenos de serpientes, caracoles cónicos, estrellas de mar, escorpiones, etc.!

¿Qué publicó el NIH en su sitio web que se incluyó en todas las vacunas de ARNm contra el COVID-19? **¡PLÁSMIDOS DE ADN!**

Entonces, ¿qué hacemos a continuación? ¿Por dónde empiezas a intentar curarte a ti mismo o por dónde empiezas a intentar ayudar a los demás? Primero, debes saber si tienes alguna bacteria o levadura que cause enfermedades y posiblemente esté programada en tu cuerpo. ¿Cómo lo haces? Es fácil. Se realiza un análisis de heces y se analiza para detectar la presencia de bacterias o levaduras programables que causan enfermedades. Aquí hay un enlace a un análisis de heces muy económico que se puede solicitar a través de mi sitio web en **www.thedrardisshow.com**. Se encuentra en la pestaña "**Comprar todo**", titulada "**Análisis de parásitos**".

Copie y pegue el siguiente enlace en su navegador y verá un código de descuento del **10 % ofrecido** por el laboratorio que realiza el análisis. ¡El código de descuento es **ARDIS10!**

thedrardisshow.com/full-gi-panel

La prueba de heces en mi sitio se titula "Prueba de parásitos" para simplificar, pero el nombre real del kit de prueba es "Ardis Full GI Panel (Prueba de heces completa + cultivo de hisopo)". Esta prueba no solo verifica la presencia de los cuatro tipos principales de parásitos, sino que el kit de prueba contiene hisopos de recolección específicamente para detectar E. coli y muchas otras bacterias y hongos que causan enfermedades (levaduras). Esta no es la única prueba de heces disponible, y cualquier profesional médico puede solicitar una prueba de laboratorio para confirmar E. coli u hongos/levaduras en su sangre, orina o heces. Si usa este kit de prueba específico de mi sitio web, sus resultados se le enviarán por correo electrónico directamente a usted o a su proveedor de atención médica.

Quiero explicar los próximos pasos para cualquier persona que esté considerando solicitar la prueba de heces a la que hago referencia en mi sitio. En los informes enviados por correo electrónico, recibirá cada parásito, bacteria o levadura que se encuentre en su muestra de heces. Estará en negrita y la gravedad de la infección se calificará con un número, de 0 a 4, siendo 4 el El nivel más alto de infección analizado.

Para cada hallazgo positivo en el informe, habrá un resumen educativo sobre el parásito, la bacteria o el hongo específico que se encuentra en su interior. Ese párrafo de resumen es importante porque explicará la mejor manera de evitar una nueva infección en el futuro. Cada informe también incluye una lista de los medicamentos recetados conocidos que se consideran más eficaces para cada parásito, bacteria (es decir, E. coli) y levadura, así como los medicamentos menos eficaces.

No me gustan ni recomiendo los antibióticos ni los medicamentos recetados para las infecciones. Para cada una de las infecciones analizadas, la mayoría nunca necesita un medicamento de ningún tipo para eliminarlas porque hay muchos antídotos naturales para todas ellas. Compartiré mis recomendaciones personales sobre las formas más eficaces de eliminar todas las E. coli y levaduras que causan enfermedades en los siguientes párrafos.

Si no tiene acceso a esta prueba desde mi sitio porque se encuentra en un país que no es Estados Unidos, no se preocupe. Hay muchos laboratorios en su área que pueden realizar un análisis de heces o una "prueba de microbioma" que es completamente capaz de determinar si usted tiene alguna de estas "E. coli o levaduras programables por plásmidos de ADN" en sus intestinos, sangre u orina.

EL MEJOR ANTÍDOTO CONTRA E. COLI Y LEVADURAS

Antes de llegar a mis antídotos recomendados para E. coli y levadura, debo incluir una advertencia que actualmente afecta a 500 millones de personas en todo el mundo que luchan contra una enfermedad singular. ¿Sabías que uno de los grupos demográficos más grandes de personas (si no el grupo demográfico más grande) que sufrió y murió por complicaciones de COVID-19 en todo el mundo fueron los diabéticos? ¿Quieres adivinar qué tipo de infecciones bacterianas tienen dificultades para eliminar la mayoría de los diabéticos? Es E. coli.

Los diabéticos también luchan poderosamente para eliminar las infecciones por hongos. Al comprender los descubrimientos de Carlo Brogna y su equipo, me preocupan las personas con diabetes más que cualquier otro grupo de personas en todo el mundo. Los diabéticos a menudo tienen un exceso de azúcar en sangre, ¡y E. coli y los hongos prosperan en cuerpos ricos en azúcar! Se estima que el 90% (o más) de todos los diabéticos en todo el mundo tienen diabetes tipo 2.

Para más del 90% de los 500 millones de diabéticos, su diabetes tipo 2 es reversible. Miles ya lo han hecho. La diabetes tipo 2 casi siempre es causada directamente por malos hábitos alimenticios. Busque un nutricionista en un foro en línea y lea libros escritos por profesionales de la salud sobre cómo revertir la diabetes. Si mejora sus hábitos alimenticios, hace ejercicio, practica el ayuno intermitente y la conexión a tierra diaria, y pasa tiempo al sol todos los días, toma hierbas, minerales y vitaminas específicas, ¡entonces su cuerpo puede sanar! También recomiendo que cualquier persona que tenga problemas con la diabetes u otras afecciones siga al equipo de www.healingfortheages.com.

Esto es lo que recomiendo para eliminar la E. coli y la levadura de su cuerpo. Hay varios antídotos publicados que he probado clínicamente en pacientes y que he usado en mí mismo y que funcionan de maravilla. Algunos de los antídotos naturales más publicados y potentes para la E. coli y los hongos/levaduras incluyen los siguientes:

- Aceite de Nigella Sativa (aceite de semilla de comino negro)
- Extracto de menta verde
- Extracto de menta

Estos son bastante fáciles de encontrar en forma de suplemento, extracto de hierbas o como aceite esencial. En mi sitio web, thedrardisshow.com, tengo un producto que es una mezcla de estos tres extractos de plantas. Se llama "Biodefense" y es completamente orgánico e increíblemente potente para eliminar la E. coli y la levadura del cuerpo. La dirección web para pedir Biodefense es:

thedrardisshow.com/biodefense-2oz/

Solo presento este producto a aquellas personas que posiblemente estén buscando una fuente conveniente de estos tres antídotos naturales en un solo paquete. Esta es una mezcla de hierbas muy poderosa, y las instrucciones en la etiqueta y la página del producto en mi sitio web explican cómo tomarla. (¡No recomiendo a nadie que se eche este extracto de la mezcla directamente en la boca!)

La mayoría de las personas NO necesitan ningún antibiótico o medicamento antimicótico para vencer a estos dos patógenos. La naturaleza es igual de poderosa con estos dos microbios y tiene menos o ningún efecto secundario. También existen otros antídotos naturales contra la E. coli y los hongos/levaduras. A continuación, se indican algunos de los conocidos por la ciencia:

- Vinagre de sidra de manzana
- Agracejo (Berberis vulgaris)
- Jugo de arándano orgánico sin azúcar/suplementos de arándano
- Plata coloidal
- Extracto de semilla de pomelo
- DMSO
- Peróxido de hidrógeno de grado alimenticio (earthharmony.com tiene una versión al 6 % que recomiendo)

Si se hace un análisis de heces, sangre u orina y el resultado es positivo para E. coli o levadura, recomiendo que se tome BioDefense a diario durante tres meses. Si no puede conseguir Biodefense en mi sitio web por algún motivo, le recomiendo que obtenga cualquiera de los antídotos enumerados anteriormente, incluso los que contiene Biodefense, y que tome una combinación de ellos durante tres meses.

También debería considerar seguir una dieta baja en carbohidratos y sin alcohol mientras toma los antídotos naturales. En Internet se pueden encontrar muchas dietas y libros "anti-cándida". Las recomendaciones de cualquiera de ellos deberían ser suficientes y restringir los carbohidratos/azúcares apropiados que seguirían alimentando a estos microbios.

Después de seguir una dieta baja en carbohidratos y sin alcohol y tomar Biodefense o una combinación de los antídotos enumerados durante tres meses, recomiendo que deje de tomar su régimen de suplementos durante dos semanas. Después de un descanso de dos semanas, sugiero volver a realizar la misma prueba que hizo antes, ya sea de heces, orina o sangre. Yo haría esta prueba de seguimiento para confirmar que el nivel de E. coli y levadura ahora es más bajo que antes o se ha eliminado por completo, lo que se designará con el número "cero" en el próximo informe enviado por correo electrónico. Si los resultados muestran cantidades más bajas de bacterias o levaduras (lo que significa que todavía hay algunas presentes) después de tres meses, repita la misma dieta y combinación de antídotos naturales durante otros tres meses y vuelva a analizar las heces.

Si, por alguna extraña razón, los antídotos naturales y la dieta NO son suficientes después de tres meses y no hay ningún cambio en la cantidad de estos microbios después de tres meses, considere consultar a su médico para discutir un régimen antibiótico específico pero de corto plazo para tratar de ayudarlo a eliminar la infección.

ABORDAR LAS PREOCUPACIONES SOBRE LA PROPAGACIÓN DEL VIRUS DESDE OTROS

Mis notas finales se refieren a un fenómeno médico reciente que ha generado preocupación en muchas personas que nunca se vacunaron contra el COVID-19. Se trata de un término llamado "desprendimiento".

Puedo explicar fácilmente esta preocupación por el desprendimiento. Los plásmidos de ADN se encuentran en las inyecciones de ARNm del COVID-19 según el NIH. Los plásmidos de ADN se utilizan para programar bacterias como E. coli y hongos (como la levadura) que se encuentran en el cuerpo de los vacunados para que fabriquen proteínas de pico venenosas. A medida que el individuo vacunado consume azúcares y carbohidratos en su dieta diaria, ese azúcar alimentará a las bacterias y levaduras ahora programadas. A medida que se agregan carbohidratos y azúcares al cuerpo vacunado, las bacterias y levaduras recién programadas/diseñadas se replicarán a un ritmo alarmante.

Cada nueva bacteria y célula de levadura formada a partir de las originales diseñadas con plásmidos serán clones genéticos idénticos. Cada nuevo clon será el mismo, genéticamente programado para fabricar las proteínas de pico venenosas para siempre. Una vez que se comprende este concepto de ingeniería de bacterias y levaduras, el desprendimiento es muy sencillo de explicar.

Las bacterias llamadas E. coli y levaduras que ahora se replican dentro del cuerpo de la persona vacunada también son MUY CONTAGIOSAS y se propagan o se eliminan fácilmente a otras personas. Una vez compartidas con otra persona vacunada o no vacunada, esas mismas bacterias y levaduras modificadas en la nueva víctima, día a día, si se les suministra suficiente azúcar, también replicarán nuevas colonias en su cuerpo. Cada día, esas bacterias y levaduras aún diseñadas para fabricar venenos liberarán pequeñas cantidades de veneno un día tras otro, hasta que finalmente haya suficiente veneno dentro de su cuerpo causando estragos de muchas formas posibles diferentes.

Con el tiempo, si no se trata, la persona que ha sido infectada podría desarrollar cualquiera de los síntomas enumerados en el Capítulo 14. ¿Entiende lo diabólica que es esta tecnología? ¿Ve por qué este libro es tan importante? Para que comprenda completamente cuán contagiosas son realmente estas bacterias y levaduras modificadas, aquí hay algunos artículos de varios países de todo el mundo.

La eliminación es simplemente otra palabra para compartir sus bacterias y levaduras modificadas con otras personas. Estos artículos destacan algunas de las formas en que las personas vacunadas transmitirán el virus a otras personas.

Este artículo de Healthline afirma:

> "La E. coli se transmite normalmente a través de alimentos contaminados, pero también puede transmitirse de persona a persona. Si recibe un diagnóstico de infección por E. coli, SE CONSIDERA QUE ES ALTAMENTE CONTAGIOSO".

Se puede encontrar en la siguiente dirección web:

www.healthline.com/health/contagious-e-coli

Este artículo de Healthline afirma:

> "Infecciones por hongos... En casos raros, es posible contraerlas durante las relaciones sexuales u otras actividades.

www.healthline.com/health/are-yeast-infections-contagious

Las bacterias E. coli y las infecciones por hongos o levaduras (incluso las versiones programadas o modificadas) son contagiosas y pueden transmitirse a otras personas. Para mí, esta es la forma más racional y lógica de que se esté produciendo la "expansión" en todo el mundo. Explica perfectamente cómo los seres humanos vacunados pueden transmitir sus bacterias y levaduras que fabrican armas biológicas a la siguiente persona desprevenida.

Por ejemplo, considere cómo una madre lactante vacunada podría "expulsar" sus bacterias o levaduras que producen veneno a su bebé lactante. ¿Sabía que las bacterias y las levaduras pueden transmitirse de un lado a otro a través de la lactancia materna? Estas bacterias y levaduras modificadas pueden transmitirse a través de la saliva, el sudor, las relaciones sexuales, la lactancia materna y los alimentos. Qué arma tan sigilosa.

Si usted o un ser querido está preocupado por los síntomas, posiblemente por haber estado cerca de una persona vacunada contra el COVID-19, ahora sabe dónde buscar primero: ¡en sus heces! Analice sus heces y siga las recomendaciones presentadas en este capítulo!

REFLEXIONES FINALES

Creo que el uso de plásmidos de ADN y la ingeniería de bacterias, levaduras y células en el cuerpo humano para fabricar armas de enfermedades y síntomas es el modelo que se utilizará durante el resto de nuestra vida para crear muchos brotes virales y pandemias. Rezo para que este libro brinde valor a todos los que lean sus páginas. Dios los bendiga a ustedes y a su posteridad mientras seguimos viviendo en un mundo de engaño y propaganda.

Este libro no es una lista completa de todas las verdades conocidas sobre el COVID-19, ni contiene todas las verdades sobre el COVID prolongado. Este libro no es exhaustivo de todas las verdades relacionadas con los peligros de todas las vacunas contra el COVID-19. Sin embargo, descubre y documenta las verdades que estaban ocultas detrás de las montañas de invenciones publicadas y habladas sobre el COVID-19.

Que este libro llegue a los hogares y las clínicas de muchas personas en este hermoso mundo en el que vivimos. Que encontremos la sanación al unirnos en amor y respeto por la familia humana. ¡Que volvamos nuestros corazones, mentes y esperanzas a Dios y a las increíbles soluciones naturales que Él creó para todos Sus hijos y que se encuentran en todas partes!

Que Dios los bendiga a ustedes y a sus seres queridos. Que Él los mantenga a salvo y bien. ¡Esa es mi esperanza y mi oración!

ÍNDICE

ácido glicirrícico, 216-217, 302, 310

ácido nicotínico cuproso, 227

Adams, Mike, 174, 176, 178, 181, 183

ajenjo, 218

Alexander, Dr. Paul, i

alfa-7 nACHR, 110-111, 225

Análisis de Ciclo Rápido, 77-78, 82-83

Anderson, Dr. Steve, 77-79

anticuerpos monoclonales, 61-62, 89-93

árbol casto, 230-231, 233

ARNm, i, 79, 132-133, 145, 147-149, 151, 153-156, 158-160, 162-163, 165-172, 185, 192, 199, 289, 301, 322, 331, 336

Ashwagandha, 223, 304

B.R.A.V.O.
(Varespladib, antídoto rápido de amplio espectro oral), 135

Bartlett, Dr. Richard, ii, 86-93

BlessedToTeach
(Rick Renee), 242

Bollinger, Ty and Charlene, vi

bradicininas, 115, 314-315

Brinkley, Dannion, iii

British Medical Journal, 138-139

Brogna, Dr. Carlo, 113, 121, 309, 321-322, 326, 328, 333

Budesonida, 86-88, 91, 184

bungarotoxina, 109, 158, 169-170, 185, 202-203, 222-223, 225-226, 232, 244, 308

cáncer, vi, 161, 190, 196, 200, 206, 208-209, 214, 224, 249, 254, 264-265

Cáncer Turbo
Turbo Cancer, 195

Canela, 219-220, 222

Cassia Orgánica, 219

CBER
Centro de Investigación Biológica y Experimental, 77

CDC
Centros para el Control y Prevención de Enfermedades, 40, 57-58, 82, 84-85, 204, 208-209, 211, 249-250, 259, 273, 290, 305, 330

Changeux, Jean-Pierre, 106, 269

Chetty, Dr. Sankara, 121

citicolina, 224-226

Clark, Clay, iv, 70

Clínica Mayo, 274

CMS.gov
Centros de Servicios de Medicare y Medicaid, 83-84

coagulación intravascular diseminada, 80, 146

coágulo sanguíneo, 80, 136, 140-144, 146, 150-151, 216-217, 220, 235, 281, 284, 300-302, 307, 310, 311-314

cobra real
(cobra real china), 103, 109, 114, 120, 122, 130-131, 158-

159, 163, 166, 201-203, 205-
206, 226, 232, 238, 276, 295
Cohen, Dr. Stanley, 193, 195, 200
Conferencia A.G.E.S., 24
conotoxinas, 115, 122-123, 169,
171, 263-264, 318-319, 325
Coumadin, 144-145, 218-219,
221, 310
cumarina, 220-222
Cúrcuma, 224
Cu-RE Your Fatigue
by Morley Robbins, 228
Dalley, Kate, 90
diabetes, 213, 262, 309, 333
dímero D, 142-145, 300, 302, 310
DoD
(United States Department of
Defense), 134-135, 138, 140
Ealy, Dr. Henry, 20, 23, 79, 168
ébola, 59-62, 64-65, 67-68, 90
Ébola, 60
encefalitis, 80
encefalomielitis   diseminada
aguda, 80
envenenamiento por veneno,
134, 146, 147, 173, 275, 281,
284, 288, 290, 293, 295
European Journal of
Cardiovascular Medicine, 290
Extracto de Mucuna, 222
Farella, Dr. Angie, vi
Fauci, Dr. Anthony, 28-29, 58-59,
62, 65-66, 72, 93, 112
FDA
(Food and Drug
Administration), 59, 71-73,
77-84, 86, 104, 142, 182,
189, 221-222, 241, 245-246,

248-250, 253-254, 256-257,
261
fosfodiesterasa,   149-151,   153,
199, 200, 304
Georgatos, Debbie, 86
Gilead, 66-69, 72, 73
Gira ReAwaken America, ii, iv,
23, 70, 83
Grandes Farmacéuticas, 216,
218, 221, 254, 264
Group,Dr. Ed, 20, 22- 23, 140, 226
Guardabosques de salud, 178
haba tonka, 220-222
Healthline, 95-96, 100, 337
Heparina, 144, 145, 218, 310
herpes, 224
hipertensión, 189, 277
Hoffe, Dr. Charles, 142-143, 145-
147
Infarto agudo de miocardio, 80
InfoWars, 90-91
Inhibidor de la ECA, 189, 213
insuficiencia renal aguda, 42
Insuficiencia renal aguda, 37,
39, 44-46, 55-56, 58, 68, 90
Ivermectina, 91, 105, 111, 218,
238, 241, 259, 329
Kariko, Katalin, 147-149, 199
Levi-Montalcini, Rita, 193, 195
Levy, Dr. Thomas, vii
Limpieza de proteínas extrañas
(Foreign Protein Cleanse),
140, 222, 224, 226, 229-230,
235
limpieza   de   proteínas
extranjeras, 18, 215, 223, 231,
235, 329
Lobelia Silvestre, 216
magnesio, 153, 228, 302, 304

Marble, Dr. Ben, ii
Marsh, Dr. Robert, 83
McCullough, Dr. Peter, 74-75
McKay, Scott, v, 174
Medscape, 144, 146, 147
Melisa Orgánica, 224
meningitis, 80
Merritt, Dr. Lee, iv
mielitis transversa, 80
Mikovits, Dr. Judy, iii, 217
miocarditis
    Inflamación y cicatrización
        del músculo cardíaco, 79-
        80, 85, 208, 254, 288-291,
        301
MIS
    el síndrome inflamatorio
        multisistémico, 80
Moderna, 132, 147, 166-169, 219
Mucuna Pruriens, 223, 226
nanopartículas de oro, 231-235
narcolepsia, 80
nefrotoxicidad, 39
Nepute, Eric, 83
neumonía por serpiente, 97
New York Times, i, iii, 286, 288
nicotina, 109-112, 202-203, 216,
    218, 225-226, 235-250, 253-
    258, 260-270, 303, 308-310,
    319, 329
NIH
    (Instituto Nacional de Salud),
        54, 58, 65-66, 101-102, 149,
        154-160, 166-167, 182, 185,
        217, 274, 331, 336
Northrup, Dr. Christiane, i, 83
Operación Warp Speed, 104, 185
Ophirex, 133-135, 137-138, 140,
    182

Organización Mundial de la
    Salud
    (WHO), i, 72-73, 134-136, 138,
        140, 249, 329
Oro Líquido Superconcentrado,
    230
Otto, Jonathan, v, 19, 122
Ozempic, 190, 213
péptido, 110, 114, 121, 184, 305-
    306, 310, 312, 314, 316, 319,
    326, 327
Peters, Stew, 122, 174, 185, 312
Pfizer, 85, 147, 166-169, 215, 219
plásmido de ADN, 158, 162-164,
    166-170
plasmina, 144-145, 301, 312
premio Nobel, ii
Premio Nobel, 132, 147-148, 150,
    185, 195-196, 200
proteína de pico, 107, 156-159,
    163, 225
prueba de PCR, iv, 60, 66-67, 69,
    113-114, 121, 240
PubMed, 148, 170, 224, 254, 255,
    258, 261-262, 286, 292, 315,
    325
Receptor ACE2, 107-108, 225
Regaliz Orgánico, 216-217
Regeneron, 61, 90
REGN-EB3, 63-64
Reid, Dr. Paul F., 200-201, 226
Remdesivir, iv, 17, 21, 35, 54, 58-
    73, 75, 77, 87, 90, 180
Renz, Thomas, 83
Revista Time
    Time Magazine, 191
Romans, RN, MSN, Priscilla, 51
Rossi, Derrick, 132, 133
Rowton, NP, Michelle, 51

S.T.A.I.R.S. estudiar, 135-137

Sanación para el A.G.E.S.

Healing for the A.G.E.S., 20, 174, 321

SARS-COV-1, 106

SARS-CoV-2, 100, 107-112, 121, 131, 138, 154-156, 158, 177, 226, 237, 252, 269, 270, 288, 308

Schmidt, Dr. Jana, 20, 24, 227

Scientific American, 286

serpiente krait

(serpiente krait china), 103, 109, 120, 122, 158-159, 169, 183-185, 222-223, 238, 276

sesgo en el uso de codones, 101-102

Silk, iv

síndrome de Guillain-Barré, 80, 279

sistema respiratorio, 31

Sociedad Estadounidense del Cáncer, 196-197

Supercharged C60, 226

Tenpenny, Dr. Sherri, ii

The Blacklist, 179-180, 182, 223

The New England Journal of Medicine

a Revista de Medicina de Nueva Inglaterra, 60, 66

Thorp, Dr. James, v

toxina de cobra, 109, 164

Toxina de cobra, 131, 158-160, 163-169, 171, 202-203, 225-226, 232, 244, 263-264, 308

trombocitopenia, 80

tromboembolia venosa, 80

Troponina, 292-293, 302, 310

Trump, President Donald, i, 97, 185

VAERS

(Sistema de notificación de eventos adversos de vacunas), 78, 81-83

Vancomicina, 38-40, 42, 44-50, 56-58, 76

Vandersteel, Ann, 174

Varespladib, 135, 140

vedolizumab

(Entyvio), 62

Venomtech, 172-173, 177

Viglione, Dr. Deborah, vi

Vitamina C, 151-152, 197-198, 202, 214, 329

Warfarina, 144-145, 218, 310, 312-313

Watch the Water, 19, 21, 122, 134, 185, 237, 242

WEF

(Foro Económico Mundial), 123-124

Wegovy, 190, 213

Weissman, Drew, 147-149, 199

Wellcome Trust, 134-136, 138

Wheeler, CJ, 71, 76

Wuhan, 26, 31-32, 34, 100, 222

zarzaparrilla, 232-234

ZMapp, 61, 63-64, 90